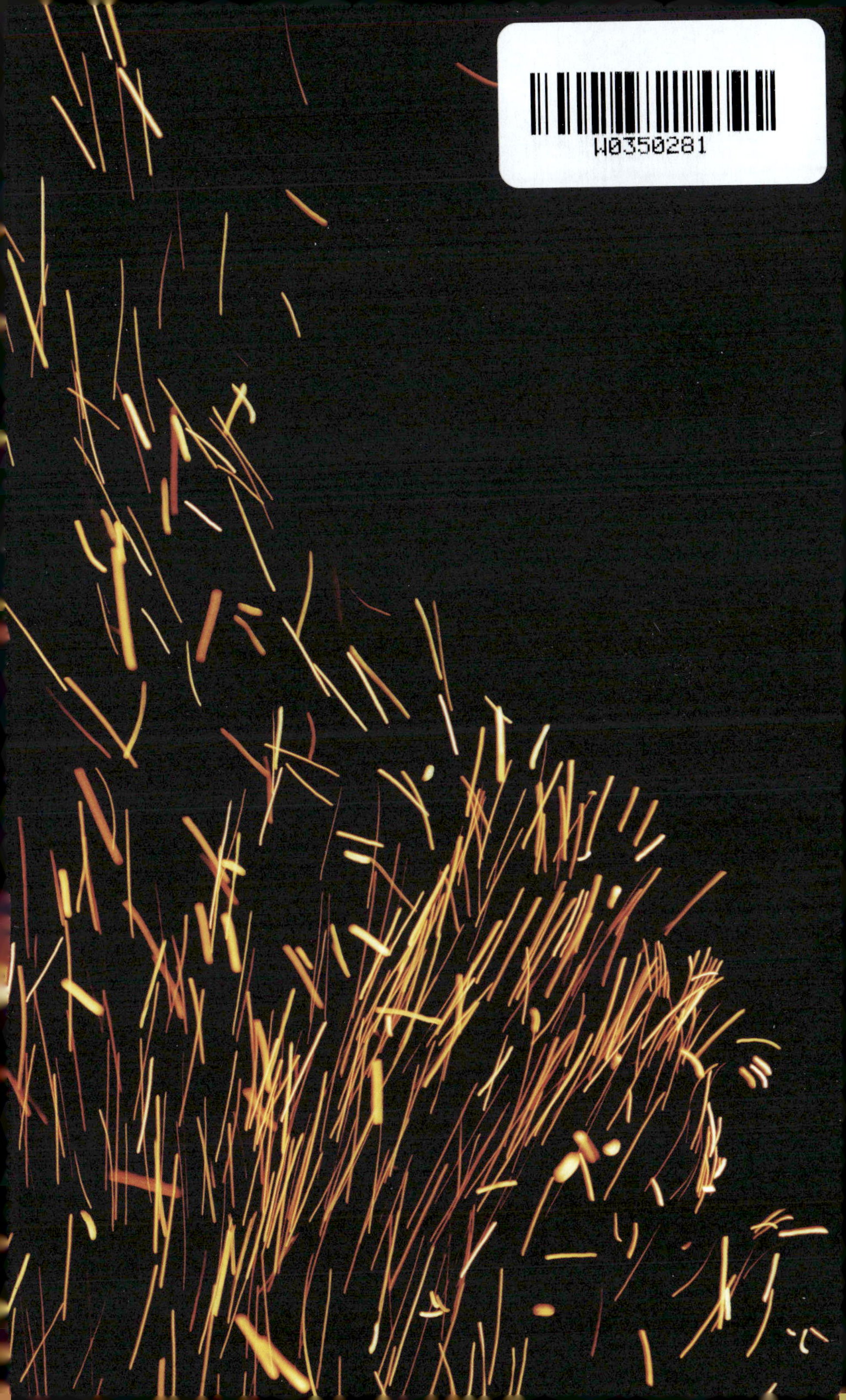

FISCHER

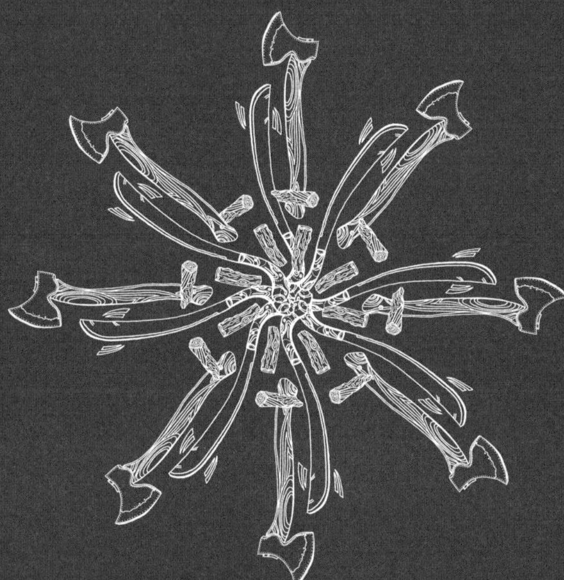

DANIEL HUME

DIE KUNST, FEUER ZU MACHEN

DAS BUCH FÜR ECHTE MÄNNER

Aus dem Englischen von Christoph Trunk

FISCHER

MIX
Papier aus verantwortungsvollen Quellen
FSC® C084279
FSC
www.fsc.org

Erschienen bei FISCHER Taschenbuch
Frankfurt am Main, November 2018

Die Originalausgabe erschien 2017 unter dem Titel
»The Art of Fire. The Joy of Tinder, Spark and Ember«
bei Century, einem Imprint von Penguin Random House UK, England

Satz: Fotosatz Amann, Memmingen
Druck und Bindung: Print Consult GmbH, München
Printed in Slovakia
ISBN 978-3-596-70226-8

INHALT

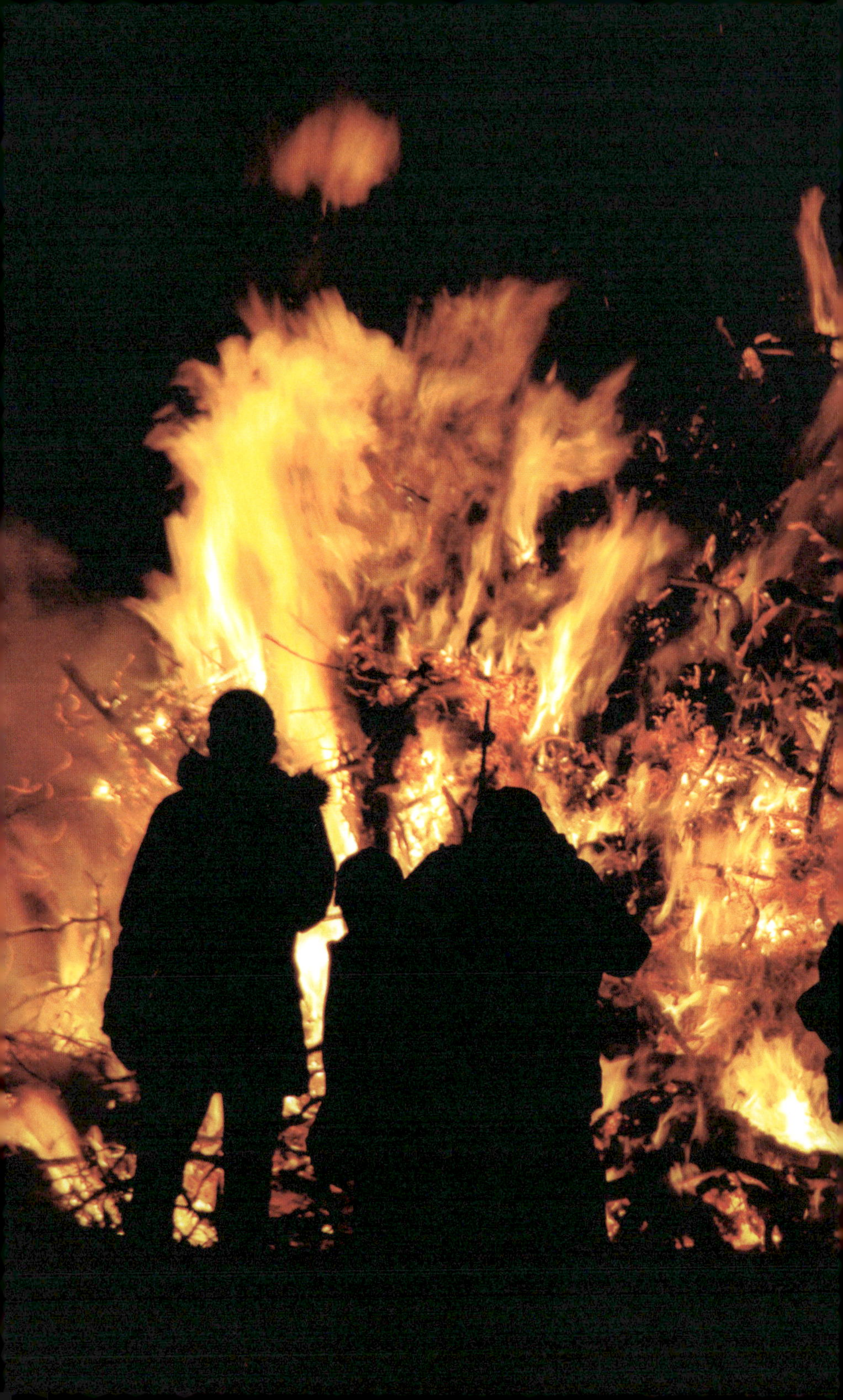

EINFÜHRUNG

Feuer ist die älteste Energiequelle der Menschheit.
Bestimmt hat das in unseren Genen eine Liebe
zum Feuer hinterlassen.
LARS MYTTING

HABEN SIE SCHON EINMAL WIE HYPNOTISIERT IN das rot-orangene Flackern eines Feuers gestarrt und sich belebt und voller Energie gefühlt? Das Phänomen des Feuers ist unauflöslich mit der Geschichte unserer Spezies verwoben, und der Impuls, sich gemeinsam um ein Feuer zu kauern, Hände und Gesichter an den Flammen zu wärmen, ist eine der ältesten und am tiefsten in uns verwurzelten Regungen. Feuer zieht uns in seinen Bann, nimmt unsere Phantasie gefangen und stiftet ein Gefühl von Zusammengehörigkeit und Gemeinsamkeit. Es hat, wie manch anderes Wunder und Mysterium des Universums, die Macht, etwas tief in uns allen zum Schwingen zu bringen.

Seit Hunderttausenden von Jahren scharen sich Menschen in jedem Winkel der Erde um das Feuer – seien es die San in der Kalahari, die zur Heilung eines kranken Kindes um ein Feuer tanzen, oder die samischen Rentierhirten im Norden Finnlands, die geduldig darauf warten, dass ihre auf dem Eis über offenem Feuer erhitzten Teekessel zu blubbern beginnen.

Feuer ist für uns alle von zentraler Bedeutung. Es ist nicht nur eine fundamentale, urtümliche Quelle von Licht, von Wärme und von Energie für die Nahrungszubereitung, sondern hat darüber hinaus eine einzigartige spirituelle und kulturelle Dimension. Das Feuer verbindet uns mit unseren Mitmenschen, mit unseren Gefühlen und mit unserer Geschichte. Es ist unseren Erinnerungen eingeschrieben und hat einen prägenden Einfluss auf uns und unser Zusammenleben.

Meine eigenen Erinnerungen an Feuer sind wie gestochen scharfe Schnappschüsse und genauso klar konturiert wie die Erinnerungen an das Auspacken heißersehnter Weihnachts- oder Geburtstagsgeschenke. Als ich gerade mal so groß war wie unser Kaminofen, half mein Vater mir, Zeitungsbögen mit verschmierter Druckerschwärze zusammenzuknüllen, die wir fein säuberlich auf den Feuerrost packten, um dann sorgfältig kleingespaltenes Kiefernholz darauf zu schichten. Wir wohnten in einem alten viktorianischen Haus mit hohen Decken und zugigen Winkeln, und in den kälteren Monaten brannte im Wohnzimmer immer ein offenes Feuer. Meistens verwendeten wir dafür Kohle, legten manchmal aber auch irgendein Stück Holz auf, das wir loswerden wollten. Die Streichhölzer und Feuerzeuge wurden in einer alten blauen Blechdose mit rostigen Kanten verwahrt, in größtmöglicher Höhe in der Küche, so dass sie für mich und die kleinen, furchtlosen Hände meiner Brüder nicht erreichbar waren.

Ich bin der älteste von drei Brüdern. Ben, Sam und ich wuchsen auf dem Land auf, im Tal des Stour an der Grenze der Grafschaften Essex und Suffolk. Wie viele der Kinder dort trieben wir uns die meiste Zeit draußen herum, stromerten durch Wiesen und Wälder und starrten oft vor Dreck, wenn wir nach Hause kamen. Dann ging es in die Badewanne, und danach stand ich, in ein Badetuch gewickelt, vor dem Kamin, bis ich ganz trocken und aufgewärmt war. Als ich älter wurde, übertrugen mir meine Eltern nach und nach mehr Verantwortung für die Öfen im Haus. Bald war ich in der Lage, den Ofen im Wohnzimmer allein anzufeuern. Ich holte mir einen Stuhl, um an die blaue Blechdose mit den Streichhölzern heranzukommen. Oft machten wir im

Garten ein riesiges Lagerfeuer, und manchmal fertigte unser Vater eine Fackel für uns an. Dazu nahm er einen kurzen Ast vom Holzstoß, wickelte ein Stück Sackleinen um das eine Ende, goss Pflanzenöl darüber und zündete die Fackel an. Er reichte sie mir, und ich betrachtete sie voller Ehrfurcht. Meine Brüder und ich fanden das toll, bekamen aber auch beigebracht, wie wichtig es ist, Respekt vor der ungeheuren Macht des Feuers zu haben.

Als wir älter wurden, nahm die Zeit, die wir draußen spielend und auf Entdeckungstouren verbrachten, eine andere Bedeutung für mich an. Ich träumte Tag und Nacht von der Wildnis und stürzte mich wissbegierig auf alles, was mir dabei helfen konnte, in sie vorzudringen. Unsere Familie ist seit über 350 Jahren in der Gegend ansässig, und ich dachte an kaum etwas anderes mehr, als dieselben Pfade wie meine Verwandten und meine Vorfahren zu beschreiten und so viel wie möglich über die Natur zu lernen. Als Kind verschlang ich alles, was ich an Lesestoff über das Leben unter freiem Himmel und über das Feuermachen finden konnte. Treffsicher und schnell ein Feuer in Gang bringen zu können ist eine der wichtigsten Fertigkeiten für alle, die das Abenteuer in der freien Natur suchen, doch gibt es nur wenige Texte, die dieses Thema umfassend behandeln und auf eigener Erfahrung der Autoren beruhen.

Mit siebzehn begann ich für Woodlore Limited zu arbeiten, die führende britische Schule für Outdoor-Überlebenstechniken und Spurenlesen – ein Job, der mir viel Freude machte. Im Jahr 2017 habe ich meinen Posten als Teamchef nun abgegeben, unterrichte aber weiterhin an der Schule. So viel wie möglich über die Natur zu lernen hat einen hohen Stellenwert in meinem Leben, und ich bin viel gereist, um die Rolle, die das Feuer im Leben der Menschen und in den Kulturen der Welt spielt, besser zu verstehen.

In diesem Buch werde ich ganz konkret und Schritt für Schritt erläutern, was es mit den verschiedenen Methoden des Feuermachens auf sich hat, und mich dabei auf die Erfahrungen stützen, die ich auf Reisen und bei der Vermittlung der Verfahren und Traditionen des

Feuermachens gesammelt habe. Ich werde auch einige tiefergehende Aspekte des Themas aufgreifen und zeigen, welche Rolle dem Feuer in Geschichte, Kultur und Spiritualität zukommt und wie es die Welt, durch die wir uns bewegen, entscheidend mitgeprägt hat.

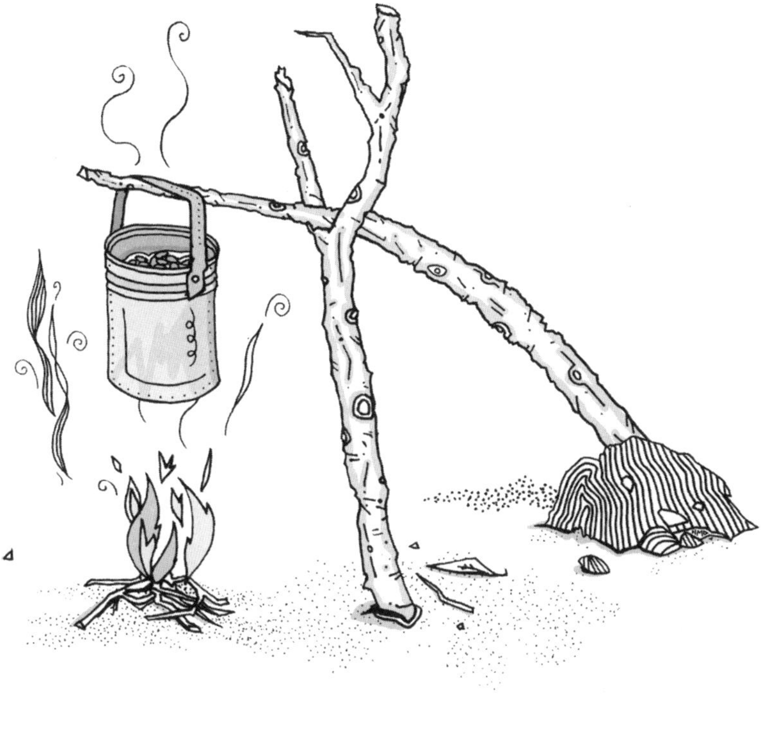

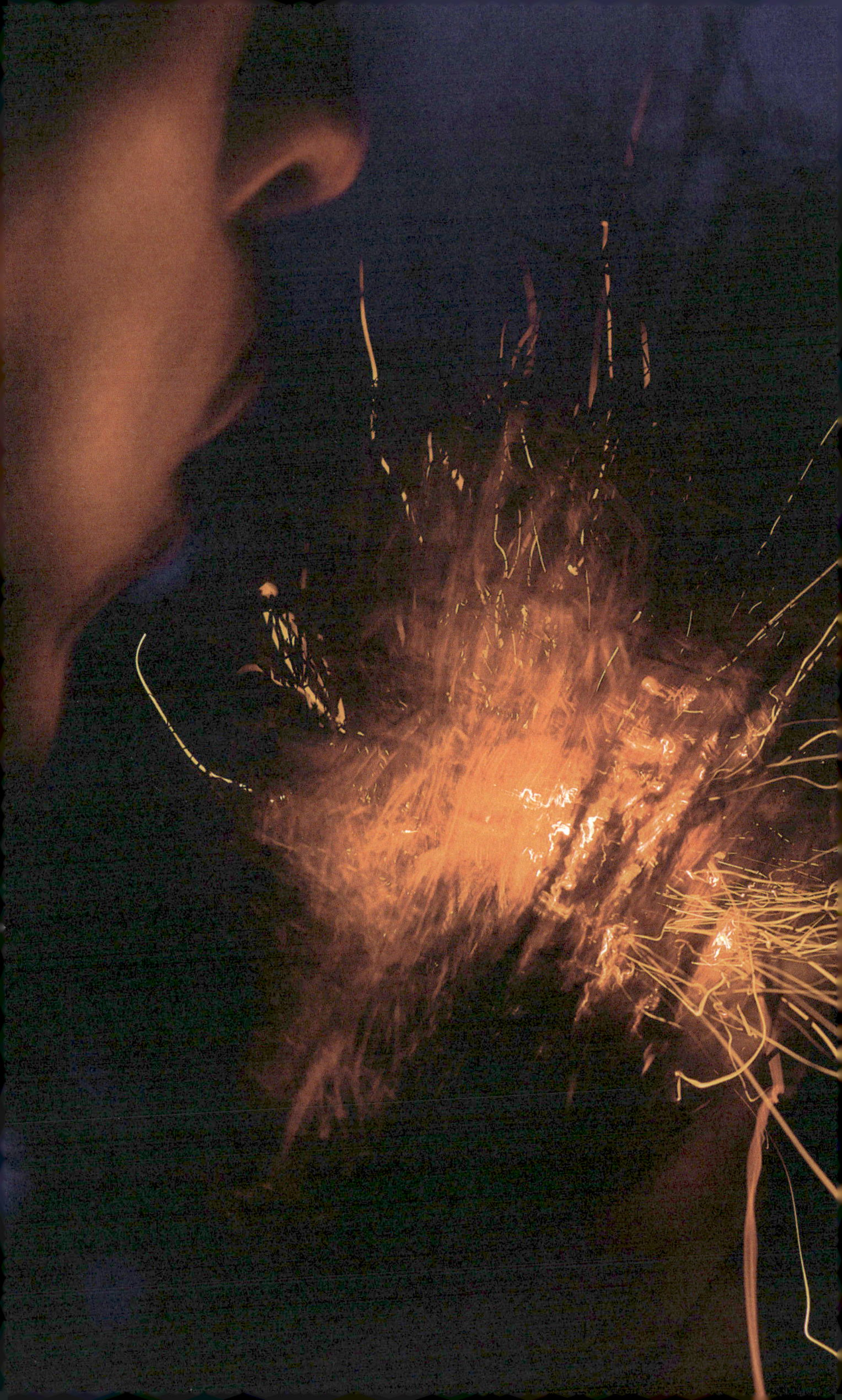

KAPITEL 1

GLUT UND ZUNDER

MIT ACHT JAHREN HÖRTE ICH EINES TAGES AUF dem Spielplatz der Grundschule, dass es möglich sei, mit Reibungshitze Feuer zu erzeugen. Sein Vater, so erzählte mir ein Freund, habe ihm gesagt, dass eine Flamme entstehen kann, wenn man zwei Holzstücke aneinanderreibt. Die Idee begeisterte mich, und ich wollte unbedingt mehr darüber wissen. *Das Survival-Handbuch* von John Wiseman wurde zu meiner bevorzugten Bettlektüre. Die Seiten waren bald ziemlich abgegriffen und pappten zusammen, wo Schmutz darauf gekommen war. Ich begann zu Hause mit jedem Stück Holz zu experimentieren, das ich im Garten finden konnte, zum Beispiel mit einer Zaunlatte, die ich zu einem primitiven Feuerpflug umzufunktionieren versuchte. Dass ich damit scheiterte, ist nicht weiter verwunderlich.

Mit zehn war ich so weit, dass ich im Garten meine eigenen Lagerfeuer machte. Mit der Zeit wurde ich sehr geschickt darin, den Kaminofen im Haus anzufeuern, wofür ich nur ein oder zwei Minuten brauchte. Ich lernte, wie man ein Feuer kontrolliert abbrennen lässt, und beobachtete fasziniert, wie es lodert und wie es reagiert, wenn man Brennmaterial nachlegt. Im Garten richtete ich mir Feuerstellen aus Backsteinen her, um darauf zu kochen. Ich fand es großartig, unterm Sternenhimmel neben meinem Lagerfeuer zu liegen und vor dem Einschlafen zu beobachten, wie das Mondlicht auf der nach und nach erlöschenden Glut spielte.

Ich begann mich auch für andere Fertigkeiten zu interessieren, die für das Überleben in der Natur wichtig sind, mühte mich aber beharrlich weiter damit ab, Feuer mit Hilfe von Reibungshitze zu erzeugen. Ich versuchte es zunächst mit der Quirlbohrer- und der Fiedelbohrer-Methode. Jeden Tag, wenn ich von der Schule nach Hause kam, warf ich hastig den Ranzen in die Ecke, eilte in den Garten und unternahm einen neuen Anlauf. Nach und nach verstand ich mit dem Quirlbohrer recht geschickt umzugehen, auch wenn ich nur langsam Fortschritte machte, weil ich, ohne es zu wissen, eine sehr schwierige Holzart verwendete. Mit der Fiedelbohrertechnik tat ich mich dagegen viel schwerer: Es vergingen Stunden, Tage, Wochen und Monate, ohne dass ich das Gefühl hatte, meinem Ziel, ein Feuer zu entzünden, wirklich näher gekommen zu sein. Ich versuchte, mich bis ins kleinste Detail an das zu halten, was in Survival-Leitfäden stand, kam aber nur quälend langsam voran.

Selbst wenn mir die Frustration ins Gesicht geschrieben stand, war ich innerlich wild entschlossen, nicht aufzugeben, und versuchte es unbeirrt von allen Widrigkeiten weiter. Bald wusste ich nicht mehr, wie oft ich mir auf der Terrasse schon die Finger wundgescheuert hatte und wie oft die verschiedenen Teile des Fiedelbohrers, den ich verwendete, so weit abgenutzt waren, dass ich erneut auf die Suche nach einem geeigneten Stück Holz gehen musste, um mir Ersatz zurechtzuschnitzen. Trotz all dieser Schwierigkeiten dachte ich keine Sekunde lang ans Aufgeben – dafür sorgten schon kleinste Anzeichen des Vorankommens. Ich war fest davon überzeugt, dass ich es hinbekommen würde. Bei jedem neuen Anlauf registrierte ich kleine Verbesserungen, und hin und wieder gelang mir sogar ein großer Fortschritt, der mir neuen Auftrieb gab.

Ich war gerade vierzehn geworden, als meine Bemühungen eines Tages schließlich Früchte trugen. Auf dem Rasen beim Haus führte ich dieselben Schritte durch wie schon unzählige Male zuvor. Statt eines selbstgebastelten Bogens benutzte ich mittlerweile den aus meinem Pfeil-und-Bogen-Set, weil er länger war und ich das Gefühl hatte, dass ich damit eine effektivere Drehbewegung hinbekam. Ich zog den Bogen so fest hin und her, wie ich konnte, und sah, wie durch die Reibung zwischen Bohrer und Bohrbrett ein heißes schwarzes Pulver entstand und sich zu einem kleinen Häufchen auftürmte. Ich hatte das buchstäblich schon Tausende Male probiert, aber diesmal schien es wirklich zu klappen. Ich warf den Bogen zur Seite und starrte auf das Häufchen aus verkohltem Holzstaub, das sich gebildet hatte. Ich hatte mit dem Bohren aufgehört, und doch qualmte es von ganz allein weiter, wie eine Zigarre. Ein Glutnest, endlich – ich hatte es geschafft!

Ich war von meinem Erfolgserlebnis völlig überwältigt, und mir zitterten die Hände vor Freude und Erschöpfung. Doch ich war noch nicht am Ziel. Ich musste dieses schwache Glimmen am Leben halten und, bevor es erlosch, in eine Flamme verwandeln. Ich wartete einige entscheidende Sekunden ab, bis die Glut im Zentrum des Häufchens zu einem orangenen Leuchten angewachsen war, das wie der Krater eines Minivulkans aussah. Dann beschleunigte ich das Ganze, indem ich die Glut leicht anpustete, ganz vorsichtig, damit sie nicht ausging. Stellen Sie sich die Spitze einer Zigarre vor, an der jemand zieht: Auf so ein Glühen wartete ich. Und da war es – das Signal für mich, dass ich die Glut jetzt mit einem Zunder zusammenbringen konnte.

Mir wurde plötzlich klar, dass ich keinen Zunder bei mir hatte, und mein Herzschlag beschleunigte sich. Im Garten um mich herum war alles feucht. Nicht nur mein Puls ging schneller, auch meine Gedanken rasten. Ich spurtete hinüber zum Kaninchenstall und schnappte mir hastig eine Handvoll Stroh aus dem Nest unseres heißgeliebten Löwenkopfkaninchens Leo. Als ich mit dem Zunderbündel in der Hand zurückkam, sah ich erleichtert, dass noch immer ein Rauchfaden aufstieg. Ich packte den kleinen Holzspan, in dem das Glutnest saß, hob ihn vom Boden hoch, schob ihn in das Strohbündel und begann vorsichtig zu pusten. Die Glut leuchtete jedes Mal auf, wenn der sachte Luftstoß auf sie traf, und verstärkte sich in dem Maße, in dem sie ihre Hitze an das umgebende Zundermaterial weitergab. Etwa dreißig Sekunden lang schwoll die Glut immer weiter an, bis ich es schließlich prasseln hörte. Eine helle Flamme umschloss das Strohbündel – und meine Finger. Ich ließ das Bündel zu Boden fallen. Die Flammen zehrten das Strohbündel auf und versengten den Rasen. Ich vollführte einen Freudentanz, überließ die schwelenden schwarzen Aschereste sich selbst und rannte ins Haus, um allen von meinem Glück zu erzählen. Ich hatte nicht nur dort im Garten eine Flamme entfacht, sondern auch tief in meinem Inneren. Da lodert sie, lange nachdem der Wind die Aschereste fortgeweht hat, noch immer.

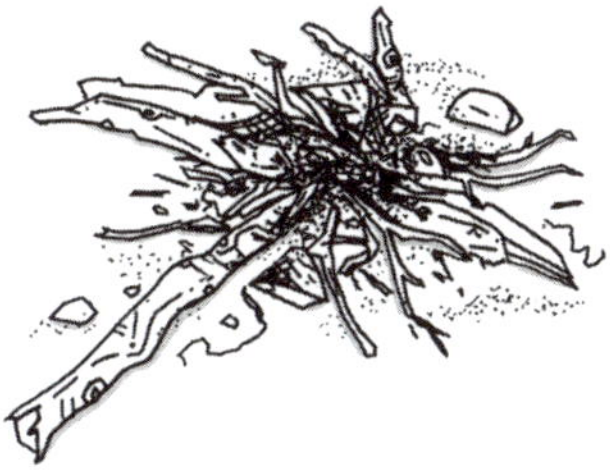

GLUT

In diesem Buch werde ich Ihnen eine Vielzahl von Möglichkeiten vorstellen, ein Feuer zu entfachen und so in Gang zu halten, wie Sie es brauchen. Dabei hängt zunächst einmal alles davon ab, auf welche Weise wir den allerersten Hitzeherd erzeugen. Die Methoden lassen sich in verschiedene Kategorien einteilen. Manche wie etwa die mit Streichhölzern und modernen Zündvorrichtungen führen auf direktem Weg zu einer Flamme, während bei anderen zunächst nur Glut entsteht. Allgemein lässt sich sagen, dass uns ältere Techniken, die meist auf die Erzeugung eines Glutnests zielen, viel Sorgfalt und Geduld abverlangen und dass wir guten Zunder bereithalten müssen.

ZUNDER

Zunder ist ein Sammelbegriff für ganz unterschiedliche Materialien, die aber alle demselben Zweck dienen, nämlich den allerersten winzigen Hitzeherd, ob es sich nun um einen Funken oder ein Glutnest handelt, einzufangen, am Leben zu halten und auf das nächste Brenn-

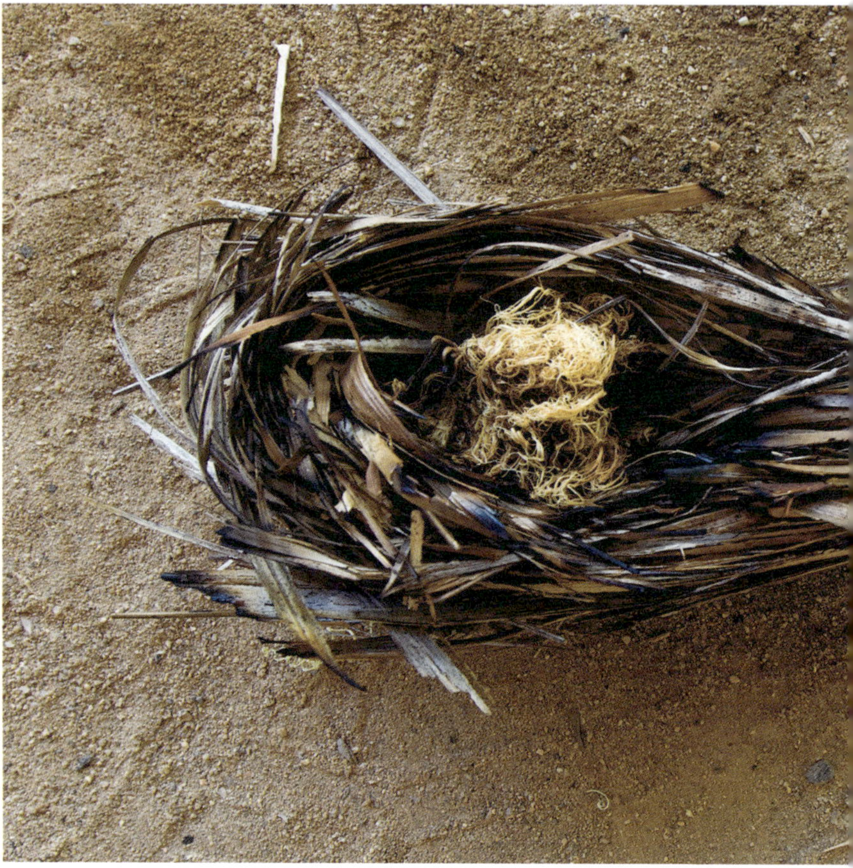

material zu übertragen. Die Wahl des Zunders sollte sich nach der jeweiligen Methode richten, mit der der anfängliche Hitzeherd erzeugt wird. Bei den meisten Zündmethoden entsteht nur kurzfristig ein winziges Quantum an Hitze, so dass der Zunder perfekt – also vollkommen trocken – sein muss. Manche Methoden funktionieren nur dann, wenn der Zunder feinfaserig ist.

Sobald Sie ein stabiles Feuer vor sich haben, tut es dann möglicherweise auch ein Brennstoff, der eigentlich einiges zu wünschen übriglässt. Dagegen muss Ihr Zunder wirklich einwandfrei sein, weil der Hitzepunkt, von dem alles ausgeht, gewöhnlich winzig klein

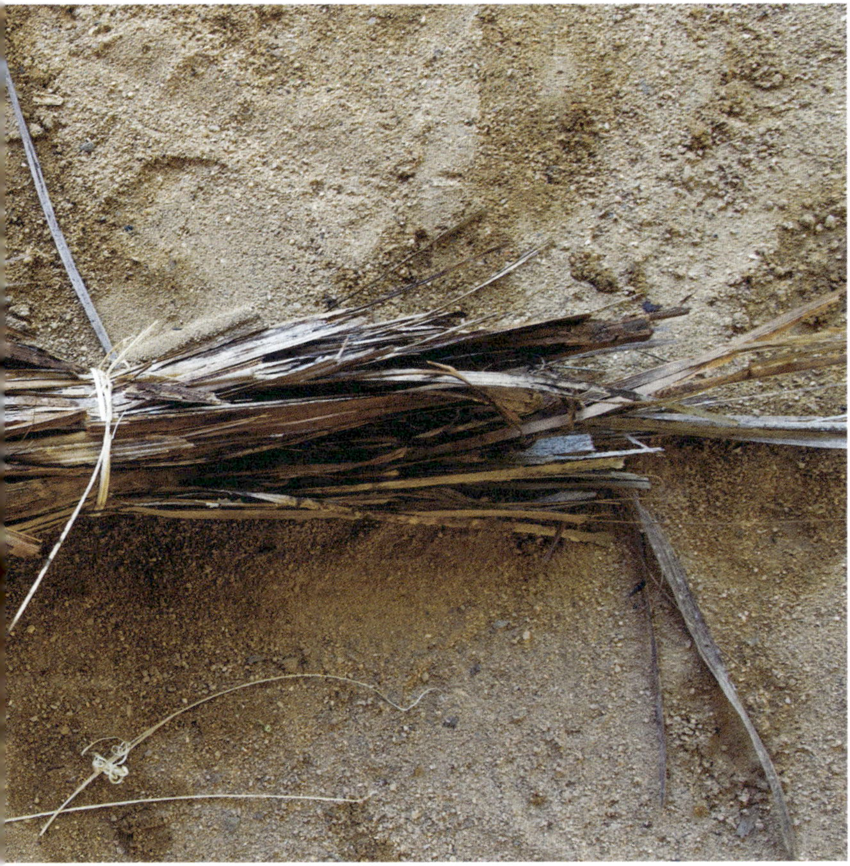

OBEN Zunderbündel aus Palmblättern und Bambus-Spanholz, gesammelt vom Stamm der Semai, Bundesstaat Penang, Malaysia

ist. Ist der Zunder nicht vollkommen trocken, werden Sie kurz vorm Ziel scheitern, nachdem Sie den Kampf doch schon halb gewonnen hatten.

Wer sich häufig in der Wildnis bewegt, wird unterwegs immer Ausschau nach geeignetem Zundermaterial halten und jede Gelegenheit nutzen, es zu sammeln. Wenn er irgendwo zufällig auf Zunder stößt, macht er kurz Halt, um sich eine Handvoll in die Jacke zu stecken oder irgendwo im Rucksack zu verstauen. Ein unerfahrener Zeitgenosse dagegen gerät leicht in die missliche Situation, dass er nach einem Regenguss seinen Lagerplatz für die Nacht später als vorgesehen erreicht. In Gedanken ist er schon bei einer warmen Tasse Tee und beim Abendessen, doch die Dämmerung rückt bedrohlich schnell heran. Da er mit wenig Gepäck unterwegs ist und keinen Gaskocher dabeihat, ist er auf eine Feuerstelle angewiesen, um einen Kessel oder Topf erhitzen zu können, muss aber feststellen, dass nicht nur seine Hände nass sind, sondern auch der ganze Wald um ihn herum noch trieft.

Selbst unter schlimmsten Wetterbedingungen und in unvorhergesehenen Situationen gibt es immer eine Möglichkeit, ein Feuer zu entzünden, doch mit ein wenig Vorausplanung können wir uns das Leben einfacher, sicherer und deutlich angenehmer machen. In Survival-Kursen habe ich einen Rat bekommen, den ich Ihnen gern weitergeben möchte: Achten Sie, wenn Sie mit einem erfahrenen Begleiter in der freien Natur unterwegs sind, sehr genau darauf, was er tut und in welcher Reihenfolge er es tut. Sein Vorgehen ist von einer Komplexität und unspektakulären Differenziertheit, deren Feinheiten man leicht übersieht. Wenn Sie ihn aber aufmerksam beobachten und Ihre eigenen Bemühungen und Erfahrungen hinzunehmen, kann das äußerst aufschlussreich sein und Sie zu Einsichten bringen, zu denen Sie allein durch Lesen oder in einem Workshop nie gekommen wären.

Je dringender wir ein Feuer brauchen, desto schwerer ist es in der Regel zu machen. Lücken und Schwachstellen in unserem Repertoire an Überlebenstechniken treten unweigerlich irgendwann zutage. Die Natur bringt sie zum Vorschein, und bei keiner Fertigkeit rächen sich Unerfahrenheit oder Selbstzufriedenheit so bitter wie beim Feuermachen. Entscheidend ist dabei stets, inwieweit wir auch den winzigsten Details Beachtung schenken.

Bei der Suche nach Zunder müssen Sie den Namen einer Pflanzen- oder Baumart nicht kennen oder gar mit ihr vertraut sein, um entscheiden zu können, ob sie sich dafür eignet. Natürlich kann es von

Nutzen sein, sich über die Pflanzen einer Region, die Sie ansteuern, kundig zu machen, denn es können, vor allem in den Tropen, auch welche mit schädlichen Wirkungen darunter sein. Sieht man aber davon einmal ab, ist das Grundprinzip ganz einfach: Zum Feuermachen lässt sich im Allgemeinen alles verwenden, was trocken und faserig ist und sich schnell und in der notwendigen Menge beschaffen lässt.

Manche Sorten Zunder eignen sich nur für eine einzige Methode, während andere »Multitalente« sind. Bei fast allen traditionellen Methoden des Feuermachens, die es auf der Welt gibt, besteht der Zunder aus pflanzlichem Material; tierische Substanzen finden sich eher selten. Allerdings gibt es interessante Berichte über Naturvölker, die von Vögeln abgeworfene Daunenfedern sammeln. Und auch die von der südamerikanischen Ameisenart *Polyrhachis bispinosus* gesponnene filzähnliche Nestauskleidung soll zu diesem Zweck benutzt werden.

Die Bezeichnung Zunder ist nicht auf natürlich vorkommende Materialien beschränkt. Auch viele moderne Produkte lassen sich als Zunder verwenden. Auf Reisen liegt es nahe, in der Natur vorkommende Materialien zu nutzen, weil sie oft in unbegrenzter Menge zur Verfügung stehen. Zunder, den wir zu Hause für die Exkursion eingepackt haben, rühren wir am besten nur an, wenn es nicht anders geht. Es ist beispielsweise ratsam, ein paar chemische Anzünder dabeizuhaben, die man vielleicht nie braucht, bei Bedarf aber verfügbar sind. In der folgenden Liste, die keineswegs erschöpfend ist, stelle ich einige geeignete Materialien vor. Den Teilnehmern meiner Kurse empfehle ich immer, sich mit einigen davon vertraut zu machen und die zugrundeliegenden Prinzipien dann später auf ihren eigenen Reisen, in welcher Weltregion auch immer, anzuwenden.

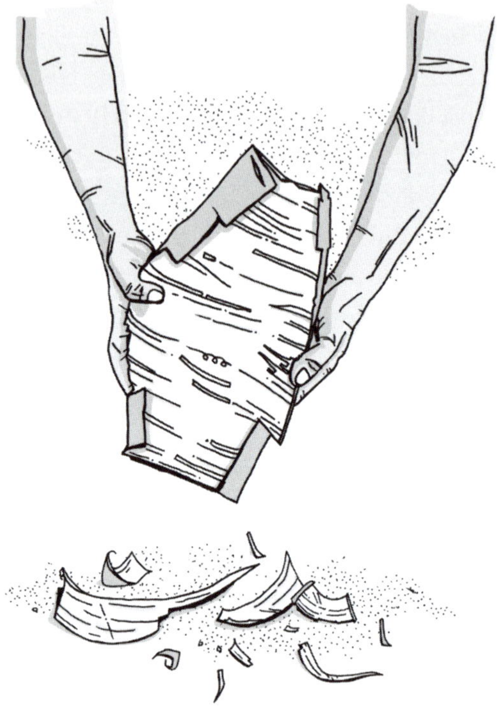

BIRKENRINDE

Die papierartige, mehrschichtige Außenhaut der Birke enthält die leicht entflammbare Substanz Betulin und lässt sich in Bahnen beliebiger Größe vom Stamm ablösen. Falls Sie ein Messer benutzen, um Rinde vom Stamm zu entfernen, sollten Sie Bäume auswählen, die abgestorben und umgestürzt sind. Ein gesunder Baum, der entrindet wurde, ist kein schöner Anblick – und kann, wenn Sie unsachgemäß vorgehen, sogar absterben. Freilich ist auch die Rinde von Bäumen, die noch stehen, gut verwendbar und wird in Gegenden, wo Birken wachsen, von Einheimischen gern genutzt, um daraus Behälter und andere Gegenstände herzustellen, für die die Rinde biegsamer sein muss als die, die ein toter Baum hergibt. Oft werden Sie feststellen, dass die Rinde sich von allein abzuschälen beginnt. Sie können sie dann weiter abziehen, wobei Sie sorgsam darauf achten sollten, nicht mehr zu entfernen, als von ganz allein abgeht.

Falls Sie keine Bäume finden, bei denen die Rinde sich bereits abzulösen beginnt, suchen Sie am besten nach einem umgestürzten Stamm und schneiden ihn mit der Spitze Ihres Messers in Längsrichtung bis zur holzigen Innenrinde ein. Dann können Sie die Rinde mit den Fingern abziehen oder, falls sie zu widerspenstig ist, das Ende eines Stocks, der die passende Größe hat, so zurechtschnitzen, dass er die Form eines flachen Schraubendrehers hat – eines »Schäleisens« –, und die Rinde damit vom Stamm schälen. In Großbritannien und Ländern mit ähnlich mildem Klima werden Sie dazu keine allzu tiefen Schnitte setzen müssen. In Regionen mit kälteren Wintern werden Sie dagegen feststellen, dass die Rinde mehr Schichten aufweist und erstaunlich dick sein kann – je dicker, desto besser. Im Übrigen ist Birkenrinde insofern ungewöhnlich, als die Brennbarkeit in durchnässtem Zustand zwar etwas eingeschränkt, aber durchaus noch gegeben ist, solange man nur die äußere Schicht durch Abschütteln weitgehend vom Wasser befreit und sie am Hosenbein trockentupft.

Im Wesentlichen gibt es zwei Möglichkeiten, Birkenrinde anzuzünden. Die schnellste und direkteste ist die mittels Feuerzeug oder einer anderen Flamme. Die Rinde muss dafür nicht präpariert werden. Man hält die Flamme einfach an die Kante der Rinde, die binnen kurzem auflodern wird. Falls keine direkte Flamme verfügbar ist, lässt sich das Ganze auch leicht mit Funken bewerkstelligen. Dazu muss man die Rinde präparieren, indem man die helle Außenschicht mit einer scharfen Kante abschabt und sich so ein etwa golfballgroßes Knäuel aus feinen trockenen Fasern verschafft. Dieses können Sie dann mit dem Funken eines Cereisen-Stabs (auch Feuerstahl genannt) leicht entzünden; die Rindenstreifen sollten sofort in Flammen aufgehen. Wenn Birkenrinde einmal richtig brennt, ist sie nur schwer zu löschen. Ihre Brennbarkeit ist vergleichbar mit der von haushaltsüblichen chemischen Anzündern, und auch der aufsteigende Rauch ist schwarz.

Solange die Flammen aber noch nicht Fuß gefasst haben, müssen wir sorgsam mit ihnen umgehen. Andernfalls kann es leicht passieren, dass sie versehentlich ausgehen. Birkenrinde neigt dazu, sich bei großer Hitze aufzurollen und sich dabei selbst zu ersticken. Um das zu vermeiden, können Sie sie entlang der Maserung wie eine Ziehharmonika auffalten, so dass eine Art Fächer entsteht, oder Sie können sie in viele lange dünne Streifen reißen und sie zu einem tennisballgroßen Päckchen aufzwirbeln. Diese beiden Methoden funktionieren gut, falls Sie mit einer direkten Flamme arbeiten, sie sind für den Einsatz von Funken aber wenig geeignet. Im letzteren Fall sollten Sie sowohl darauf vorbereitet sein, die Rinde aufgeklappt zu halten, damit sie sich nicht aufrollen kann, als auch darauf, die dünnsten Rindenstreifen sogleich in die allerersten Flammen zu geben.

FASERIGE RINDE

Es gibt unzählige Pflanzen- und Baumarten, deren äußere Schicht sich als Zunder eignet. Sie lassen sich in zwei Hauptgruppen unterteilen: die mit einer brauchbaren äußeren Rinde und die mit einer brauchbaren inneren Rinde. Beide Varianten sind nicht schwer zu beschaffen. Wichtig ist stets, dass die Rinde so trocken und faserig wie möglich sein sollte. Das erreichen Sie in der Regel dadurch, dass Sie das Material mit den Fingern zerteilen, um es dann kräftig zwischen den Händen zu reiben. Dadurch bekommt die Rinde eine wesentlich feinere Struktur und ist dann leichter entflammbar.

ÄUSSERE RINDE (BORKE)

Ob sich Außenrinde als Zunder eignet, ist oft leicht zu erkennen. Geht es hingegen um die innere Rinde einer Pflanze, muss man dies im Allgemeinen erst einmal genauer prüfen. Die Borke hängt oft in Streifen vom Hauptstamm oder beginnt sich zumindest davon abzulösen. Sie lässt sich dann, etwa bei einer Birke, recht leicht abziehen. Sofern es nicht vor kurzem geregnet hat, ist die Rinde lufttrocken und muss vor Gebrauch kaum noch (und wahrscheinlich gar nicht mehr) weiter getrocknet werden. Bei manchen Baum- und Pflanzenarten sind diese Dinge nicht unmittelbar ersichtlich. Allerdings dürfte deutlich zu erkennen sein, inwieweit die Rinde eine faserige Beschaffenheit hat, die auf eine mögliche Eignung hindeutet und eine genauere Prüfung sinnvoll erscheinen lässt. Verwertbare Außenrinde liefern zum Beispiel Geißblatt, Waldrebe (Clematis), Weidenröschen, Rotzeder und Wacholder.

INNERE RINDE (BAST)

Die Innenrinde versteckt sich, wie der Begriff nahelegt, unter der Außenrinde. Bei manchen Baumarten besteht die Innenrinde aus einem sehr faserigen, strähnigen Material, an das man schnell herankommt. Halten Sie nach umgestürzten Bäumen Ausschau, deren Borke sich bereits zu zersetzen beginnt. Entfernen Sie diese und schauen Sie darunter. Falls Sie ein gutes Exemplar vor sich haben, können Sie ordentliche Streifen und lange, faserige Stücke trockener, abgestorbener Rinde abziehen. In manchen Fällen ist aber ein wenig mehr Fummelei nötig. Oft ist die Innenrinde auch feucht, aber sofern es nicht regnet und ein leichter Wind geht, lässt sie sich in kurzer Zeit trocknen, indem man die Streifen senkrecht an Bäumen aufhängt. Man kann sie zum Trocknen auch in die Hosen- oder Jackentasche stecken, doch funktioniert diese Methode nach meiner Erfahrung weniger gut. Die beste Lösung bei gutem Wetter ist, die Rinde zum Trocknen aufzuhängen. Beispiele für Bäume mit ergiebiger Innenrinde sind Esskastanie, Pappel, Linde und Eiche. Auch die innere Schicht von Kokosnusschalen eignet sich gut.

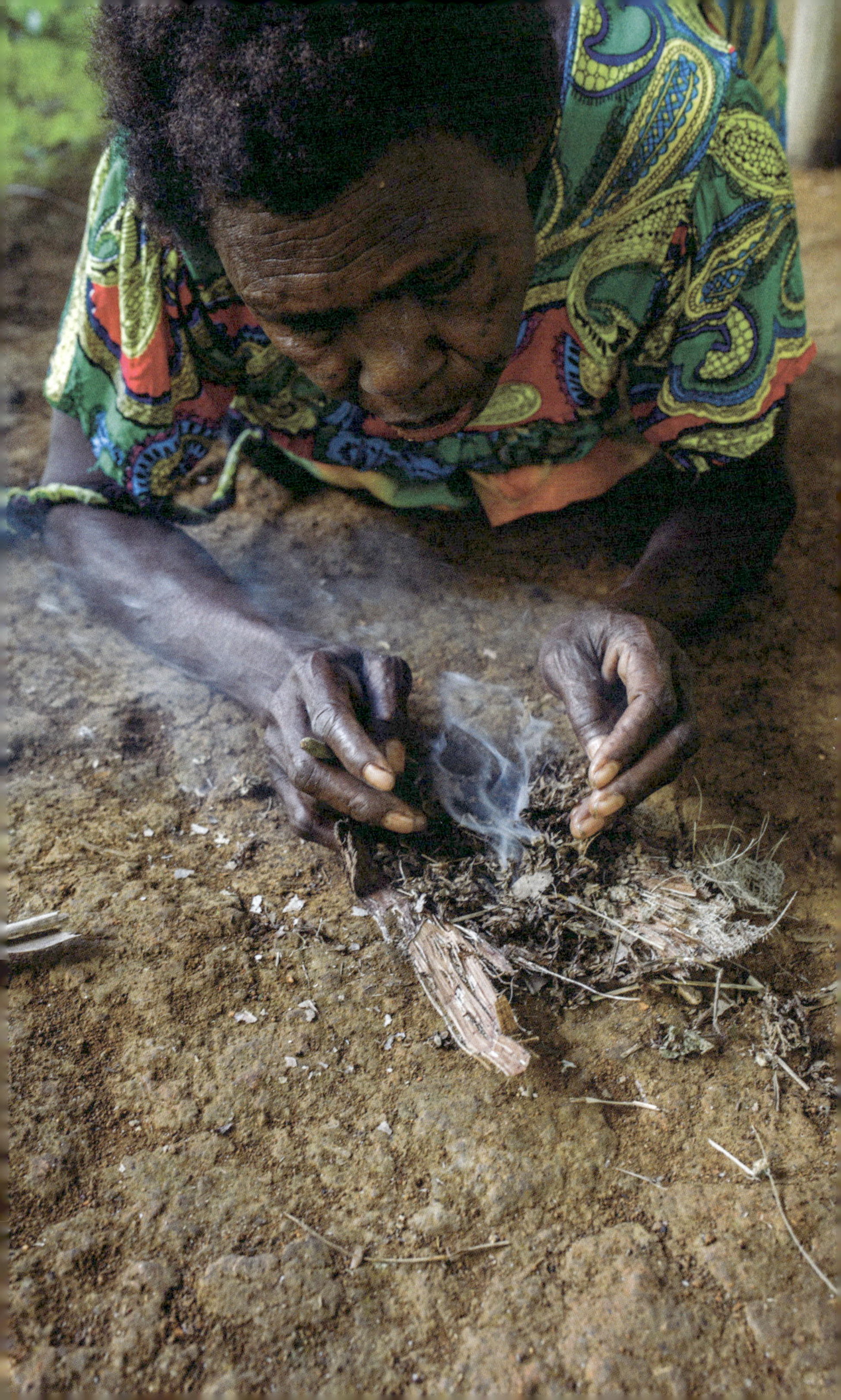

TROCKENES GRAS

Die Vegetation, die die Landoberfläche der Erde bedeckt, besteht zu etwa 20 Prozent aus Gräsern, von denen es über 11 000 bekannte Arten gibt. Getrocknetes Gras wird auf der ganzen Welt als Zunder verwendet und erfüllt diesen Zweck sehr gut. Das Gras, das Sie sammeln, muss verwelkt und trocken sein. Am besten eignen sich Gräser, deren Halme nicht rund, sondern dünn und breit sind, denn sie haben eine größere Oberfläche und sind deshalb leichter entflammbar. Gras lässt sich sehr schnell und einfach sammeln. Kämmen Sie mit den Fingern die welken Halme aus den noch nicht abgestorbenen heraus.

TROCKENE BLÄTTER

Beim Stichwort trockene Blätter denkt man zunächst einmal an abgeworfenes Laub. Solche Blätter geben aber in der Regel keinen guten Zunder ab. Sie schwelen oft nur vor sich hin, und eine stetig brennende Flamme bekommt man nur mit beträchtlicher Anstrengung und Beharrlichkeit zustande. Meist liegen sie ja auch am Boden, wo sie Feuchtigkeit ausgesetzt sind.

Die besten Blätter für unseren Zweck liefert Farn vom letzten Jahr. Farne sind glücklicherweise eine große Pflanzenfamilie und recht weit verbreitet. Wenn Sie auf Zunder aus sind, der zusammen mit Funken oder kleinen Glutnestern funktioniert, sollten Sie konsequent nur die kleinsten Blätter und dünnsten Stängel sammeln. Dickere Stängel erschweren das Feuermachen nur unnötig. Falls der Farn tau- oder regenfeucht ist, überlassen Sie, falls möglich, dem Wind das Trocknen. Die Idee, feuchte Blätter aufzusammeln und sie zu trocknen, indem

LINKS Eine Frau facht Zunder an, der aus zerkleinerten Blättern und dem tuchähnlichen Material vom Stamm einer Palme besteht, Provinz Neuirland, Papua-Neuguinea

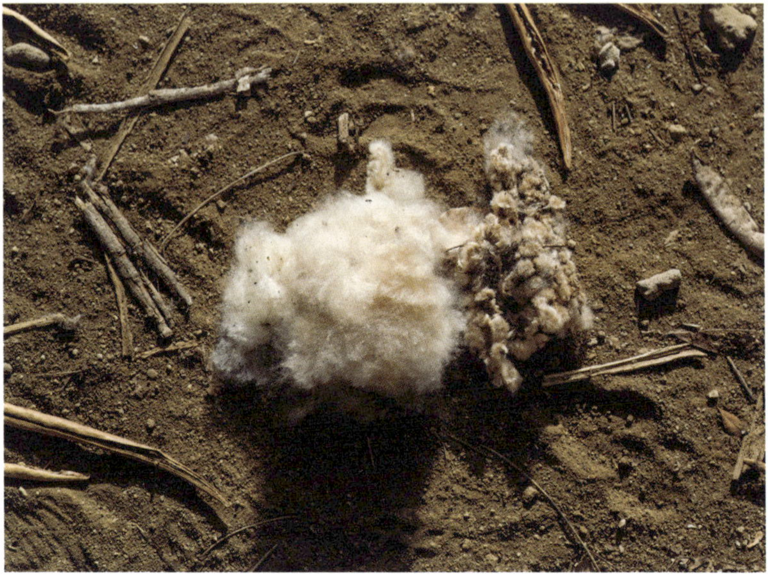

Kapok-Fruchtstand von der indonesischen Insel Komodo

man sie auf dem Boden ausbreitet oder in eine Tasche steckt, mag plausibel klingen, doch Sie werden feststellen, dass die Blätter viel schneller trocken werden, wenn Sie sie lassen, wo sie sind. Fassen Sie die Farnstängel beim Sammeln vorsichtig an, denn sie können sehr scharfe Kanten bilden, wenn man sie zerdrückt. Ich habe schon einige tiefe Schnittwunden gesehen, die vom Hantieren mit Farn stammten.

PFLANZENFLAUM

Eine Reihe von Pflanzen hat flaumige Fruchtstände, die sich als Zunder verwenden lassen. Beispiele dafür sind: Waldrebe (Clematis), Weidenröschen, Wollgras und die Kätzchen der Salweide. Zu den besten und ergiebigsten Quellen von Zunder, die in den Tropen aufzutreiben sind, zählen die großen Samenhülsen, die den Kapokbaum schmücken und mit einem baumwollartigen, als Kapok bezeichneten Flaum gefüllt sind. Die Hülsen lassen sich, soweit sie in Reichweite sind, direkt vom Baum pflücken oder, bei trockenem Wetter, vom Boden aufsammeln. Noch bessere Brenneigenschaften haben die flauschigen Schuppen, die sich direkt vom Stamm der Fischschwanzpalme, auch Brennpalme genannt, abnehmen lassen.

TROCKENE HOLZSPÄNE

Eine wenig bekannte und unterschätzte Art von Zunder, die man sich in schwierigen Situationen beschaffen kann, sind trockene Holzspäne. In manchen Situationen – vor allem unter widrigen Wetterbedingungen – ist es schlicht unmöglich, anderen trockenen Zunder aufzutreiben. Dann empfiehlt es sich, ein totes Stück Holz aufzuspalten oder die feuchte Außenschicht abzutragen und das trockene innere Holz mit einer scharfen Klinge abzuschaben. Führen Sie die Klinge der Stabilität und dem bestmöglichen Halt zuliebe mit beiden Händen und schaben Sie in einem Winkel von 90 Grad über das Holz. Sie können sich diese recht zeitaufwendige Aufgabe etwas erleichtern, indem Sie dafür sorgen, dass die Holzoberfläche schön eben ist. Wenn Sie, wie ich noch einmal hervorheben möchte, die Klinge mit beiden Händen führen, werden Sie bald eine hinreichende Menge von Spänen fürs Feuermachen beisammenhaben.

TROCKENES, VERROTTENDES HOLZ

Sofern Sie an den richtigen Stellen suchen, wird es Ihnen in aller Regel gelingen, verrottendes Holz zu finden, das in einem trockenen Zustand ist. Suchen Sie in den Höhlungen, Ritzen und Winkeln von Bäumen. Das Holz von Baumstümpfen ist zwar am Verrotten, doch da es dem Wetter stärker ausgesetzt ist, wird es, je nach Umgebung, oft mit Was-

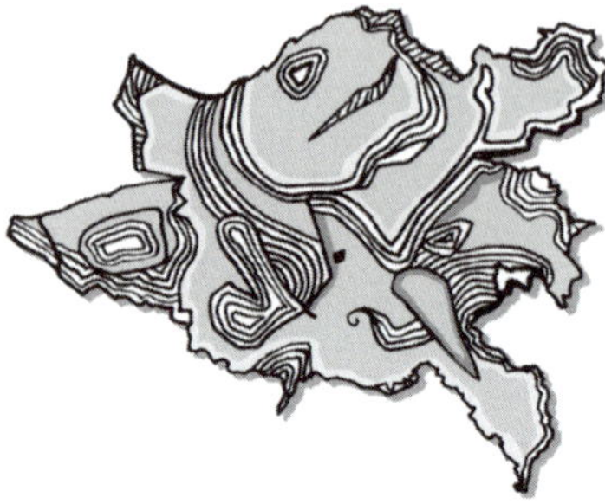

ser vollgesogen sein. Ob das Holz sich als Zunder eignet, erkennen Sie daran, dass es sehr leicht und mit den Händen einfach zu zerbröseln ist. Optimale Eigenschaften hat es, wenn bereits ein Funke genügt, damit es von allein weiterglimmt, bis es vollständig aufgezehrt ist.

PILZE

Viele Arten von Baumpilzen sind als Zunder verwendbar. Sie waren während der gesamten Menschheitsgeschichte ein wichtiges Hilfsmittel und kommen auch heute noch zum Einsatz. Doch wirklich auf sie zurückgreifen müssen Sie höchstens in Notfällen, wenn Ihnen zum Funkenschlagen nur ein Feuerstein (oder ein ähnlicher Stein) und ein Stück Karbonstahl oder Eisenpyrit zur Verfügung steht (siehe Kapitel 8). Denn diese Funken haben eine niedrigere Temperatur als die mit modernen Gerätschaften erzeugten, was die Bandbreite verwendbarer Zundermaterialien stark einschränkt. Pilze eignen sich auch sehr gut für das Feuermachen mit Hilfe von Sonnenlicht, etwa mit einem Vergrößerungsglas. Dies liegt an der dunklen Färbung und ihrer Eigenschaft, weiterzuglimmen, ohne dass man viel nachhelfen muss.

ZUNDERSCHWAMM
(FOMES FOMENTARIUS)

Der Zunderschwamm, der wahrscheinlich bekannteste Baumpilz, ist in Asien, Europa und Nordamerika weitverbreitet. Er kann auf verschiedenen Baumarten wachsen, kommt aber vorwiegend auf Birken vor. Im Jahr 1991 wurde in den Alpen die 5000 Jahre alte, guterhaltene Mumie eines Steinzeitmenschen gefunden. Ötzi, wie er genannt wird, hatte auf einer Schnur aufgefädelte kleine Stücke dieses Pilzes bei sich, in einem kleinen Lederbeutel, der auch Feuerstein und Reste von Eisenpyrit für das Funkenschlagen enthielt. Das waren die Feuermachutensilien jener Zeit. Später trat Feuerstahl an die Stelle von Eisenpyrit, weil sich mit der Kombination von Stahl und Feuerstein besser nutzbare Funken erzeugen ließen. Aus dem Pilz wurde ein als Amadou oder Feuerschwamm bezeichneter Zunder hergestellt, der bis in die jüngste Zeit zum Feuermachen diente. In Deutschland wurden bis ins 20. Jahrhundert Streichhölzer mit Zündköpfen aus Amadou produziert.

Es lassen sich zwei Hauptverwendungsarten des Zunderschwamms unterscheiden. Erstens kann man damit leicht Feuer von einem Ort zum anderen transportieren. Zu diesem Zweck lässt er sich meist direkt vom Baum abnehmen und ohne weitere vorbereitende Maßnahmen einsetzen. Für unsere Vorfahren war dies ungeheuer nütz-

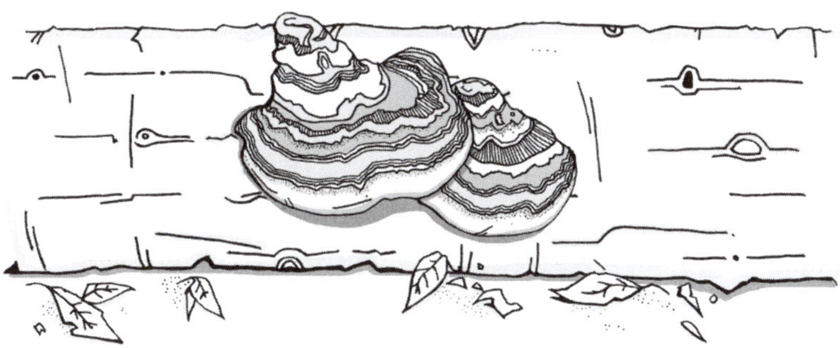

Zunderschwamm, der auf einem abgefallenen Ast wächst

lich, weil sie auf diese Weise von einem Ort zum anderen ziehen konnten, ohne wieder ganz von vorn mit dem Feuermachen anfangen zu müssen, und so Zeit und wertvolles Material sparten. Ein trockener Zunderschwamm wird vom Baum abgenommen und mit der Unterseite für zwei, drei Minuten ins Feuer gelegt, bevor man ihn herausholt und ein paarmal auf die Glut pustet. Der Pilz kann dann sich selbst überlassen werden, um ganz langsam und ohne Flamme vor sich hin zu glimmen. Je nach Größe kann es mehrere Stunden dauern, bis er sich aufgezehrt hat.

Zweitens kann man mit Hilfe von Zunderschwamm ein neues Feuer entfachen, was allerdings einige Vorbereitung erfordert. Die harte, hornartige Außenseite lässt sich mit einem scharfen Messer abtragen, um das als Trama bezeichnete weiche, braune Innere (das Pilzfleisch) freizulegen, das eine gewisse Ähnlichkeit mit Wildleder hat. Von diesem Material löst man dann, ein wenig wie von einer Hühnerbrust, breite dünne Scheiben ab, die möglichst groß und hauchdünn sein sollten. Man nimmt die Scheiben in die Hand und zieht sie vorsichtig auseinander, um sie zu dehnen. Dabei sehen und spüren Sie, wie die faserige Struktur des Pilzes auseinandergleitet.

Manchmal lässt sich die Scheibe bis auf die doppelte Größe aus-

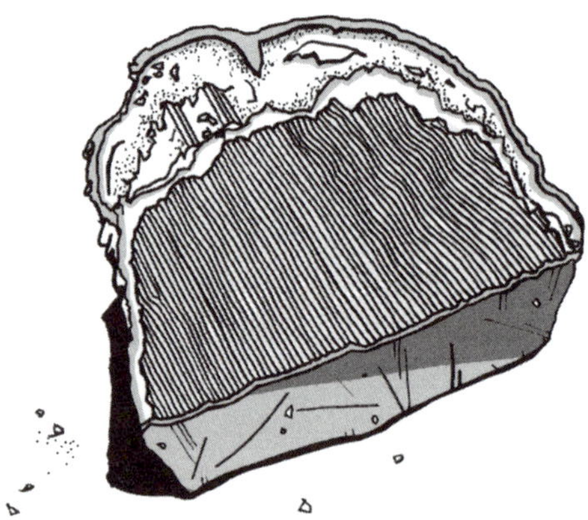

Freigelegte Schichten der Trama

einanderziehen. Wenn Sie es übertreiben, bildet sich ein kleines Loch, was Sie möglichst vermeiden sollten. Das Material gleicht jetzt dem weichsten und schönsten Wildleder, das Sie je in Händen hatten. Sie werden sich wünschen, Sie hätten eine Jacke aus diesem Material! Tatsächlich werden in Osteuropa bis zum heutigen Tag verschiedenste Dinge daraus gefertigt. Das Einzige, was manchmal erforderlich ist, ist das Trocknen der Scheiben, falls sie noch feucht sind.

KOHLEN-KUGELPILZ *(DALDINIA CONCENTRICA)*

Der Kohlen-Kugelpilz ist ein harter, schwarzer, gruppenweise auftretender Pilz, der vor allem auf totem Eschenholz zu finden ist. Er sieht wie ein Holzkohlenbrikett aus und hat auch ganz ähnliche Brenneigenschaften. Er kommt hauptsächlich in Nord- und Südamerika sowie großen Teilen Europas vor. Man kann ihn vom Baum brechen und, falls er trocken ist, sofort verwenden. Das Gewicht des Exemplars verrät einem, ob es innen trocken ist. Leicht heißt trocken, schwer heißt mit Wasser vollgesogen. Auch die Farbe ist ein Indiz: Bei schwarzen Exemplaren ist eher davon auszugehen, dass sie trocken sind, als bei braunen. Wenn Sie einen Pilz aufgebrochen haben, so dass im Inneren dessen silbrige Ringe zu sehen sind, lässt er sich mit Funken zum Glimmen bringen und kokelt dann vor sich hin, bis er aufgezehrt ist, ohne dass Sie sich weiter darum kümmern müssen. Es gibt bislang zwar keine archäologischen Belege dafür, doch ich bin sicher, dass dieser Pilz früher zuzeiten oder an Orten, wo kein Zunderschwamm verfügbar war, in Verbindung mit Funken genutzt wurde, die man mit Eisenpyrit erzeugte.

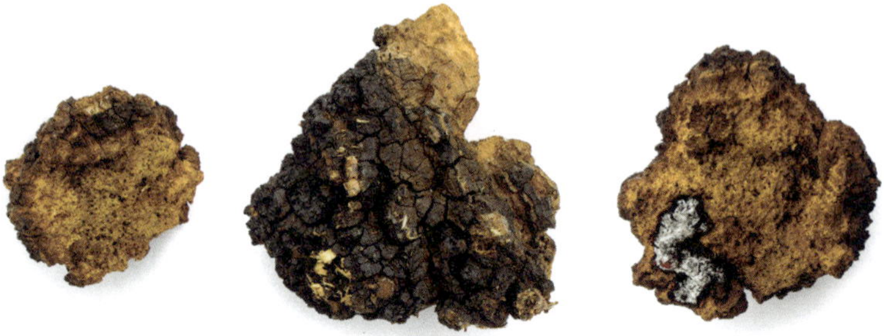

CHAGA
(INONOTUS OBLIQUUS)

Am häufigsten kommt der Chaga-Pilz (Schiefer Schillerporling, siehe Abbildung oben) in den winterkalten Waldzonen nördlicher Breite vor. Er findet sich aber auch in einigen südlichen Regionen Europas. Sein bevorzugter Wirtsbaum ist die Birke. Das gefurchte schwarze Äußere sieht aus wie ein Tumor und hebt sich gegen die helle Birkenrinde ab, aus der der Pilz hervorwächst. Manche Exemplare werden so groß wie ein Menschenkopf oder noch größer. Wenn man ein Stück der Außenschicht abbricht oder abhackt, kommt das Innere zum Vorschein, das eine intensiv goldbraune Farbe aufweist. Sofern es vollkommen trocken ist, genügt ein Funke, und der Pilz glimmt langsam vor sich hin. Beim nordamerikanischen Indianervolk der Cree heißt dieser Pilz »pesogan«. Die Cree verwenden ihn nicht nur fürs Feuermachen, sondern auch bei Zeremonien und als Mittel gegen Arthritis.

DUNG VON PFLANZENFRESSENDEN TIEREN

In Wüstenregionen bietet sich alter, getrockneter Dung von pflanzenfressenden Tieren fürs Feuermachen an. Da er aus verdauten Pflanzen besteht, ist er in der Regel sehr faserig. In manchen Gegenden, wo man nur schwer an Holz kommt, dient Dung sogar als Hauptbrennstoff. In Afrika wird Elefanten- und Nashorndung genutzt, in Australien Känguru-Dung.

DÜNNE ZWEIGE

Die feinsten, etwa einen Millimeter dicken Zweige an den untersten Ästen einiger Nadelbaumarten sind ein sehr brauchbarer Zunder, weil sie von den oberen Ästen vor Regen geschützt und deshalb meist trocken sind. Ein Bündel aus diesen dünnsten Zweigen kann, falls kein anderes Hilfsmittel verfügbar ist, mit einem Cereisen-Stab entflammt werden, gewöhnlich aber einfach mit einem Streichholz oder einem Feuerzeug, und man erhält sehr schnell eine lodernde Flamme.

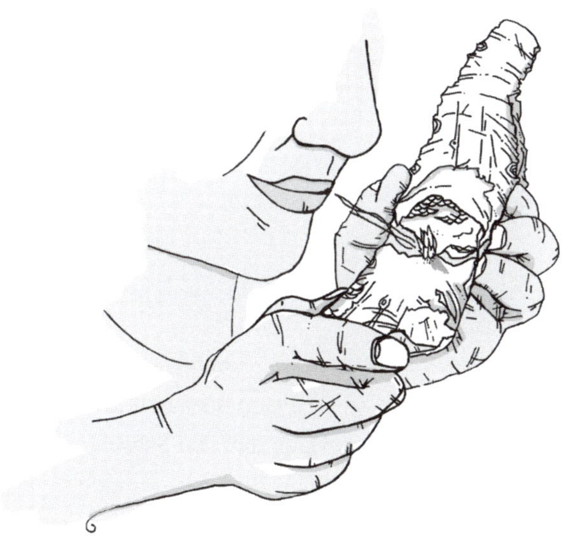

FEUERRESTE

Wenn Sie auf eine alte Feuerstelle stoßen, und sei sie auch schon einige Monate alt, oder beim Aufwachen merken, dass Ihre eigene ganz niedergebrannt ist, können Sie sich einfach die verbleibende Holzkohle oder halbverbrannte Äste und Holzscheite zunutze machen. Sie können Funken schlagen oder, besser noch, ein brennendes Streichholz auf die verkohlte Holzoberfläche legen. Falls das verkohlte Material trocken ist, wird wieder eine schwelende Glut entstehen. Funken schlagen Sie am besten auf eine Stelle mit kleinen weißen Flecken auf der Oberfläche. Verwahren Sie Ihre Feuermachutensilien, sobald Sie es glimmen sehen, und blasen Sie die Glut an, damit sie sich ausbreitet, bis sie einen größeren Bereich erfasst hat. Nehmen Sie ein weiteres, ähnlich verkohltes Stück Holz und halten Sie es an das andere, so dass sie sich berühren. Die Glut wird auf das zweite Stück Holz übergreifen. Wiederholen Sie das mit weiteren Holzscheiten, und blasen Sie die Glut weiter an. Wenn Sie drei oder vier glimmende Scheite beisammenhaben, wird sich bald eine Flamme zeigen, und Sie können aufhören zu pusten. Das funktioniert mit den meisten Holzarten, besonders gut aber mit Weidenholz.

GUMMI

Im Dschungel oder in einer anderen feuchten Umgebung kann es sehr hilfreich sein, wenn man in der Hemdtasche ein paar Streifen von einem alten Reifenschlauch bei sich hat. Das Schöne an Kautschuk ist, dass er kein Wasser aufsaugt, sich sehr leicht durch eine Flamme entzünden lässt und auch hinreichend heiß und lange brennt, um Anfeuermaterial damit anzuzünden. Im Notfall können Sie auch kleine Streifen aus Ihren Schuhsohlen herausschneiden.

KERZEN

Manchmal haben wir auf einer Exkursion Kerzen dabei, da sie sich zu mehr eignen, als nur den Lagerplatz zu beleuchten. Sie eignen sich hervorragend zum Feuermachen, weil sie länger brennen als ein Streichholz. Falls nötig, können Sie das Ende des Dochts ein wenig aufzwirbeln und mit Hilfe eines Cereisen-Stabs (siehe S. 186) anzünden.

FLECHTEN

Die brauchbarsten Flechten sind Bartflechten, die von Baumästen herabhängen. Die am besten verwendbaren zählen zu den Gattungen *Bryoria, Alectoria* und *Usnea*. Flechten sind oft feucht und müssen deshalb vor Gebrauch getrocknet werden. Wenn Sie an geschützten Stellen gründlich suchen, werden Sie vielleicht auch trockene finden. Flechten überleben auch in extrem trockenen und kalten Umgebungen. Sie sind dann oft so gut durchgetrocknet, dass man sie sofort verwenden kann. In großer Kälte ist es allerdings bei jeder Art von Zunder hilfreich, ihn ein oder zwei Minuten lang in der Hosentasche aufzuwärmen, bevor Sie ihn anzuzünden versuchen. Im Winter, wenn der Boden schneebedeckt ist, und in Gegenden, wo keine Birken wachsen, lässt sich mit Flechten manchmal am schnellsten Feuer machen.

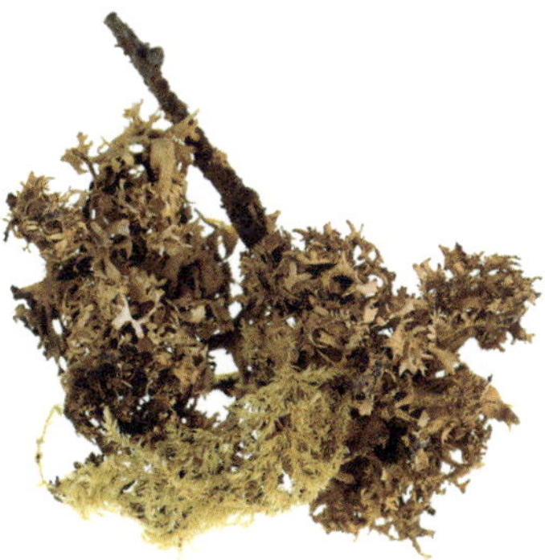

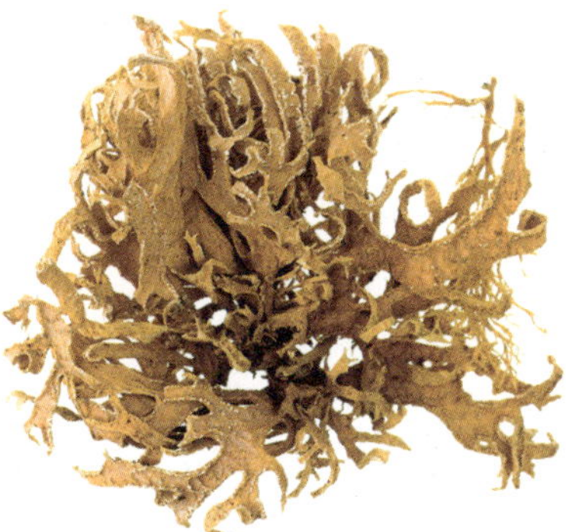

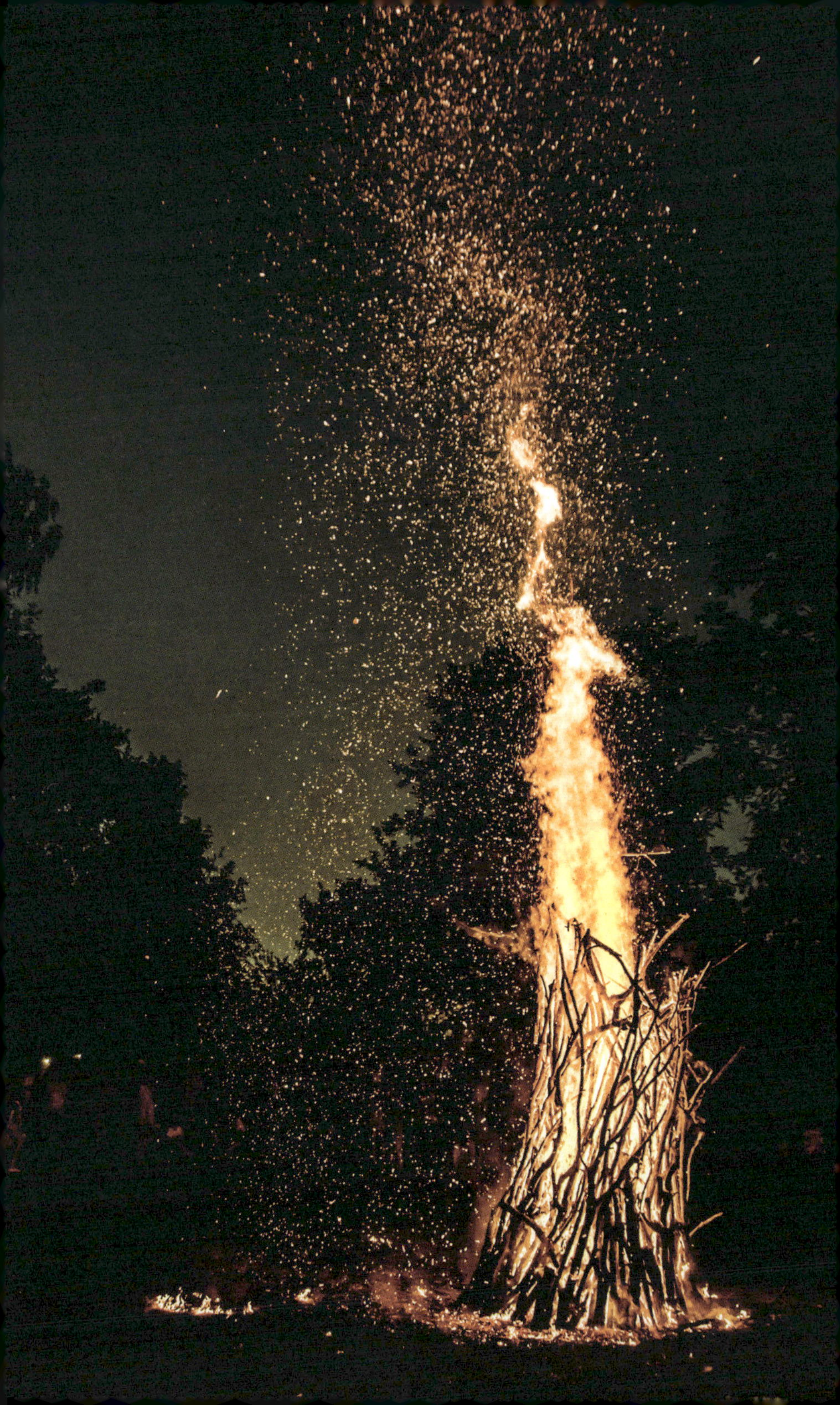

KAPITEL 2

QUIRLBOHRER

DAS EMPFINDLICHE GLEICHGEWICHT DES LEBENS und unser Platz im Reich der Natur faszinieren mich ungemein. Die Grundschule mochte ich gern, aber auf der weiterführenden Schule verlor ich rasch das Interesse und saß oft mit abwesendem Blick da, während ich schon von neuen Abenteuern träumte. Ich ließ die Hausaufgaben Hausaufgaben sein und verbrachte immer mehr Zeit allein in den Wäldern und auf den Feldern rund um unseren Wohnort damit, meine Fähigkeiten und Kenntnisse zu verfeinern. Meine Eltern erlaubten mir, mit vierzehn von der Schule abzugehen, und meine Mutter unterrichtete mich von da an zu Hause. Letztlich legte ich nur in zwei Fächern Abschlussprüfungen ab (in Englisch und Mathematik). Schulischer Erfolg interessierte mich wenig; ich wusste, ich gehörte in die freie Natur.

Mein Lieblingslehrbuch war damals *Essential Bushcraft* von Raymond Mears. Eine zerlesene Ausgabe thronte stolz in meinem Bücherregal und begleitete mich oft auf meinen Exkursionen. Ich bewunderte Ray zutiefst, und ich hatte auch über Woodlore gelesen, die erste Schule für Outdoor-Überlebenstechniken in Großbritannien, die er 1983 gegründet hatte. Dort gab er in Kleingruppen das Wissen und die Techniken weiter, die er sich über viele Jahre hinweg angeeignet hatte. Ich wollte unbedingt an einem seiner Grundlagenkurse teilnehmen, in denen die wichtigsten Überlebenstricks und das nötige Wissen vermittelt wurden. Meine Eltern meldeten mich für den Jugendkurs an, aber bei einer von Rays Autogrammstunden überzeugte ich die Dame, die sich um die Anmeldungen kümmerte, mich in den sechstägigen Erwachsenenkurs zu schmuggeln, obwohl ich erst sechzehn war.

Der Kurs war phantastisch. Ich hatte mich bereits in vielen der dort behandelten Fähigkeiten geübt, aber trotzdem lernte ich eine Menge dazu. Noch wichtiger aber war, dass ich endlich Menschen fand, die die gleiche Sprache sprachen wie ich, die sich ebenfalls in der Natur, unter Bäumen, zu Hause fühlten. Ich liebte es, meine Zeit draußen unterm Sternenzelt zu verbringen und meine Handflächen an einem selbstentfachten Feuer zu wärmen.

Der nächste Kurs, an dem ich teilnahm, drehte sich um das erfolgreiche Fährtenlesen von Menschen- und Tierspuren im Wald. Als ich mich dafür bewarb, fragte ich im Überschwang der Begeisterung zugleich wegen eines Praktikumsplatzes an. Den bekam ich, und nachdem ich Ray und den anderen Ausbildern eine Zeitlang zur Hand gegangen war, bot man mir eine Teilzeitstelle an. Da war ich siebzehn. Als ich den Brief öffnete, in dem stand, dass man mich für etwas bezahlen wollte, das ich von Herzen liebte, schienen alle meine Geburtstage auf denselben Tag gefallen zu sein.

Ein Jahr später sollte es für einen siebzehntägigen Kurs nach Namibia gehen, geleitet von Ray und dessen altem Freund und Kollegen Bob, der in Kenia aufgewachsen war. Von Afrika hatte ich schon lange geträumt: endlose Weiten, eine phantastische Tierwelt und unterschiedlichste Kulturen, von denen viele ihre ganz eigenen Überlebenstechniken nutzten. Mir war klar, dass ich so viel Geld wie möglich zurücklegen musste, um meinen Beitrag zu den Reisekosten aufbringen zu können, also arbeitete ich hart bei unserem örtlichen Metzger. Dabei war ich im Geiste schon mit all den Dingen beschäftigt, auf die ich besonders gespannt war, etwa auf den Gebrauch des Quirlbohrers, mit dem Ureinwohner Feuer machen.

Von Heathrow aus hatten wir einen neunstündigen Direktflug in die namibische Hauptstadt Windhoek. Als wir gelandet waren und ich die Metallstufen zum ausgetrockneten Erdboden hinabstieg, war es über 40 Grad heiß. Ein sengender Wind wehte über die Landepiste und raubte mir fast den Atem – es fühlte sich an, als stünden wir unmittelbar vor einem riesigen Föhn. Wir fuhren nach Nordwesten, zu einem

Ort namens Hobatere, wo wir das Fährtenlesen übten, und einige Tage später weiter gen Norden in den Etosha-Nationalpark und das Gebiet, das früher Buschmannland genannt wurde. Dort suchten wir nach einer kleinen Siedlung namens Tsumkwe. Das Dorf liegt so ziemlich am Ende der Welt. Die Straßen verwandeln sich in Schotterpisten, dann zu Staub, über Hunderte von Kilometern. Tsumkwe ist ein Zentrum der San mit vielen verstreuten Trabantensiedlungen. Von dort aus holperten wir weitere 15 Kilometer in den Busch hinein, über staubige, unbefestigte Pfade, und erreichten schließlich eine San-Gemeinschaft von etwa fünfundzwanzig bis dreißig Personen.

Das Volk der San, das einst den ganzen Südteil Afrikas bewohnte, ist heute auf kleine, entlegene Flecken in Angola, Botswana, Lesotho, Namibia, Sambia und Simbabwe beschränkt. Es gilt als ältester Volksstamm der Erde. Die San sind absolute Minimalisten und wahre Meister im Reisen mit leichtem Gepäck. Es geht auch gar nicht anders: Dort, wo sie leben, ist es nicht ratsam, sich mit allzu vielem Zeug und schwerer Ausrüstung abzuschleppen. Die typische Bekleidung der San ist ein mit Perlen verzierter Lendenschurz aus Antilopenleder. An kühlen Abenden trägt manch einer jedoch auch einen alten Pullover, denn in den kälteren Monaten des Jahres kann die Temperatur auf unter null fallen. Materialismus ist den San und ihrer Kultur fremd, Ansehen und Reichtum spielen keine große Rolle. Sie blicken auf eine traurige Geschichte von Armut, Verfall ihrer kulturellen Identität und Diskriminierung zurück. Andererseits haben sie aufgrund ihrer Überlebens- und Jagdtechniken und ihres enormen Wissens über die heimische Flora und Fauna die Aufmerksamkeit der Anthropologen geweckt. Ihre von Stolz geprägte, instinktive Bindung an ihr Land ist sehr eng; in ihrem Dasein finden Natur und Spiritualität in einer kargen, trockenen Umwelt zusammen.

GEGENÜBER San mit Quirlbohrer und einem Köcher mit Pfeilen und weiteren Bohrstäben, Namibia

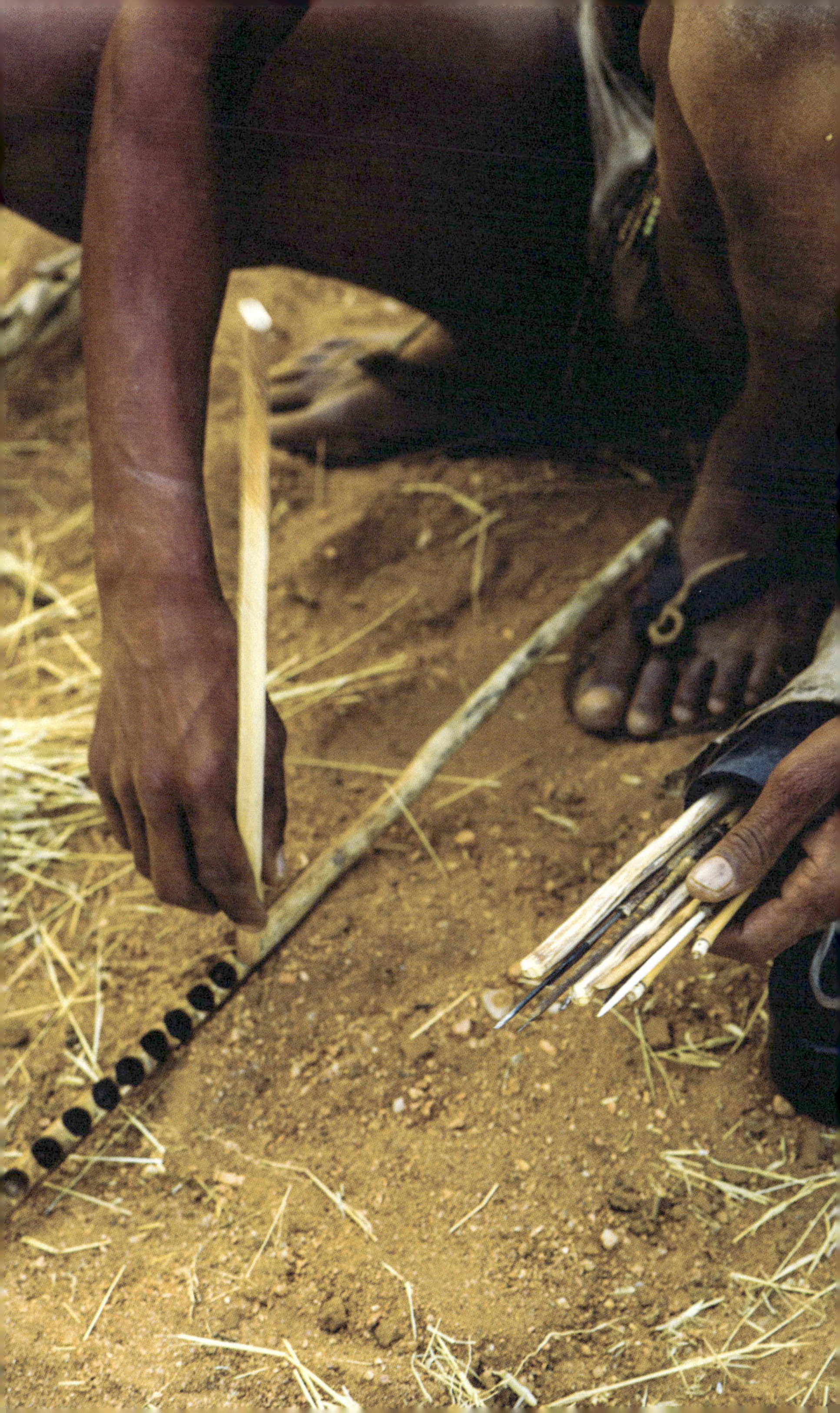

Die Siedlung lag auf einer Lichtung und bestand aus einem Dutzend im Halbkreis angeordneter Gras- und Schilfhütten. Jede Familie bewohnte eine kleine Hütte mit eigener Feuerstelle vor dem Eingang, und in der Mitte der Lichtung gab es ein weiteres Feuer, um das sich am Abend alle versammelten. Die Feuerstellen dienten zum Kochen und als Lichtquelle, hielten aber auch Hyänen und Leoparden vom Lager fern. Die Männer leben fürs Jagen; ein fauler Jäger gilt als Schande für den gesamten Clan. Sie verwenden Bogen und Giftpfeile aus festen Gräsern. Ihre Beute, darunter Antilopen, Giraffen und Zebras, verblutet nicht, sondern stirbt durch die winzige Pfeilwunde an dem höchst wirksamen Gift, das sie aus einer Blattkäferlarve auf den Schaft der Pfeile quetschen. Die San sind nicht verschwenderisch: Ihr Fleisch kochen oder grillen sie über dem Feuer, Tierhäute werden gegerbt und zu Jagdbeuteln und Decken verarbeitet, und Knochen bricht man auf, um das Mark zu gewinnen. Ein paar skurrile Gegenstände erinnerten uns auf unserer Reise an die moderne Welt: Manche Männer trugen Köcher aus alten Abflussrohren, und es lag einiger Müll herum. Ich erfuhr, dass viele Familien nach Tsumkwe zogen, um ihre Söhne und Töchter zur Schule schicken zu können, und ein paar der Männer brachen frühmorgens zu ihrer Arbeit als Farmarbeiter auf und kamen erst am Abend oder an den Wochenenden zurück. Dennoch lebten die Menschen noch sehr traditionell, und viele ältere Männer kannten bloß ihre althergebrachte Sprache, eine Mischung aus sanften Saug- und Klicklauten.

Der Stamm hatte mit Hilfe von Buschmessern eine große Fläche gerodet, auf der wir unsere Zelte aufschlagen konnten. Dafür halfen wir mit, die Nüsse des Mankettibaums (auch Mongongo genannt) zu sammeln, und hatten am Ende mehrere große Säcke gefüllt. Nahrung sammeln ist vor allem Sache der Frauen. Sie können über 300 verschiedene Pflanzenarten unterscheiden, von denen viele heilende Wirkung besitzen und zum Beispiel Hunger dämpfen oder Rheuma lindern. Sie demonstrierten uns ihre Grabstöcke, und zusammen buddelten wir dann große Knollen aus der Erde, die wie riesige Kartoffeln aussahen und aus deren Fruchtfleisch sie ein erfrischendes Getränk pressten. Sie führten uns auch vor, wie sie aus zerkleinerten, polierten Straußeneierschalen Schmuck herstellen, den manche als Nebenverdienst an Touristen verkaufen.

Die Männer begleiteten wir auf der Jagd und sammelten gemeinsam mit ihnen Stöcke, die sich als Quirlbohrer eigneten. Die Jäger liefen dabei im Gänsemarsch durch den Busch und suchten Mankettiholz zusammen. Die Mankettibäume waren riesig, und rund um die Stämme ragten gerade, schmale Schösslinge empor. Dieses Holz brachten wir zurück ins Lager, wo uns die San zeigten, wie sie Feuer machen. Für die verschiedenen Anfeuerverfahren gibt es stets Varianten. Ich hatte immer geglaubt, das untere Holzstück eines Quirlbohrers – der Herd – müsse breit und flach sein. Die San hingegen nutzten alte Bohrstäbe als Herde, verwendeten also zwei gleichdicke Hölzer. Es war aufregend, ihnen bei der Arbeit zuzuschauen. Ihre von Hitze geschwärzten Bohrer waren mit aufwendigen Spiralmustern versehen, was beim Drehen toll aussah. Obwohl ich nicht genau weiß, wie die

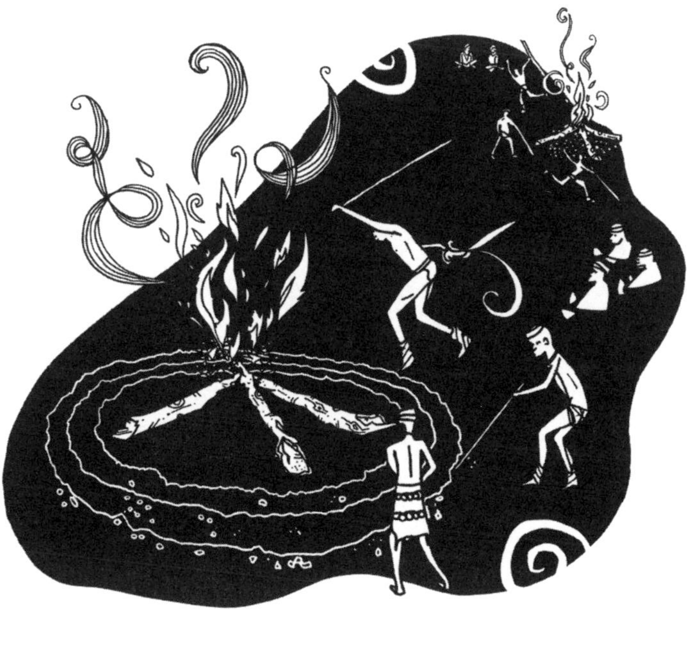

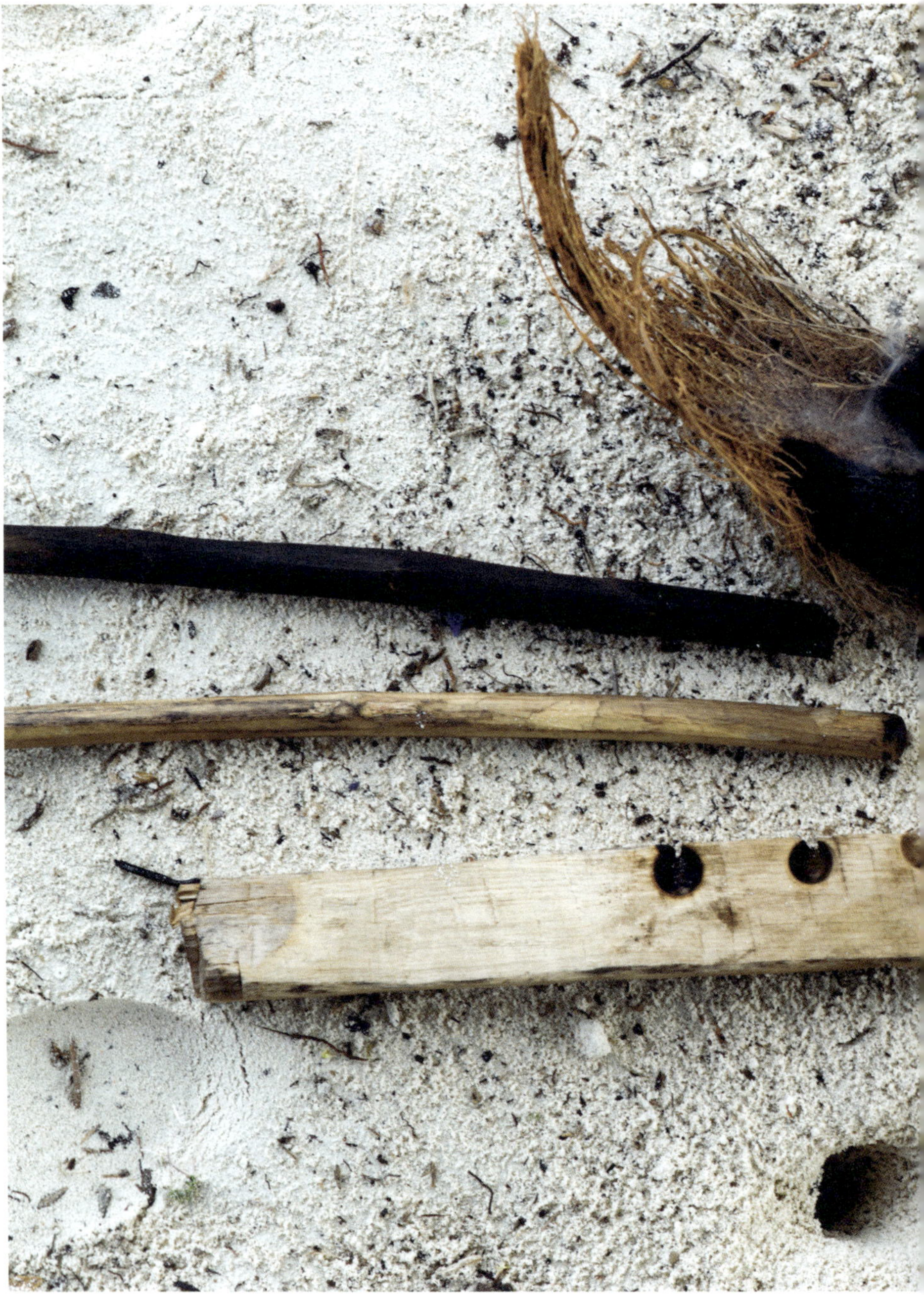

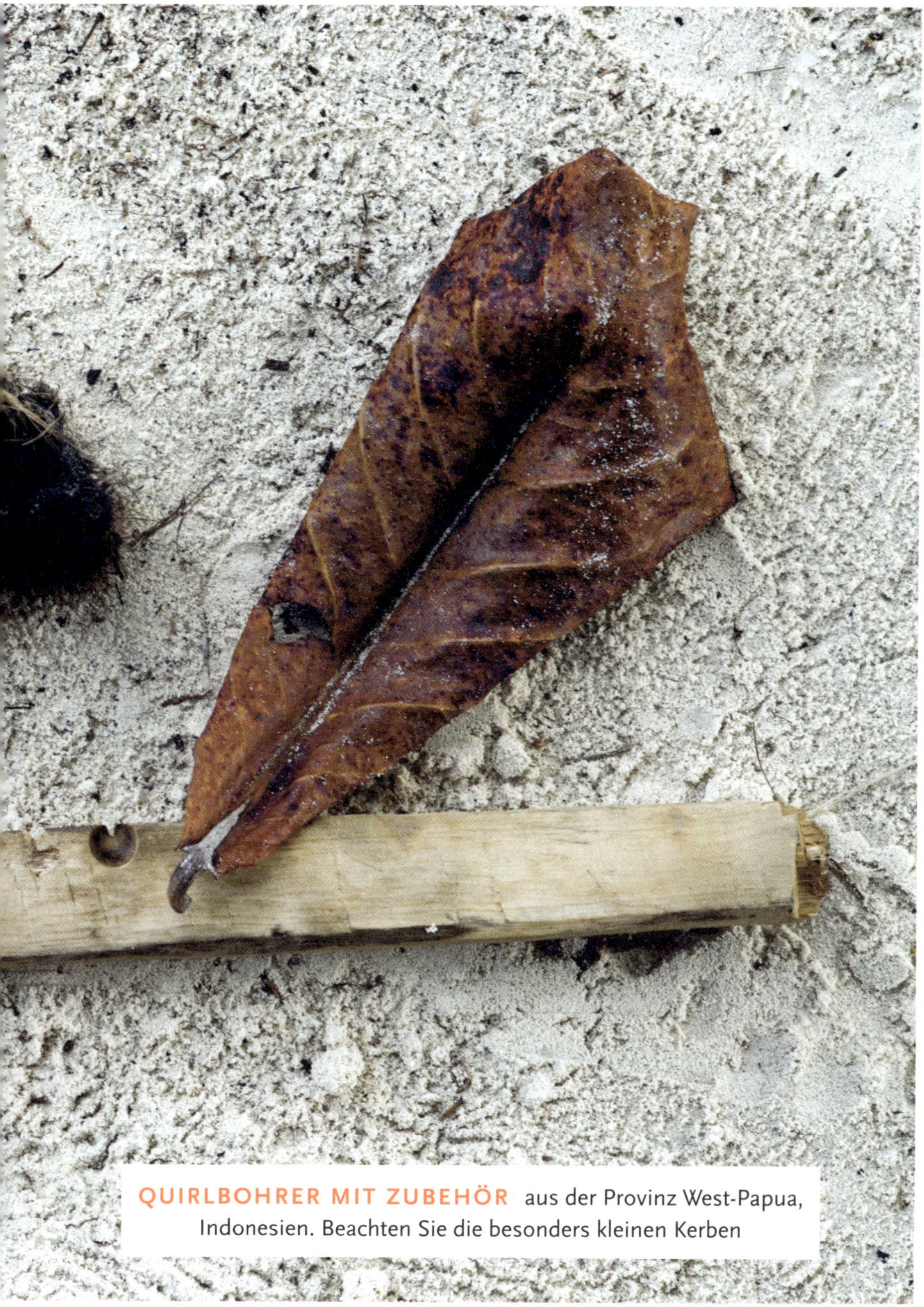

QUIRLBOHRER MIT ZUBEHÖR aus der Provinz West-Papua, Indonesien. Beachten Sie die besonders kleinen Kerben

Muster entstehen, vermute ich, dass sie die Bohrer mit einem feuchten Stück Stoff oder Rinde umwickeln und ins Feuer legen. Unsere Verständigung lief über vorsichtige Handzeichen und Gesten, angedeutetes Lachen und breites Grinsen. Ich empfand es als Privileg, ihre Lebensweise kennenlernen zu dürfen.

An unserem letzten Abend wurden wir Zeugen eines Trancetanzes. Ich hatte von diesem Schauspiel bereits gehört, und als wir im Lager angekommen waren, war mir der ausgetretene Pfad rund ums Feuer aufgefallen. Die San glauben, dass man durch Trancetänze unmittelbar mit der Geisterwelt in Verbindung treten kann: Ihre Seelen reisen durch Raum und Zeit und bringen sie so in Kontakt mit Geistern und Ahnen, die ihnen für das Überleben wichtige Einsichten vermitteln, Heilkräfte in ihnen wecken oder ihnen weise Ratschläge erteilen. Viele dieser Tänze sind Heiltänze und sollen die Gesundheit eines Mitglieds der Gemeinschaft stärken und die »Pfeile der Krankheit« herausziehen. Die männlichen Tänzer bewegen sich im Kreis, während die Frauen sie durch Singen und Klatschen in einen rauschhaften Zustand versetzen, in dem die Geister aufsteigen und die Männer schließlich zusammenbrechen lassen, was als »halber Tod« bezeichnet wird. Die Tänzer verlassen ihre Körper und treffen auf die Geister, die ihnen Kraft spenden. Sobald die Männer wieder zu sich kommen, übertragen sie diese Kraft durch Berühren an der Schulter auf die um das Feuer versammelten Menschen. Es ist ein soziales Ereignis und eine Gelegenheit, das eigene Erleben zum Ausdruck zu bringen. Das alles zieht sich über viele Stunden hin und endet erst kurz vor Sonnenaufgang.

Wir sahen, wie die Männer das Feuer mit kleinen, ausdauernden, schweren Schritten im Sand umkreisten und sich dabei weit nach vorn beugten, die Arme seitlich eng am Körper, der unter starker Spannung stand. Um die Beine trugen sie Rasseln aus mit kleinen Kieseln gefüllten Kapseln, die laut und unablässig schepperten. Die Frauen sangen lärmend und gleichförmig, einige leiser, andere lauter, manche weicher und in höherer Stimmlage. Das alte Lied war über Jahrtausende weitergegeben worden – unendliche Improvisationen der ewig gleichen, sich wiederholenden musikalischen Phrasen. Der gemeinsame, eindringliche Rhythmus des Klatschens nahm mich gefangen. Dieser Tanz war weniger ein Anlass, um Verbindung zu den Geistern aufzunehmen – was eine privatere Angelegenheit ist –, als vielmehr ein geselliges und freudiges Ereignis. Ich spürte die Energie, die davon ausging. Es fühlte sich ursprünglich und erhebend an. Musik ist in allen Kulturen ein wichtiges Ausdrucksmittel. Genau wie das Feuer verbindet sie uns mit unseren Mitmenschen, unseren Gefühlen und unserer Geschichte, wie Worte allein es nie könnten. Sie hilft uns, unserem Leben, unserem Miteinander und unseren Gebeten Form zu geben.

Später saßen wir ums Feuer und überreichten den hocherfreuten Kindern Ballons und den Erwachsenen T-Shirts. Während wir uns in der einsetzenden Kälte wärmten, aßen, was unsere Gastgeber erlegt und zubereitet hatten, uns unterhielten und gestikulierten, erinnerte uns dies eindringlich daran, dass wir doch eigentlich alle gleich sind.

DER GEBRAUCH DES QUIRLBOHRERS

Ein Quirlbohrer besteht aus zwei Stäben: der eine ist der lange, dünne Bohrstab, der andere dient als Herd und ist für gewöhnlich flacher und breiter. Der Bohrer wird senkrecht gehalten und sehr schnell zwischen den Handflächen gedreht. Das untere Ende sitzt dabei in einer leichten Vertiefung des Herdes. Meist wird eine kleine Kerbe in diese Vertiefung geritzt, damit sich der durch Reibung entstehende Holzstaub sammeln und zu glühen beginnen kann. Einst war der Quirlbohrer die häufigste auf Reibung basierende Anfeuertechnik und weltweit verbreitet. Doch heutzutage ist sie kaum noch in Gebrauch; es gibt ein paar Völker in abgelegenen Weltgegenden, die sich beim Feuermachen weiterhin auf diese Technik stützen, aber das ist selten geworden.

Die Verbreitung des Quirlbohrers ist im Großen und Ganzen auf die wärmeren, eher trockenen Weltregionen beschränkt. In kälterer, feuchter Umgebung ist das Verfahren unzuverlässig, da die dem Feuer abträglichen Witterungsbedingungen die empfindlichen hölzernen Teile bei der Lagerung oft nass werden lassen und außerdem die Hitzeerzeugung beim Anfachen erschweren. Davon abgesehen ist die entstehende Glut meist klein und hält widrigen Umwelteinflüssen nicht immer stand. Häufig erlischt sie, bevor man sie auf ein Zundernest übertragen und eine Flamme damit hervorrufen kann.

Entfernt man sich geographisch vom Äquator, taucht in historischen Quellen der Bogen als zusätzliches mechanisches Hilfsmittel auf – und auf ihm beruht ein dem Quirlbohrer eng verwandtes Werkzeug: der Fiedelbohrer. Die Anfeuermethoden nordamerikanischer Indianerstämme sind hierfür ein gutes Beispiel: Fast überall in Nordamerika wurde früher der Quirlbohrer verwendet. Bewegt man sich jedoch weiter nach Norden, nach Kanada, so benutzten viele dort ansässige Stämme vor der Einführung anderer Verfahren den Fiedelbohrer. Doch gibt es von dieser Regel ein paar überraschende Ausnahmen, denn der Quirlbohrer wurde einst sogar entlang der nördlichen Pazifikküste verwendet, sowohl von den Tlingit in Alaska in der Nähe der Stadt Sitka als auch von den Bilhula aus dem Stamm der Salish in British Columbia. Einige Feuerbohrer, die man im neunzehnten Jahrhundert in dieser Gegend zusammentrug, hatten absichtlich in den Flammen geschwärzte Herde. Diese Behandlung diente höchstwahrscheinlich dazu, Feuchtigkeit abzuweisen und die Brennbarkeit zu verbessern.

Ich vermute, dass man Quirlbohrer in diesen Regionen vornehmlich im Sommer einsetzte, denn die Bedingungen im Winter müssen dafür schlicht ungeeignet gewesen sein. Es ist jedoch nicht völlig unmöglich, mit Hilfe dieser Technik auch unter extremen Bedingungen Feuer zu machen; ich selbst habe das schon unzählige Male im nasskalten britischen Winter ohne größere Probleme geschafft. Zwei meiner Kollegen konnten sogar im hocharktischen Winter ein Glutnest auf dem Eis erzeugen. Dennoch hängt die Zuverlässigkeit des Quirlbohrers unmittelbar von den jeweiligen Umgebungsbedingungen ab. Soll-

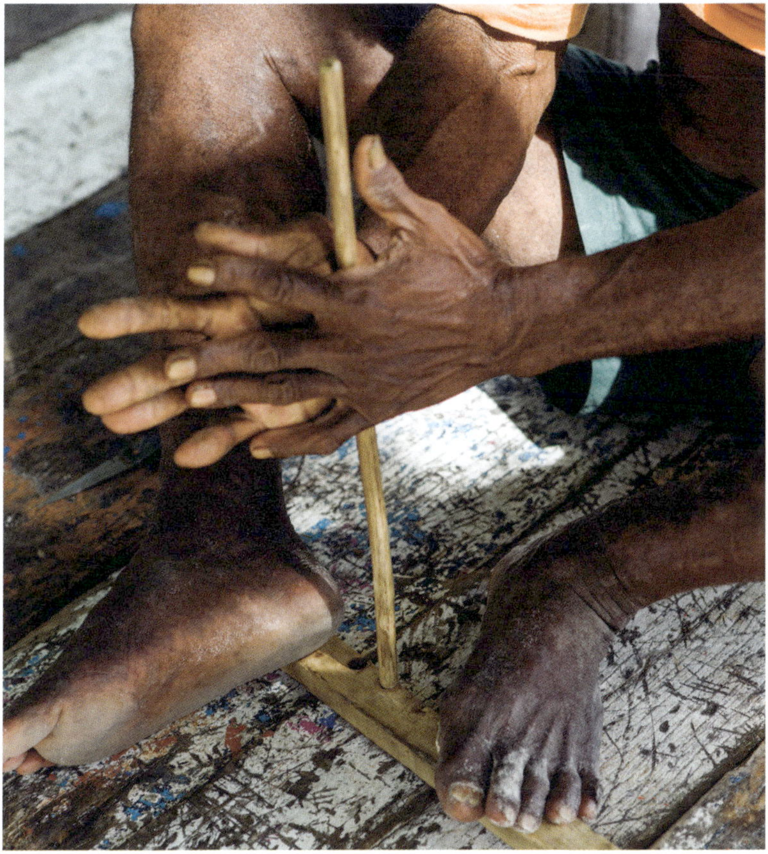

Quirlbohrer im Einsatz, West-Papua, Indonesien

ten Sie je schlecht vorbereitet an einem kalten, feuchten Ort in eine Survival-Situation geraten, ist es besser, eine andere Methode anzuwenden. Sparen Sie sich Ihre Kraft lieber für Verfahren auf, die mit hoher Wahrscheinlichkeit zum Erfolg führen – denn Sie dürfen nicht vergessen, dass Sie selbst in einer solchen Lage vermutlich nicht zu Höchstleistungen imstande sein werden.

Während indigene Völker weltweit den Quirlbohrer grundsätzlich auf sehr ähnliche Weise verwenden, gibt es große Unterschiede bei den einzelnen Bestandteilen. Die Menschen haben auf der ganzen Erde verschiedene Materialien mit jeweils unterschiedlichen Eigenschaften vorgefunden, und dies hat zu Abwandlungen ein und desselben Prinzips geführt. Die San in der südafrikanischen Kalahari sammeln ihre Bohrstäbe häufig als Totholz in trockenem, geradem Zustand im Busch und setzen sie umgehend ein. Andere Völker bevorzugen Bohrstäbe aus Lebendholz, das sie abschaben, bis es glatt genug ist, und während der Trocknung mit den Händen oder zwischen den Zähnen geradebiegen. Solche Hölzer brauchen mehr Zeit, um ganz durchzutrocknen – wobei sie dank der afrikanischen Sonne trotzdem oft noch am selben Tag einsetzbar sind. Das Endprodukt ist ein hervorragender Bohrstab, dessen Gebrauch eine Freude ist und der meist jahrelang hält.

Bei den Herdhölzern herrscht eine noch größere Vielfalt als bei den Bohrern. Meist wird hierzu ein einfaches, flaches Brett verwendet, doch manche Völker nehmen auch dünne Stöcke, die nicht breiter als die Bohrstäbe selbst sind. Eine ungewöhnliche Herdvariante wurde von den Ureinwohnern auf den Westindischen Inseln, auf Haiti, in der Dominikanischen Republik und in Nicaragua benutzt: Sie banden zwei kurze, etwa fingerdicke Stöcke fest zusammen, legten sie auf trockenen Zunder und bohrten dann einfach an der Stelle, an der die beiden Holzstücke aufeinandertrafen. Der Reibungsstaub sammelte sich entweder zu beiden Seiten des Bohrers oder fiel durch die winzige Lücke zwischen den Stöcken auf den untergelegten Zunder.

Die Kerben, die man in den Herd ritzt, damit sich der Reibungsstaub in ihnen sammeln kann, lassen sich ebenso abwandeln wie die anderen genannten Merkmale eines Quirlbohrers. Manche Einkerbungen sind tief und breit, andere dagegen sehr schmal, so dass sie zuweilen kaum mehr als eine flache Rille bilden. In Gabun in Westafrika kerbten die Menschen das Holz überhaupt nicht ein, sondern bohrten direkt in den Herd, so dass die Glut im Reibungsstaub entstand, der sich rund um den Bohrer ablagerte. Das klappt nur mit bestimmten Holzsorten, was die Verbreitung dieser kerbenlosen Technik einschränkt. Die in jener Gegend gefundenen Herde bestehen aus sehr leichtem Holz, ähnlich dem von den Polynesiern genutzten Hibiskus.

HERSTELLUNG EINES QUIRLBOHRERS

Die zwei Bestandteile eines Quirlbohrers sind gleich wichtig; ohne den einen könnte der andere kein Feuer hervorbringen. Der Bohrstab verlangt allerdings mehr Sorgfalt als der Herd. Solange der Herd aus trockenem, geeignetem Totholz in der passenden Größe besteht, wird er seinen Zweck erfüllen. Der Bohrer hingegen muss mit Bedacht ausgewählt werden. Die Mitglieder eines Stammes wenden für die Suche nach dem perfekten Bohrstab oft viel wertvolle Zeit auf – gehen dabei aber auch sehr pragmatisch vor. Wenn sie auf ihren Streifzügen einen geeigneten Stock entdecken, schneiden sie ihn ab und bewahren ihn auf. Wenn Sie das Feuermachen gerade erst erlernen, ist es ratsam, sich diese Gewohnheit anzueignen.

Sie sollten immer daran denken, dass sich manche Baumarten besser zum Feuermachen mit dem Quirlbohrer eignen als andere und dass die Schwierigkeitsgrade verschiedener Hölzer von einfach bis nahezu unmöglich reichen können. Sie sollten mit einem gutgeeigneten Holz beginnen, bevor Sie mit schwierigeren Sorten experimentieren. Am allerwichtigsten ist es jedoch, den Zustand des Holzes zu bedenken. Im Fall von Totholz sollte es zunächst einmal trocken sein und noch aufrecht stehen; zu empfehlen sind vor allem weichere Sorten, die schon leicht zu verrotten begonnen haben, aber noch nicht völlig morsch und brüchig sind. Sie können die Beschaffenheit des Holzes überprüfen, indem Sie es mit dem Daumennagel eindrücken. Es sollte weich genug sein, dass eine feine Kerbe zurückbleibt, aber nicht so weich, dass Ihr Daumennagel ganz darin versinkt. Wenn Sie das Holz überhaupt nicht eindrücken können, ist es erst seit kurzer Zeit abgestorben und noch zu hart. Ein paar der besten Hölzer für Bohrer sind ebenfalls eher weich, und der innere Kern besteht aus Mark.

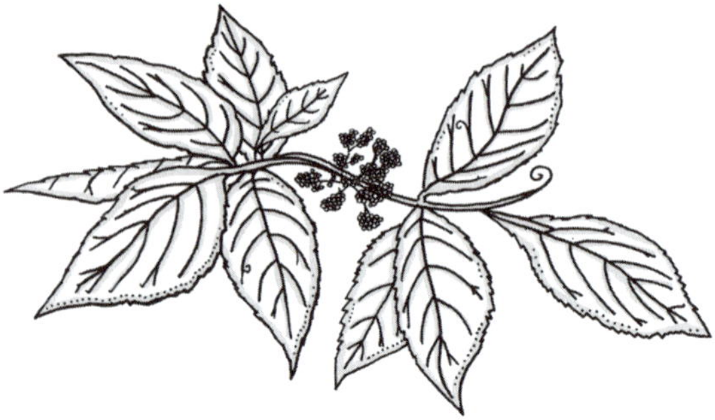

GEEIGNETES HOLZ FÜR DEN BOHRER

Amerikanische Platane, Balsamtanne, Bambus, Baobab, Beifuß, Efeu, Elefantenbaum, Erle, Espe, Flaschenbaum, Hibiskus, Holunder (Laub vgl. Abbildung oben), Kalifornische Pappel, Karde, Klette, Königskerze, Linde, Mankettibaum, Rauschopf, Rohrkolben, Rosskastanie, Sommerflieder, Spitzahorn, Sternbüsche (auch Grewien oder Sternblumen genannt), Weide, Weymouth-Kiefer, Yucca und Zitterpappel.

GEEIGNETES HOLZ FÜR DEN HERD

Amerikanische Platane, Balsamtanne, Baobab, Efeu, Elefantenbaum, Erle, Espe, Flaschenbaum, Hibiskus, Holunder, Klematis, Linde, Mankettibaum, Pappel, Rauschopf, Rosskastanie, Spitzahorn, Wacholder, Weide, Weymouth-Kiefer, Yucca und Zeder.

HERSTELLUNG DES BOHRSTABS

Ein guter, fertiger Bohrstab sollte etwa einen Zentimeter dick, 50 bis 70 Zentimeter lang und über die gesamte Länge vollkommen glatt und gerade sein. Ich werde Ihnen im Folgenden erklären, wie Sie einen »perfekten« und einen »gespleißten« Bohrstab herstellen. Die Wahl hängt vom verfügbaren Material und der Dringlichkeit des Feuermachens ab.

DER PERFEKTE BOHRSTAB

Um einen hochwertigen Bohrer herzustellen, der möglichst mehrere Jahre hält und völlig glatt, gerade und makellos ist, brauchen Sie einen lebenden Zweig von einem Holunderbusch oder aus einem vergleichbaren Holz, das in Ihren Breiten wächst. Anders als trockenes Totholz ist feuchtes Lebendholz sehr biegsam und kann leicht in eine gerade Form gebracht werden – und das ist äußerst wichtig. Ein krummer Bohrer ist schwer zu handhaben und verursacht Blasen.

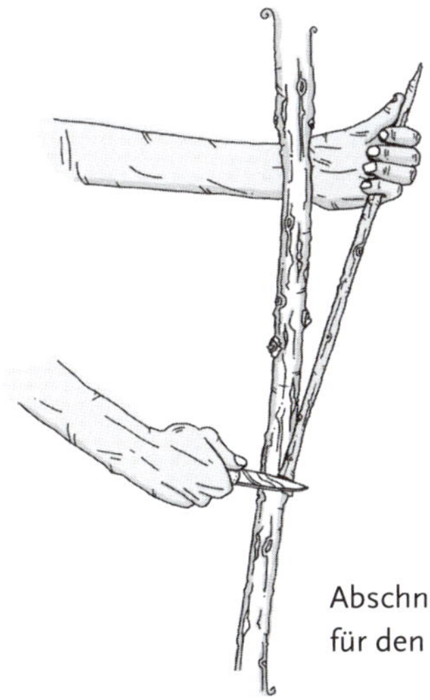

Abschneiden eines Zweigs für den Bohrstab

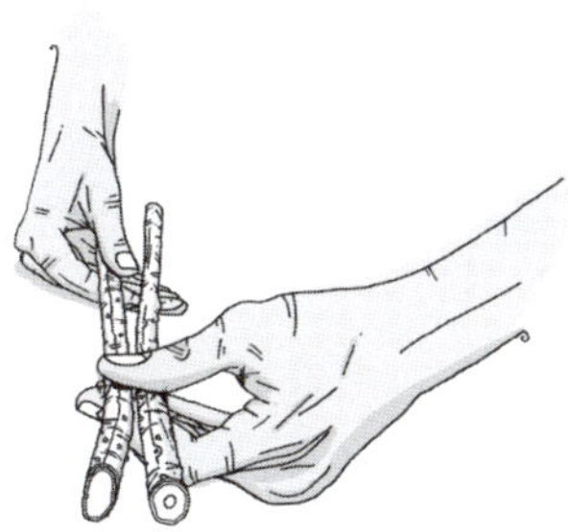

Auswahl eines Zweigs mit dicker Rinde

I Suchen Sie sich einen Zweig, der am Ansatz etwa 12 Millimeter dick und auf einer Länge von mindestens 60 Zentimetern möglichst gerade ist. Holunderzweige haben einen weichen, markhaltigen Kern, der wie bei vielen Büschen von holzigerem Material umgeben ist. Am besten eignen sich Zweige mit möglichst wenig Mark am Ansatz, denn mit dem dickeren Ende wird später gebohrt. In diesem Fall haben dann sowohl der Ansatz als auch der untere, stärkere Teil des Zweigs sehr wenig Mark, was eine ideale Voraussetzung darstellt. Zum Ende des Zweigs hin wird der Markanteil größer und die Rinde folglich dünner. Um den wertvollen, dickwandigen Ansatz zu erhalten, sollten Sie den Zweig so nah wie möglich am Hauptstamm kappen. Geben Sie acht und nehmen Sie sich ausreichend Zeit, damit er beim Abschneiden nicht splittert. Ich arbeite gern mit einer kleinen Säge, säge den Zweig erst von der einen Seite bis zur Hälfte an und durchtrenne ihn dann vollständig von der anderen. Sollten Sie bloß ein Messer bei sich tragen, machen Sie mehrere kleine Schnitte rund um den Zweigansatz und brechen den Zweig dann sauber ab. Kappen Sie alle weiteren kleinen Zweige, die von Ihrem Stab abgehen.

II Schaben Sie als Nächstes mit der Rückseite Ihres Messers mit ausreichend Druck am Zweig entlang, so dass sich die Rinde vollständig ablöst und nur der saubere Holzstab übrig bleibt. Die Oberfläche wird nun feucht sein, an der Luft aber schnell trocknen.

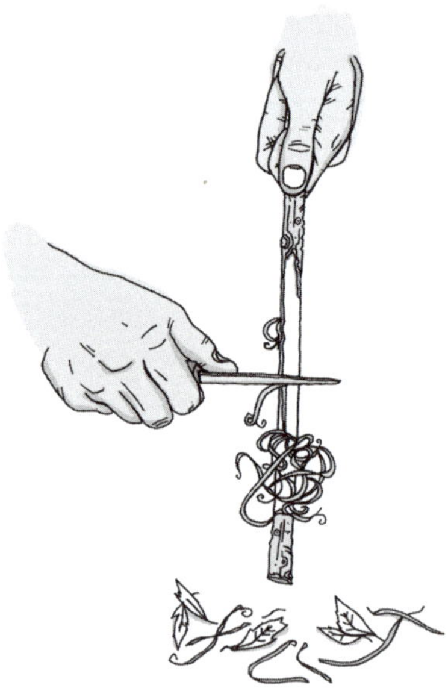
Entfernung der Rinde

III Arbeiten Sie sich mit einem scharfen Messer von einem Zweigende zum anderen vor, schneiden Sie sorgfältig noch die kleinste Unebenheit weg und scha-

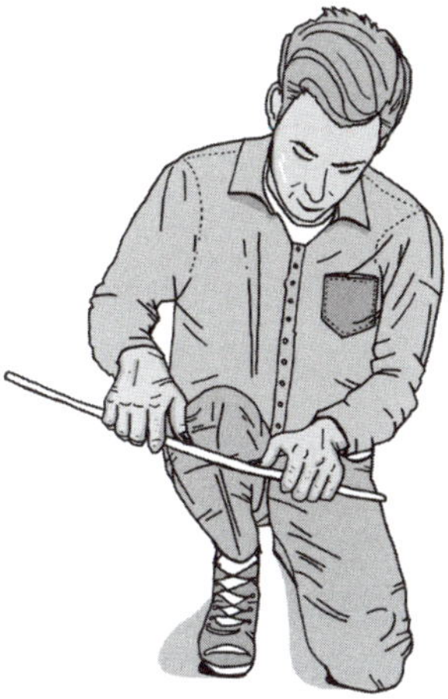

Geradebiegen des Bohrstabs
über dem Knie

ben Sie die Stellen anschließend sanft ab, damit alles schön glatt wird. Der letzte Arbeitsschritt mit dem Messer besteht darin, die Stockenden in Form zu bringen. Das dünnere Ende darf flach sein, das Bohrende sollte jedoch eine leicht gerundete Spitze haben.

IIII Jetzt können Sie damit beginnen, den Stab geradezubiegen. Mit ein wenig Glück und Geschick werden Sie ab und an einen finden, der bereits sehr gerade ist und kaum bis gar nicht mehr bearbeitet werden muss. Das ist allerdings selten. Um die Krümmung zu überprüfen und zu korrigieren, schauen Sie abwechselnd am Bohrstab entlang, als wäre er ein Gewehrlauf, und biegen Sie daraufhin die noch vorhandenen krummen Stellen gerade. Nehmen Sie sich Zeit. Haben Sie erst mal einen oder zwei Stöcke zerbrochen, werden Sie ein Gefühl dafür entwickeln, wie viel Druck Sie ausüben dürfen. Eingeborene nutzen für diesen Arbeitsschritt meist das Lagerfeuer, um das Holz schneller durchzutrocknen, da die Holzfasern auf diese Weise geschmeidiger werden und leichter geradezubiegen sind.

Wenn Sie den Vorgang oft genug wiederholt haben und mit dem Ergebnis zufrieden sind, legen Sie den Stab beiseite, um ihn sich später noch einmal anzusehen. Hat er erst einmal eine Weile gelegen, wird er trockener sein. Einige krumme Stellen sind vielleicht zurückgekehrt – biegen Sie sie in diesem Fall erneut gerade. Diesmal werden Sie einen Unterschied spüren, und der Stab sollte jetzt in Form bleiben. Ich habe entsprechende Hölzer durchaus schon an einem heißen Morgen im Hochsommer geschnitten und noch am selben Abend zum Feuermachen verwendet, aber in der Regel lagert man sie für ein paar Wochen warm und trocken, bevor man sie benutzt. Nehmen Sie Ihre Hölzer immer mal wieder zur Hand und biegen Sie sie gerade, dann werden Sie schon bald den perfekten Bohrstab haben.

DER GESPLEIßTE BOHRSTAB

Manchmal muss rasch ein Feuer her, und in solchen Fällen sollten Sie Ausschau nach einem trockenen Stück Totholz in der passenden Größe halten. Die beste und einfachste Lösung ist oft, sich ein kürzeres Stück eines geeigneten Holzes abzuschneiden und dann irgendein anderes Holz daran zu befestigen, um den Stab zu verlängern und später gut damit bohren zu können. Die Navajo in New Mexico nutzten hierzu manchmal einen alten Pfeilschaft. Sie können das »Bohrstück« auf verschiedene Weise an einem anderen Stock anbringen, doch die nachfolgend beschriebene Methode funktioniert fast immer.

I Suchen Sie sich ein Holzstück, das zum Feuermachen geeignet und auf einer Länge von mindestens neun Zentimetern gerade ist. Schnitzen Sie eines seiner Enden spitz zu, so dass es sich über mindestens sieben Zentimeter verjüngt. Der Querschnitt sollte ein perfektes Rechteck bilden und vier saubere Seiten haben. Legen Sie dieses Bohrstück zur Seite.

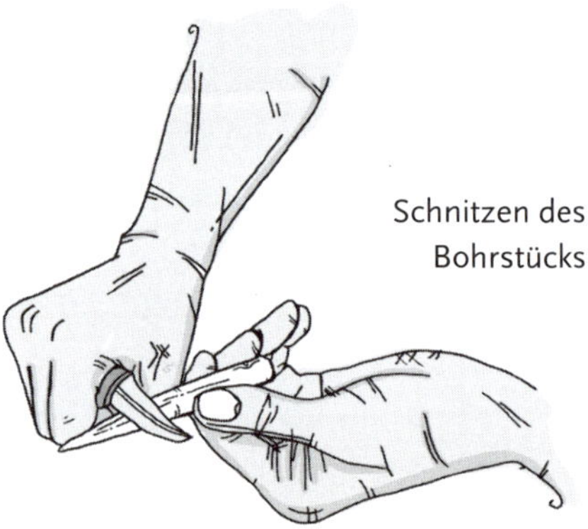

Schnitzen des Bohrstücks

II Suchen Sie sich einen beliebigen Stock. Die einzigen relevanten Eigenschaften: Er sollte gerade und für einen Bohrstab lang genug sein sowie den passenden Durchmesser haben.

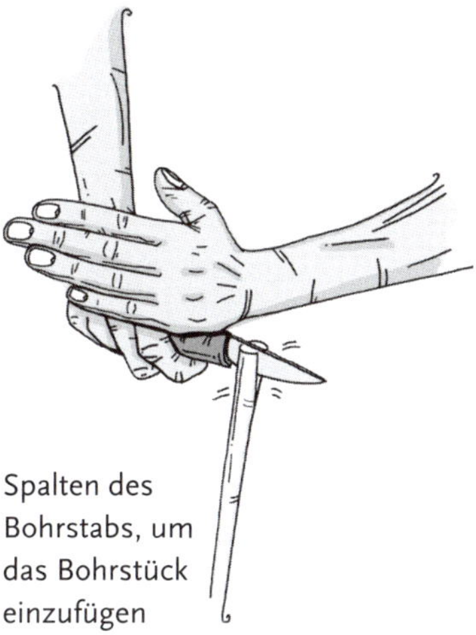

Spalten des Bohrstabs, um das Bohrstück einzufügen

III Diesen Stock müssen Sie nun so bearbeiten, dass das Bohrstück eingefügt werden kann. Spalten Sie das breitere Ende in der Mitte mit dem Messer, allerdings nicht tiefer als zehn Zentimeter. Wiederholen Sie den Vorgang vorsichtig um 90 Grad versetzt, so dass der Stab geviertelt wird.

IIII Ist das geschafft, haben Sie gewissermaßen eine Fassung, in die Sie das angespitzte Bohrstück einpassen können.

𝍸 Haben Sie das Bohrstück eingesetzt, achten Sie darauf, dass es sich gut und natürlich einfügt und die Seitenflächen fest im gespaltenen Stabende sitzen.

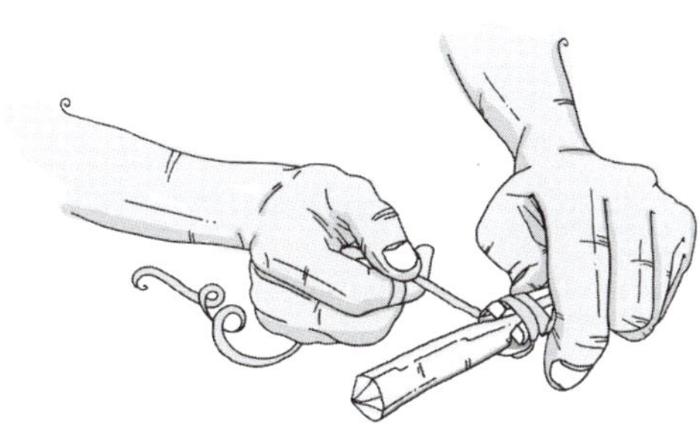

Zusammenbinden von Stab und Bohrstück

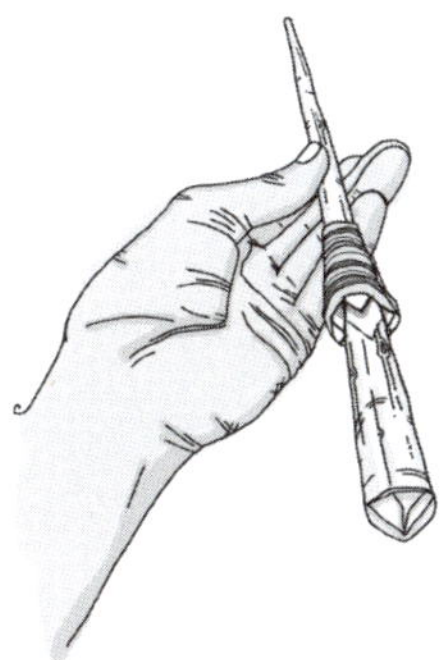

Fertiger Bohrer

𝍸 I Nun müssen Sie die beiden Teile nur noch fest zusammenbinden. Benutzen Sie hierfür einen langen, flachen Streifen Weidenrinde von etwa sechs Millimeter Breite (oder ein ähnliches Hilfsmittel).

卌 II Haben Sie alles gut verschnürt, klopfen Sie mit dem Bohrstück abschließend ein paarmal auf eine harte Unterlage, um es noch etwas tiefer in die Fassung zu treiben.

HERSTELLUNG DES HERDES

Es ist erstaunlich, was man alles als Herd verwenden kann. Oft genügt ein auf den ersten Blick völlig ungeeignet wirkender Stock; er muss bloß trocken genug sein und mit Geschick bearbeitet werden. Solange Sie aber noch üben, sollten Sie ein Holz auswählen, aus dem Sie ein flaches, breites Brett schnitzen können. Der Herd sollte die gleiche Stärke haben wie der Bohrstab (ein Zentimeter), mindestens drei Zentimeter breit und 20 Zentimeter lang sein. Sie müssen den Herd beim Feuerbohren sicher fixieren können. Meist hält man ihn dazu mit dem Fuß am Boden. Durch das kraftvolle Bohren könnte der Herd leicht zu wackeln beginnen, was den Reibungsstaub zerstreuen würde. Hobeln Sie den Herd deshalb vollkommen glatt, damit er flach und unbeweglich aufliegt und der Staub sich gut sammeln kann.

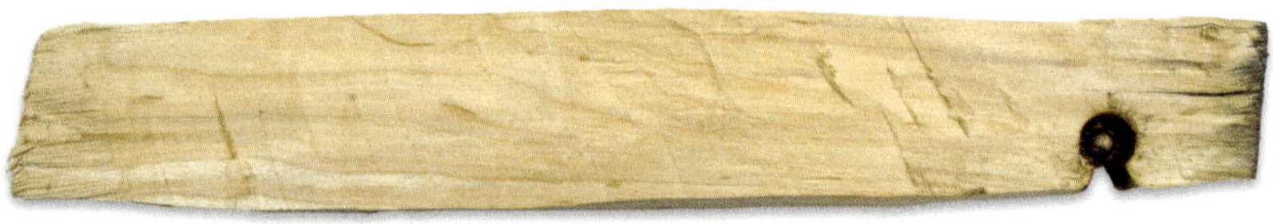

Herd aus Weidenholz

WIE MAN EIN FEUER ENTFACHT

Es ist sehr leicht, mit dem Quirlbohrer ein Feuer zu entfachen; nur auf die Übung kommt es an. Die Sache ist nicht so unmöglich, wie Ihnen manch einer vielleicht weismachen will, aber man braucht eine gewisse Kondition und die richtige Technik. Lassen Sie sich nicht entmutigen, falls der Erfolg zunächst ausbleibt. Sie müssen nur Geduld aufbringen und Schritt für Schritt vorgehen.

Es gibt diverse Möglichkeiten, die Bestandteile eines Quirlbohrers für den Gebrauch herzurichten, aber die folgende ist für den Anfang am verlässlichsten.

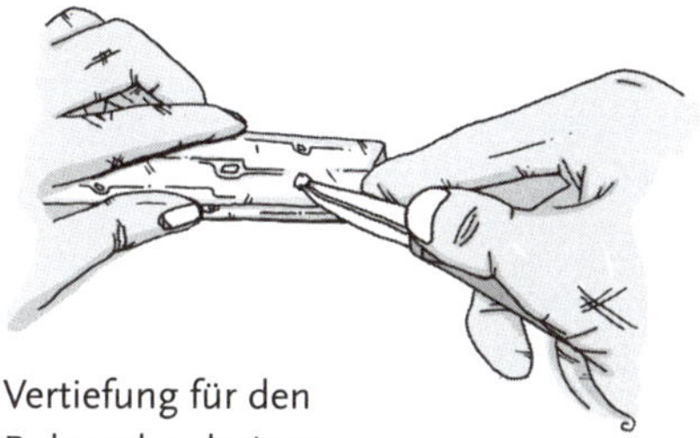

Vertiefung für den Bohrstab schnitzen

I Bohren Sie mit der Spitze Ihres Messers auf einer Seite des Herdbretts mittig eine kleine Vertiefung, nur wenig größer als der Durchmesser der Bohrspitze. Diese Vertiefung soll dem Bohrstab als Sitz dienen und verhindern, dass er beim Bohren vom Herd rutscht.

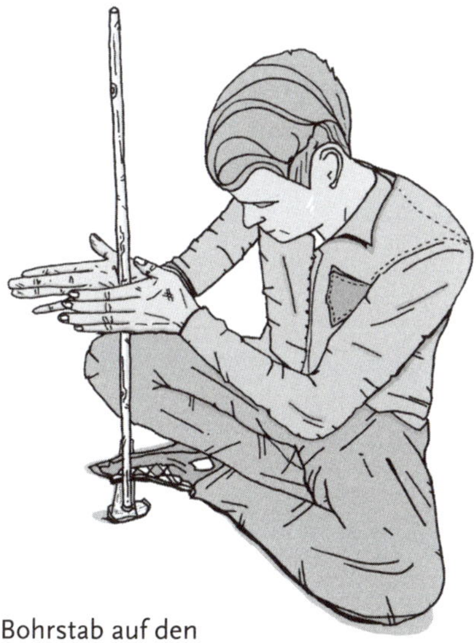

Bohrstab auf den Herd aufsetzen

II Finden Sie eine bequeme Sitzhaltung, in der Sie mit dem Bohrer Druck nach unten auf den Herd ausüben können. Setzen Sie die Bohrspitze in die Vertiefung.

III Jetzt kommt der Schlüssel zum Erfolg: Befeuchten Sie Ihre Hände! Dazu können Sie entweder Speichel oder Wasser verwenden. Reiben Sie die Hände kurz aneinander, bis Sie merken, wie sie »griffig« werden.

IIII Setzen Sie oben am Bohrstab an und drehen Sie ihn zwischen den Handflächen, während Sie zugleich Druck nach unten ausüben. Lassen Sie den Bohrstab nicht über Ihre Finger, sondern nur über die Handflächen gleiten. Dabei werden Ihre Hände unweigerlich am Bohrstab hinunterwandern. Drehen Sie so lange weiter, bis Sie unten angekommen sind, dann halten Sie den Bohrer mit einer Hand in der Vertiefung, während Sie die andere schnell zurück nach oben bewegen. Üben Sie dort mit dem Daumen weiterhin Druck auf das obere Ende des Bohrers aus und greifen Sie nun auch mit der anderen Hand um. Dieser Vorgang wird mehrmals zügig wiederholt.

~~IIII~~ Nach zwei oder drei Durchgängen sollte am Reibungspunkt ein Rauchfaden aufsteigen. Lassen Sie Ihre Hände noch ein paarmal von oben nach unten wandern und legen Sie dann eine Pause ein. Verausgaben Sie sich nicht zu sehr; vorerst verschaffen Sie dem Bohrstab nur den richtigen Sitz.

~~IIII~~ I Schneiden Sie nun von einer Seite des Bretts einen Achtelkreis weg, bis in die Mitte des von Ihnen versengten Bohrpunkts. Stellen Sie sich vor, dass Sie ein perfektes Achtel aus einem Kuchen herausschneiden; die Spitze des Kuchenstücks sollte genau im Zentrum der angesengten Vertiefung liegen.

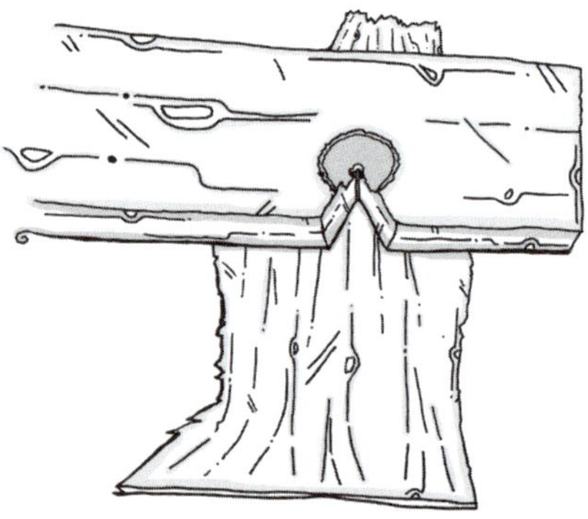

Eingekerbter Herd mit untergelegtem Holzspan

~~IIII~~ II Jetzt sind Sie so weit und können ein Feuer entfachen. Legen Sie einen breiten, dünnen Holzspan oder ein trockenes Blatt unter die Kerbe und klemmen Sie den Herd wieder am Boden fest. Der Reibungsstaub wird sich von nun an auf dem Span statt auf der Erde sammeln.

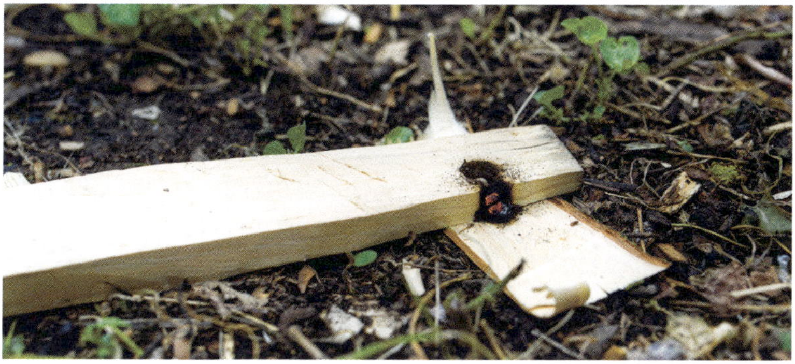

Dadurch ist die entstehende Glut einigermaßen vor Feuchtigkeit geschützt, und auf dem Span können Sie sie später, wenn es so weit ist, zu Ihrem bereitgelegten Zunderbündel befördern.

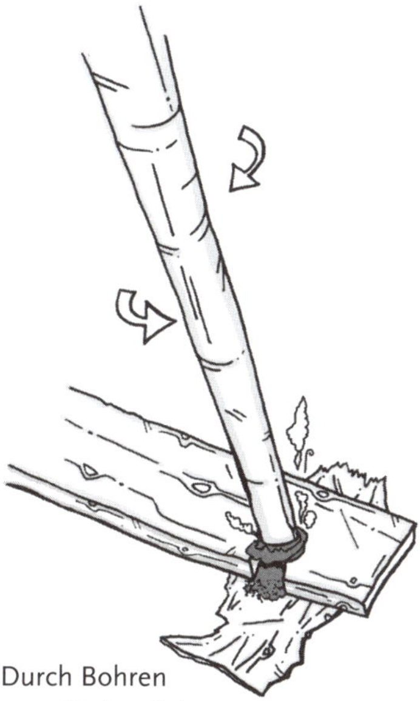

Durch Bohren
zum Glühen bringen

卌 III Sobald Sie alles vorbereitet haben, spucken Sie erneut in die Hände und beginnen wieder mit dem Bohren. Gehen Sie dabei entspannt, aber zielstrebig vor. Während sich die Rauchbildung verstärkt, erhöhen Sie schrittweise Geschwindigkeit und Druck.

Nach drei oder vier Durchgängen sollte das Bohrende von einem dichten Rauchwirbel umhüllt sein. Ist dies der Fall, so können Sie beobachten, wie sich die Kerbe mit Reibungsstaub füllt und der Überschuss auf dem Holzspan landet. Sobald Sie unter diesem kleinen Staubhäufchen ebenfalls Rauch hervorkommen sehen, hören Sie mit dem Bohren auf.

ENTZÜNDUNG DES ZUNDERS

Sobald Sie Glut erzeugt haben, können Sie eine Flamme entfachen.

I Schieben Sie das Herdbrett vorsichtig vom Holzspan, auf dem der rauchende Staubhaufen mit Ihrer kostbaren Glut liegt. Bei diesem Vorgang ist höchste Vorsicht geboten. Möglicherweise müssen Sie den Staub mit einem kleinen Zweig an Ort und Stelle halten, während Sie den Herd beiseiteschieben.

II Platzieren Sie die Glut mittig auf Ihrem Zunderbündel – am besten dort, wo es am trockensten und feinsten ist –, und wickeln Sie den Zunder behutsam darum.

III Vorsichtiges Anpusten sollte genügen, um die Glut weiter zu erhitzen und den Zunder in Flammen aufgehen zu lassen.

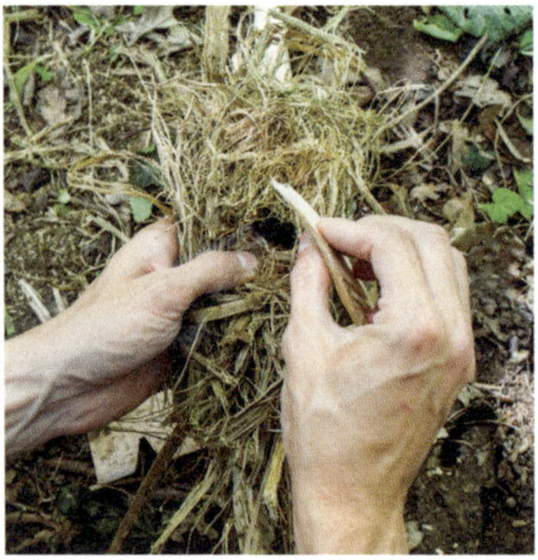

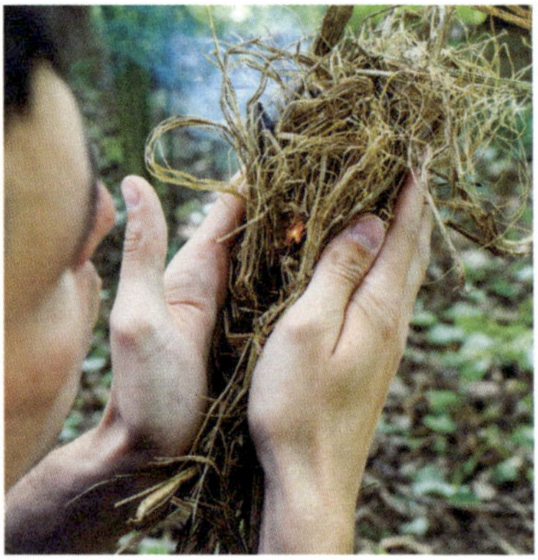

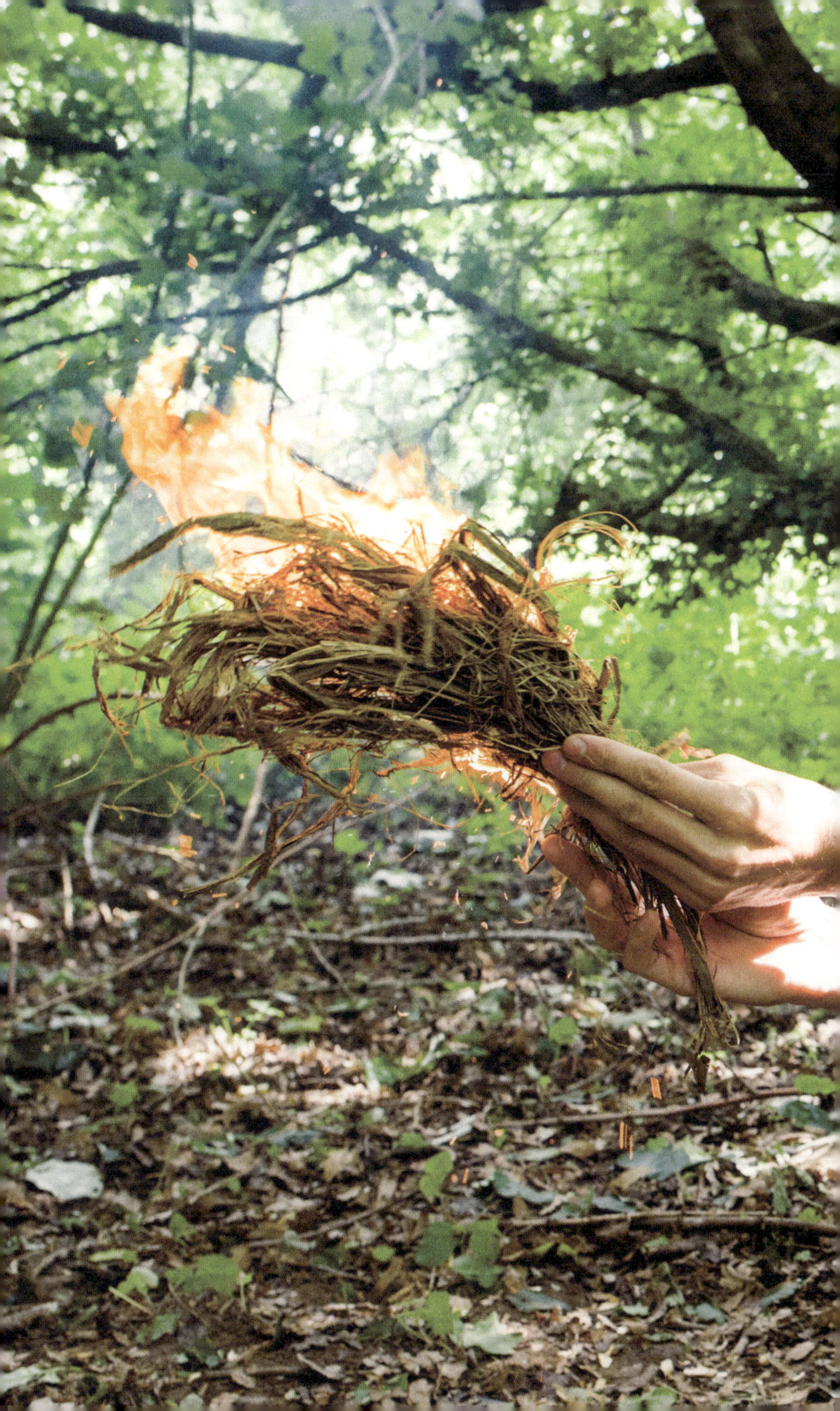

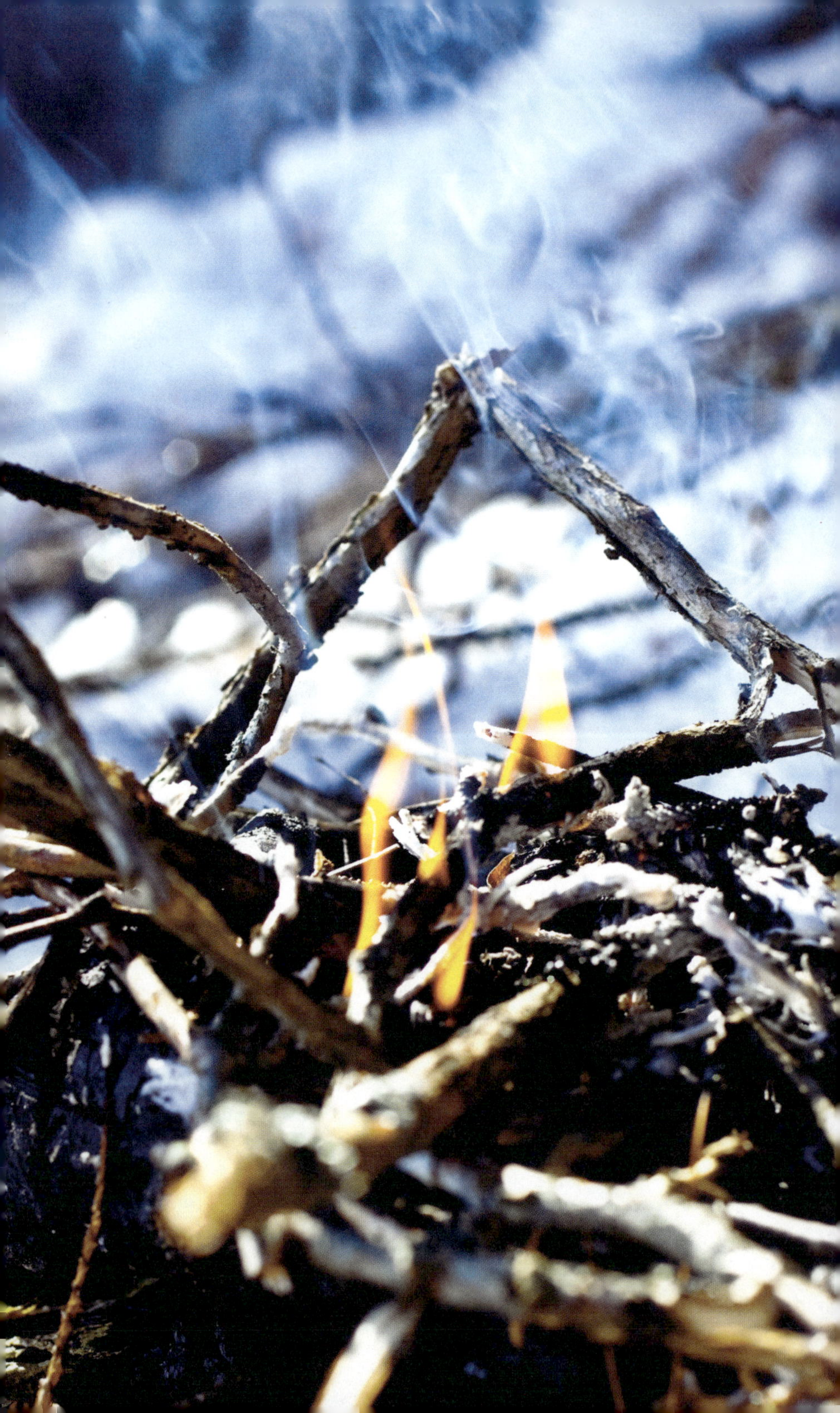

KAPITEL 3

FIEDELBOHRER

IN DEN VERGANGENEN ZEHN JAHREN HABE ICH Hunderten von Menschen jeden Alters, von sieben bis Ende siebzig, das Feuermachen durch Reibungshitze beigebracht, vor allem die Fiedelbohrermethode. Die persönliche Vorgeschichte ist dabei vollkommen unerheblich: Alle, die noch nie selbst ein Feuer gemacht haben, sind auf dem gleichen Stand. Alle haben mit ähnlichen Schwierigkeiten, Rückschlägen und Herausforderungen zu kämpfen, und niemand genießt einen unlauteren Vorteil bei der verzwickten Aufgabe, ein Feuer zu entfachen und in der Wildnis zu überleben.

Einmal brachte ich Jake, einem ehemaligen Berufssoldaten, der fünf Jahre zuvor bei einem Einsatz in Afghanistan in einen Hinterhalt gelockt und schwer verwundet worden war, den Gebrauch des Fiedelbohrers bei. Jake hatte im Vorjahr an unserem Grundlagenseminar teilgenommen, der Fiedelbohrer war ihm also schon ein Begriff. Und jetzt hatte er einen Kurs für Fortgeschrittene belegt.

Ganz zu Beginn fasste ich die Grundlagen des Fiedelbohrers noch einmal zusammen, dann gab ich der gesamten Gruppe die Aufgabe, gemeinsam ein Fiedelbohrer-Set herzustellen, um damit ein Feuer zu entfachen. Jakes Optimismus, sein unbeschwertes Lächeln und sein großartiger Sinn für Humor waren mir gleich sympathisch. Er war besonders leidenschaftlich bei der Sache, weil er, wie ich später herausfand, beim Feuermachen bisher nicht sonderlich viel Erfolg gehabt hatte.

»Dan, wenn ich in dieser Woche nichts anderes lerne, als durch Reibungshitze Feuer zu machen, bin ich schon zufrieden«, hatte er grinsend verkündet, während er sein Material zurechtlegte. Jake war dermaßen begeistert, dass er sowohl bei der Gruppenaufgabe mithalf als auch für sich selbst einen Fiedelbohrer herstellte. Sobald er fertig war, kniete er sich hin und bewegte den Bohrer sehr energisch, doch der Bohrstab sprang immer wieder vom Herd. Ein ums andere Mal setzte er ihn geduldig in den Bogen ein und begann von neuem. Schließlich schnellte der Bohrstab mit noch mehr Schwung davon und landete in einem nahen Brombeerstrauch. Jake stand auf und pfefferte den Bogen fluchend hinterher. Seine Hand zitterte vor Anstrengung und Ärger.

»Mit meinem Arm schaffe ich das nicht«, schimpfte er und nahm einen tiefen Zug aus seiner selbstgedrehten Zigarette. Die Kippe warf er ins Lagerfeuer und ging dann Bogen und Bohrer aus dem Gestrüpp klauben. Als er zurückkam, hatte er schon wieder dieses vertraute Funkeln in den Augen.

»Okay, diesmal packe ich es.« Er lachte in sich hinein, kniete sich hin und fing erneut an zu bohren.

Ich erkannte sofort, dass er mehr Druck auf den Bohrstab ausüben musste, um die Reibung zu verstärken. Diesen Dreh müssen die meisten Leute, die diese Technik erlernen, erst herauskriegen. Wie alle anderen stand Jake kurz vorm Durchbruch, aber seine Verletzung schränkte ihn merklich ein.

»Jake, du musst mehr Druck nach unten ausüben. Wenn du einverstanden bist, würde ich gern etwas ausprobieren«, sagte ich. Mir war eingefallen, dass man dieses Problem mit einer einfachen Methode umgehen kann, die sich zum Beispiel auch einsetzen lässt, wenn sich jemand draußen in der Natur den Arm verletzt hat. Ich bat Jake, einen acht Zentimeter dicken Schössling zu suchen und in einer Länge von mindestens zwei Metern abzuschneiden. Als er mir den Stecken brachte, ritzte ich auf einer Seite eine flache Kerbe ins Holz, in die man das obere Ende des Bohrers einsetzen konnte. So stellten wir ein riesiges Handstück her, das dem Bohrende nicht nur ein wenig zusätzliches Gewicht verlieh, sondern auch für mehr Stabilität sorgte. Denn statt ein kleines Holzstück wacklig in der Hand zu halten, konnte Jake nun seinen gesamten linken Unterarm auf den Ast stützen.

Dank der neuen Vorrichtung gelang es ihm schon nach kurzer Zeit, eine Glut zu erzeugen. Bald darauf loderte ein Feuer zu unseren Füßen, und Jake stand breit grinsend daneben und rauchte zur Feier des Erfolgs eine seiner Selbstgedrehten. Dieses Glücksgefühl kannte ich gut; manchmal kommen uns die bescheidensten Erfolge wie die größten Errungenschaften vor.

DER GEBRAUCH DES FIEDELBOHRERS

Der Begriff »Fiedelbohrer« ist vielleicht etwas missverständlich; »Bohrer mit Schnur« würde die Technik wohl besser umschreiben. Allerdings hat sich das Wort Fiedelbohrer inzwischen weitgehend durchgesetzt. Die Schnur, die für die schnelle Drehung des Bohrers sorgt, war nicht immer an einem Bogen befestigt; tatsächlich besteht eine viel häufigere Variante des Fiedelbohrers aus einem Stück Schnur, das an beiden Enden mit Knebeln oder Griffen versehen ist. Das Fiedelbohren ist mit dem simpleren Quirlbohren eng verwandt; die Ergänzung um eine Schnur, die die Reibung mechanisch verstärkt, ist vor allem für die sehr kalten, nördlichen Gegenden unserer Erde belegt, also an Orten, wo sich ein Feuer oft nur mit Mühe entfachen lässt und wo diese Fähigkeit früher nicht selten über Leben und Tod entschied.

Zwar nutzt keine Stammeskultur heute mehr diese Methode, doch wissen wir sicher, dass sie sich nicht allein auf kältere Regionen beschränkte. In der Vergangenheit war sie im Gegenteil weitverbreitet und konnte für das alte Ägypten, Mesopotamien, Sri Lanka, den Bundesstaat Perak auf der Malaiischen Halbinsel und bei den Ureinwohnern der Mentawai-Inseln vor der Westküste Sumatras nachgewiesen werden. In nördlichen Breiten waren beispielsweise die Inuit stark auf diese Technik angewiesen, und auch für einen Einsatz weiter südlich bei den Sioux und anderen nordamerikanischen Indianerstämmen gibt es Belege. Ich vermute, dass sie sogar eine noch größere Verbreitung hatte, als wir heute nachweisen können, und dass besonders die Menschen in borealen Waldgegenden mit schwülwarmen Sommern und eisigen Wintern zwischen Fiedelbohrer und Quirlbohrer abwechselten, je nach Jahreszeit und Wetterbedingungen. Was den arktischen und subarktischen Norden betrifft, so ist der Gebrauch des Fiedelbohrers für das östliche russische Festland und die verstreuten Inseln des Beringmeers (etwa die Inselkette der Aleuten) nachgewiesen, ebenso wie in großen Teilen Alaskas und Nordkanadas und noch weiter östlich bis nach Grönland.

Heute gilt der Fiedelbohrer als die am vielseitigsten einsetzbare Methode zum Feuermachen durch Reibung. Sie funktioniert mit fast jeder Holzart, da die Schnur einen mechanischen Vorteil bietet. Bei Bedarf kann man sehr schnell, kontrolliert und ausdauernd bohren, was bei anderen Methoden oft schwierig ist. Außerdem kann man sich in einer lebensbedrohlichen Situation, wenn Erschöpfung, Dehydrierung und Verletzungen drohen, zu zweit oder sogar als kleine Gruppe zusammentun und die Anstrengung auf mehrere Schultern verteilen – auch das ist bei vielen anderen Verfahren nicht immer möglich. Sogar Personen, die nicht mit der Technik vertraut sind, können mithelfen.

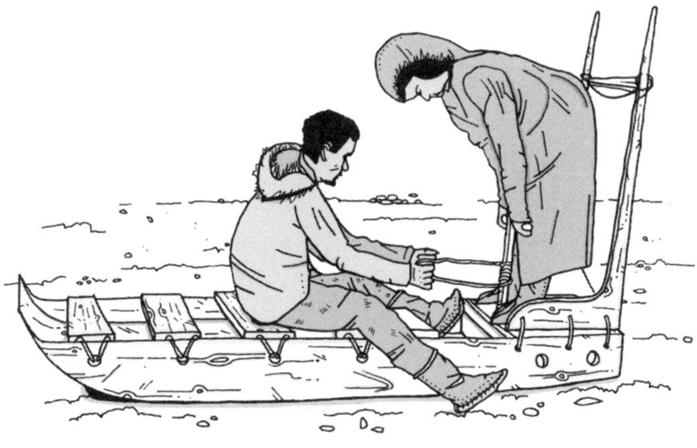

Inuit beim Gebrauch eines Fiedelbohrers

Und schließlich sind Sie durch den Einsatz einer Schnur problemlos in der Lage, einen dickeren Bohrstab rotieren zu lassen. So entsteht ein größeres Glutnest, das ungünstigen Witterungsbedingungen besser standhält und auch bei minderwertigem Zunder eingesetzt werden kann. Aus all diesen Gründen bietet die Methode in einer Krisen- oder Survival-Situation die größten Chancen, ein Feuer zu entfachen, ganz gleich, wo auf der Erde wir uns befinden, solange nur ein wenig Holz zur Hand ist. Falls Sie bloß eine einzige Methode erlernen möchten, wählen Sie auf jeden Fall diese.

HERSTELLUNG EINES BOHRSETS MIT SCHNUR

Im Wesentlichen ist die Methode mit Bohrer und Schnur eine leichte Abwandlung des Quirlbohrers, nur eben mit zusätzlicher Schnur und Handstück. Ein solches Bohrset besteht aus vier Teilen: Bohrstab, Herd, Handstück und Schnur – entweder mit Knebeln an beiden Enden

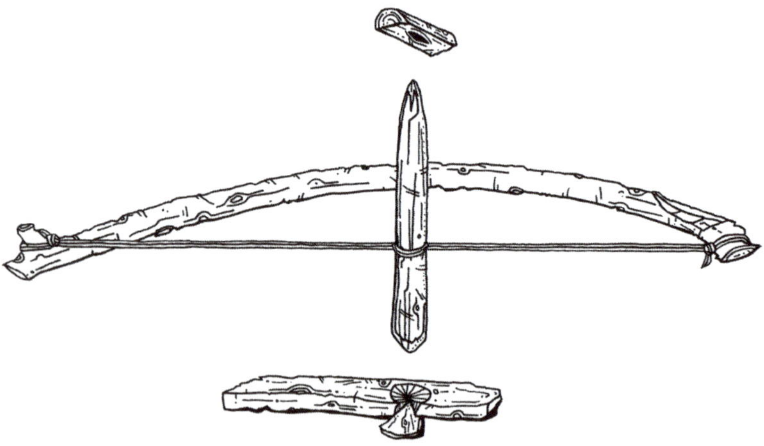

VON OBEN NACH UNTEN Handstück, Bohrstab, Bogen, Herd

oder fest in einen Bogen eingespannt. Die einzigen Bestandteile, denen man bei der Materialauswahl größere Beachtung schenken muss, sind der Bohrstab und der Herd, denn das Zusammenspiel dieser beiden Komponenten bringt das Feuer hervor.

GEEIGNETES HOLZ

Es funktioniert mit fast allen Holzarten, aber suchen Sie zunächst nach den folgenden, bevor Sie auf andere zurückgreifen: Afrikanische Sternkastanie, Amerikanische Platane, Baobab, Efeu, Erle, Esche, Espe, Flaschenbaum, Haselnuss, Hibiskus, Holunder, Linde, Mankettibaum, Pappel, Rauschopf, Rosskastanie, Weide oder Zeder.

Wenn Sie keine dieser Hölzer finden können oder mit den heimischen Arten nicht vertraut sind, suchen Sie wie üblich nach trockenem, noch aufrecht stehendem Totholz, ritzen Sie die Oberfläche ein wenig ein und nehmen Sie, so die Faustregel, lieber ein weicheres, leichter zu bearbeitendes Holz als ein härteres. Auch Arten mit markhaltigem Kern eignen sich erfahrungsgemäß gut, aber denken Sie daran, dass das von Ihnen gewählte Holz später den hohen Belastungen beim Bohren standhalten muss.

Wie bei anderen Techniken, so bestehen auch hier je nach Region leichte Unterschiede bei der Größe der verschiedenen Bestandteile, abhängig von der jeweiligen Umgebung und den verfügbaren Werkzeugen und Materialien. Alles in allem ergeben sich als Anleitung für das vielseitigste, allseits anwendbare Bohrset die nachfolgenden Größenempfehlungen.

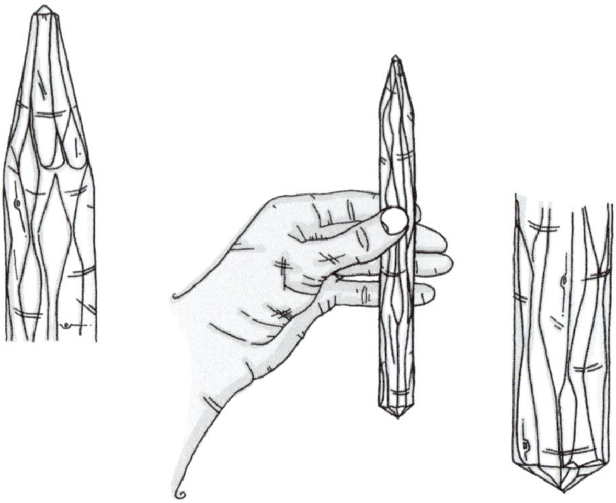

DER BOHRSTAB

Der Bohrstab für den hier beschriebenen Fiedelbohrer ist kürzer und dicker als der für den Quirlbohrer; die ideale Länge beträgt etwa 25 Zentimeter und die Breite exakt 2,5 Zentimeter. Da der Druck nach unten mit Hilfe eines hölzernen Handstücks ausgeübt wird, muss das obere Ende des Bohrers so geformt sein, dass an diesem Punkt möglichst wenig Reibung entsteht. Schnitzen Sie das obere Ende kegelförmig zu, als würden Sie einen Bleistift anspitzen. Dabei sollte die Spitze jedoch leicht stumpf sein, damit sie länger hält.

Das untere Ende des Bohrers verrichtet den Hauptteil der Arbeit und liegt auf dem Herd auf, deshalb sollte es so geformt sein, dass die Reibung hier maximiert wird. Schnitzen Sie diese Seite zu einer eher flachen Spitze; eine leichte Zuspitzung ist notwendig, damit der Bohrer sich in den Herd fressen kann und Ihnen während des Gebrauchs nicht wegrutscht. Der Bohrstab sollte in jedem Fall vollkommen gerade sein. Nehmen Sie sich also genug Zeit, um von Ihrem Zweig den geradesten Abschnitt auszuwählen. Dann müssen Sie, statt mit Mühe aus einem krummen Holzstück einen geraden Bohrer herauszuschälen, nur noch ein paar Holzschichten abschaben, um die Oberfläche zu glätten. Außer an den beiden Enden sollten die Seiten des fertigen Bohrers vollkommen parallel sein.

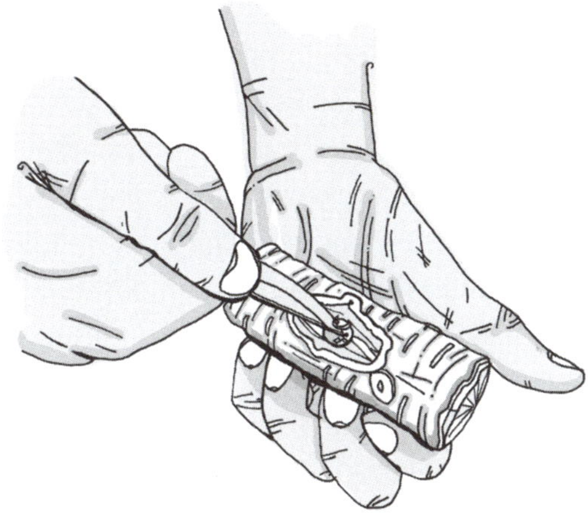

DAS HANDSTÜCK

Sie müssen auf das obere Ende des Bohrers starken Druck ausüben können. Deshalb brauchen Sie ein Holzstück, das man in einer Hand halten und auf den Bohrerkopf aufsetzen kann. Die Reibung soll an dieser Stelle minimiert und die Drehbewegung des Bohrers am Handstück verlangsamt werden. Das obere Ende des Bohrers haben Sie be-

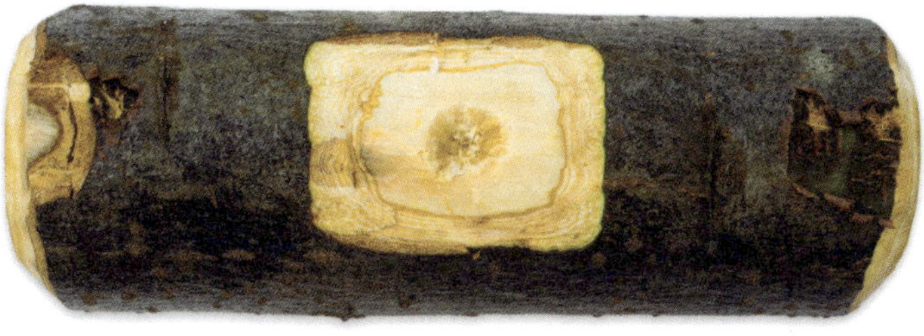

Frisch geschnitztes, noch unbenutztes Handstück

reits zurechtgeschnitzt, aber Sie können die Wirkung noch weiter verbessern, indem Sie für das Handstück ein hartes, noch lebendes Holz wählen. Der höhere Feuchtigkeitsgehalt verhindert mögliches Schwellen, und Hartholz ist außerdem beständiger. Es ist keineswegs zwingend notwendig, ein Holzstück mit genau diesen Eigenschaften zu benutzen, erleichtert Ihnen aber die Arbeit.

Dafür gibt es kaum ein besseres Beispiel als die kunstvoll verzierten Handstücke der Inuit. Diese sind ausgesprochen schön und wurden aus Holz, Elfenbein, den Rückenwirbeln großer Fische oder dem Sprungbein, also einem Fußknochen, von Rentieren hergestellt. Bei manchen wurde auf der Oberseite sogar ein kleiner Klotz herausgearbeitet, der als Mundstück diente; er konnte zwischen die Zähne geklemmt werden, wodurch beide Hände frei blieben; der Herd ruhte im Schoß. Oft wurde ein kleines Stück Speckstein, Obsidian oder Marmor als Fassung zurechtgeschliffen und poliert, das man in das Handstück einsetzte. Es hatte die gleiche Funktion wie die Edelsteine in feinen mechanischen Uhrwerken: Es verringerte die Abnutzung und verlängerte die Lebensspanne des Fiedelbohrers. Natürlich ist es in einer Notfallsituation nicht nötig, derartige Mühen auf sich zu nehmen; Sie brauchen einfach nur ein geeignetes Holzstück, das ein wenig länger ist als Ihre Hand breit. Von diesem müssen Sie alle Zweige und rauen Stellen entfernen, damit Sie es bequemer greifen können, und eine Vertiefung von etwa einem Zentimeter in die Unterseite schnitzen. Diese sollte so groß sein, dass der Bohrerkopf hineinpasst, damit er Ihnen beim Bohren nicht wegrutscht.

DER HERD

Die Herdbretter verschiedener Völker unterscheiden sich in ihrer Gestaltung. Eine der interessantesten Varianten ist ein »abgestufter« Herd der Inuit, bei dem auf einer Seite eine begrenzende Stufe geschnitzt wurde, damit die Glut nicht in den Schnee fiel. Bei anderen verzichtete man auf die sonst übliche seitliche Einkerbung und nahm die Bohrung stattdessen in einer tiefen Längsrille in der Mitte des Herdes vor, so dass sich die Glut in dieser Rille bilden konnte. Wieder andere Herde wiesen eine Reihe sich überlappender angesengter Löcher auf, da die Glut sich bei diesen Modellen im jeweils zuvor gebohrten Loch sammelte. All diese ausgefeilten Methoden verdanken sich der Anpassung der viel einfacheren Herde wärmerer Breiten an extreme Umweltbedingungen, und sollten Sie je gezwungen sein, in einer solchen Gegend Feuer durch Reibungshitze zu entfachen, sollten Sie diese Varianten in Betracht ziehen.

Der Herd muss flach auf dem Boden aufliegen, ohne zu wackeln oder zu ruckeln, deshalb sollten Sie ihn glattschnitzen. Der fertige Herd ist rechteckig, und alle Seiten sollten so rechtwinklig und akkurat wie möglich sein. Machen Sie ihn genau zwei Zentimeter hoch und so breit, dass der Bohrer gut darauf passt, einschließlich eines großzügigen Rands für Fehlversuche; vier Zentimeter Breite sind ein guter Richtwert. Was die Länge betrifft, so müssen zumindest der Durchmesser des Bohrstabs und Ihre Schuhsohle auf den Herd passen. Idealerweise sollten Sie Ihren Herd allerdings noch etwas länger machen, damit genug Platz für mehrmalige Versuche beim Anfeuern bleibt – 30 Zentimeter sind eine gute Länge. Wenn Sie den Herd schnitzen, achten Sie besonders darauf, dass er über die gesamte Länge flach ist und keine Krümmungen aufweist. Stellen Sie sich einfach vor, Sie würden ein besonders kleines Dielenbrett schnitzen.

DER BOGEN

Wenn Sie allein ein Feuer machen, entweder zur Übung oder in einer echten Notsituation, sollten Sie sich einen Bogen anfertigen, denn dieser ist wesentlich leichter zu handhaben als eine Schnur mit Knebeln. Der Bogen sollte sich nicht biegen lassen und so starr wie möglich sein. Als perfektes Beispiel dienen uns auch hier die traditionellen Bogen der Inuit, die üblicherweise aus einem zurechtgeschnitzten Walrosszahn oder dem Wadenbein eines Rentiers gefertigt wurden. Doch auch hölzerne Bogen waren bei den Inuit in Gebrauch, und in den meisten Weltregionen eignet sich diese Variante am besten.

I Schneiden Sie sich einen Ast zurecht, der zwei Zentimeter dick, 75 Zentimeter lang und leicht gebogen ist. Dafür eignet sich sowohl Tot- als auch Lebendholz, solange es weder brüchig noch zu schwer, noch allzu biegsam ist. Wie Sie den Bogen vorbereiten, hängt vom Material der Schnur ab, die Sie verwenden möchten. Nylonschnüre und ähnliche Materialien halten hoher Belastung auch dann stand, wenn man sie verknotet, Naturfasern hingegen müssen mit mehr Vorsicht behandelt und auf andere Weise am Bogen befestigt werden.

II Falls Sie eine Nylonschnur benutzen, sollten Sie außen an der Bogenkrümmung, je zwei Zentimeter von den beiden Enden entfernt, kleine Kerben einritzen, damit die Schnur nicht verrutschen kann. Falls Sie einen Ast mit einer Gabel am dünneren Ende finden, nehmen Sie diesen, dann sparen Sie sich eine Kerbe. Es ist egal, was Sie für Knoten binden, beginnen Sie aber in jedem Fall mit einer festen Schlinge an einem Schnurende und legen Sie diese über das dünnere Ende des Bogens, so dass sie in der Astgabel oder der eingeritzten Kerbe sitzt. Am gegenüberliegenden Bogenende sollte man die Schnur fest verknoten, allerdings so, dass sie bei Bedarf leicht wieder gelöst werden kann, denn die Spannung werden Sie beim Gebrauch unweigerlich anpassen müs-

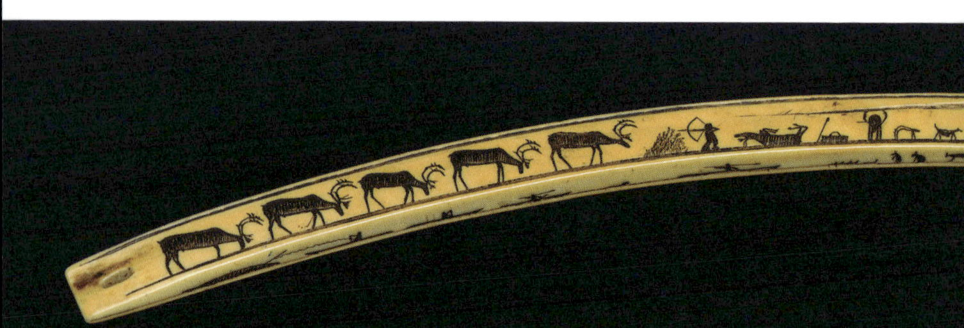

sen. Es reicht völlig aus, die Schnur ein paarmal um den Bogen zu schlingen und zwei halbe Schläge oder Überhandknoten zu binden. Ganz straff sollte sie jedoch nicht sitzen, sonst können Sie den Bohrstab nicht mehr eindrehen.

III Haben Sie für Ihre Schnur Baum- oder andere Pflanzenfasern verwendet, nutzen Sie die bei der Herstellung übriggebliebenen Fasern und winden Sie sie je zwei Zentimeter vom Bogenende entfernt fest um das Holz. Spalten Sie dann die Bogenenden mit dem Messer bis zu dieser Bindung auf. Nun können Sie die Enden Ihrer verdrillten und verknoteten Schnur in die entstandenen Spalten klemmen. Sobald der Bohrstab in den Bogen eingedreht wird, strafft er die Schnur, und die Überhandknoten verhindern, dass diese durch die Spalten rutscht. Wenn Sie die Schnur ein wenig strammer spannen müssen, lösen Sie eins der Enden aus seinem Spalt und drehen Sie die gesamte Schnur ein paarmal ein, so dass sie sich verkürzt. Wenn das nicht ausreicht, können Sie den Überhandknoten ein wenig versetzen.

UNTEN Bemalter Elfenbeinbogen der Inupiaq, ca. 1880–1920, Kotzebue-Sund, Alaska

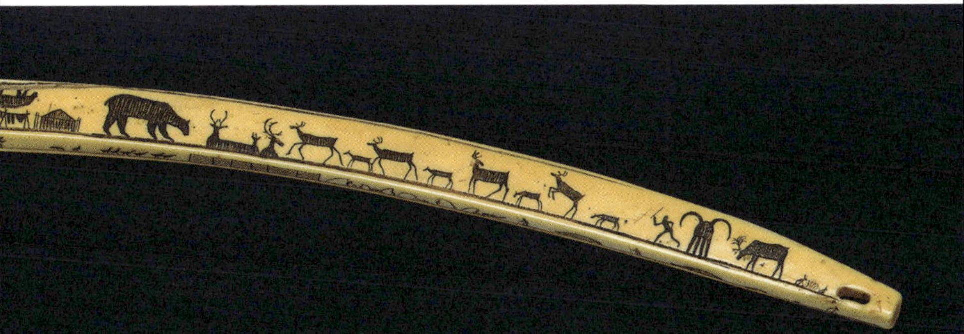

DIE SCHNUR

Früher waren für die Bogenschnüre, die den Bohrer hielten und drehten, verschiedenste Materialien im Einsatz. Der robusteste dieser traditionellen Werkstoffe war Rohleder, wie es etwa die Inuit verwendeten. Im hohen Norden, jenseits der arktischen Waldgrenze, gab es kaum andere Materialien, die solch hohen Belastungen standhielten und trotzdem elastisch blieben. Weiter im Süden, vor allem in den Tropen, waren dagegen Pflanzenfasern leicht verfügbar. Zwar wiesen sie meist eine kürzere Lebensdauer auf, doch ließen sie sich schnell ersetzen. Wenn den Menschen eine große Auswahl robuster Pflanzenfasern zur Verfügung stand, stellten sie Riemen aus Rattan her und versahen sie mit Knebeln, oder sie verdrillten Fasern aus Baumrinde und spannten diese in ihre Bogen ein.

Am besten benutzt man eine starke Nylonschnur von etwa vier Millimetern Dicke, vor allem, wenn man die Technik gerade erst erlernt. Wie immer ist es jedoch wichtig zu wissen, wie man auch ohne dieses Hilfsmittel auskommen kann. Wenn Sie einmal keine Nylonschnur zur Hand haben, können Sie einen Schnürsenkel benutzen, oder Sie trennen zwei oder drei schmale Stoffbahnen von ausreichender Länge spiralförmig von Ihrem Hosensaum ab und verdrillen diese, um eine feste Schnur zu erhalten. Falls Ihnen das nicht möglich ist, suchen Sie nach Pflanzen oder Bäumen mit geeigneten Fasern. Weidenrinde ist sehr zu empfehlen, ebenso wie die Rinde von Bergulme oder Linde. In der Regel werden Sie einen Baum mit vergleichbarer Rinde finden, gleich wo Sie sich gerade aufhalten, deshalb lohnt es, sich im Vorhinein ein wenig zu informieren, bevor Sie sich in die Wildnis wagen. Um eine Schnur herzustellen, behandeln Sie das Holz wie folgt:

1 Suchen Sie sich nach Möglichkeit einen Ast, der mindestens drei Zentimeter dick und über eine Länge von einem Meter möglichst gerade ist und wenige Seitenzweige und Astknoten aufweist.

II Falls nötig, schaben Sie die Außenrinde ab und lösen die feste innere Rinde aus. Sie brauchen drei Streifen von je einem Meter Länge und etwa acht Millimetern Breite.

III Schichten Sie die Rindenstreifen zu einem flachen Stapel auf und machen Sie an beiden Enden einen Überhandknoten.

IIII Drehen Sie die drei Streifen nun in eine Richtung ein, als wären sie ein einziger, so dass ein runder Strick entsteht. Passen Sie auf, dass er sich nicht wieder aufrollt.

卌 Eine Alternative dazu ist, die Fasern von drei oder vier Brennnesseln abzuziehen und sie auf die gleiche Weise zu verarbeiten. Falls Sie keinen Baum mit geeigneter Rinde finden oder falls sich die Rinde nicht gut vom Ast abziehen lässt, graben Sie in der obersten Erdschicht nach dünnen, biegsamen Wurzeln. Sie brauchen eine feine Wurzel, die etwa sechs Millimeter breit und über eine Länge von einem Meter möglichst gerade ist. Schälen Sie von dieser die äußerste Rindenschicht ab, klemmen Sie eins der Wurzelenden unter Ihren Schuh und drehen Sie die Wurzel über ihre gesamte Länge ein, wie Sie es auch mit einer feinen Weidenrute tun würden (also mit dünnen Weidenzweigen, die man gründlich verwindet, um sie geschmeidig zu machen und anschließend wie Draht zu verwenden). Wenn Sie Ihre Wurzel auf diese Weise verdrehen, wird sie deutlich haltbarer und biegsamer und kann sehr gut als Schnur in einen Bogen für einen Fiedelbohrer eingespannt werden.

KNEBEL

Wenn Sie zu mehreren unterwegs sind, lässt es sich wunderbar mit Knebeln arbeiten. Für Anfänger sind sie oft sogar leichter zu handhaben als ein Bogen. Die Inuit haben diese Methode mit Vorliebe angewandt; ihre Knebel bestanden manchmal bloß aus einfachen Holzstücken, es

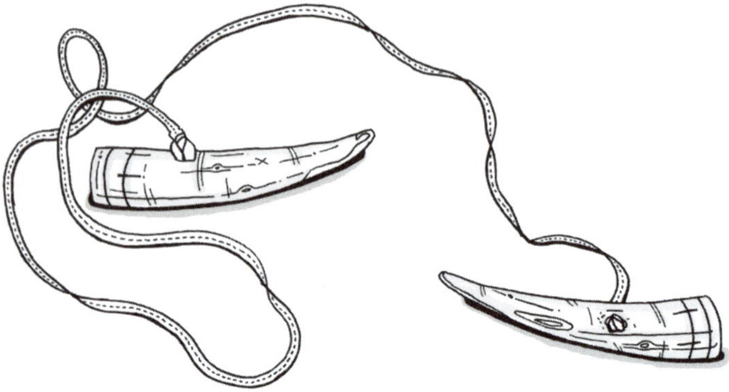

gab jedoch auch wunderschön gestaltete Exemplare aus großen Seelöwenzähnen mit detailreichen Verzierungen.

Um heutzutage Knebel herzustellen, braucht man bloß Stöckchen von etwa 1,5 Zentimetern Durchmesser und zehn Zentimetern Länge. Sie sollten stabil genug sein und vor Gebrauch geglättet werden, damit sie angenehm in der Hand liegen. Binden Sie an die zwei Enden Ihrer Schnur jeweils einen Knebel. Sie sollten wissen, dass Knebel die Handhabung erleichtern, aber nicht unbedingt notwendig sind. Die Inuit haben manchmal nur einen einfachen Streifen Seehundleder ganz ohne Knebel verwendet. Ein Feuer lässt sich auch entfachen, indem Sie die Schnur einfach an den Enden festhalten. Dieses Wissen kann besonders wertvoll sein, wenn Sie Pflanzen- oder Rindenfasern als Schnur einsetzen und lieber keine Knoten binden wollen.

WIE MAN MIT DEM FIEDELBOHRER EIN FEUER ENTFACHT

Wenn Sie alle Bestandteile beisammenhaben, müssen Sie das Set »einpassen«, bevor Sie es zum Feuermachen verwenden können. Das dauert nur eine Minute.

| Schnitzen Sie mit der Messerspitze eine kleine Vertiefung, etwas größer als der Durchmesser der Bohrerspitze, mittig in das Herdholz, und zwar nah an einem der beiden Enden. Dort hinein kann man nun den Bohrer setzen, damit er beim ersten Bohren nicht wegrutscht.

|| Legen Sie den Herd flach auf ein ebenes Stück Erde und drücken Sie ihn mit dem Fuß nach unten, indem Sie den Fußballen dicht neben der Vertiefung aufsetzen.

||| Knien Sie sich auf Ihr anderes Bein. Ihre Haltung sollte sich sowohl stabil als auch bequem anfühlen. Der Großteil Ihres Körpergewichts lastet auf dem Fuß, der den Herd am Boden hält.

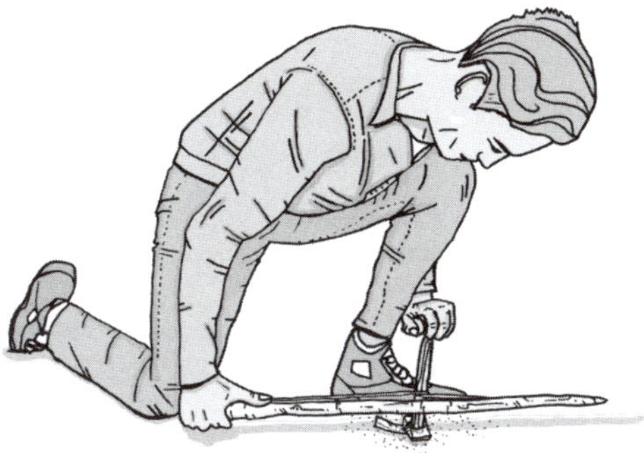

|||| Schlingen Sie die Schnur so um den Bohrstab, dass dieser außerhalb des von Bogen und Schnur beschriebenen Halbkreises liegt. Auf diese Weise wirkt der Bogen am effektivsten.

𝍸 Drücken Sie ein Klümpchen grüne Blätter oder Gras in die Vertiefung Ihres Handstücks. So wird die Vorrichtung gewissermaßen geschmiert und die Reibung an dieser Stelle verringert.

𝍸 | Setzen Sie die Spitze des Bohrstabs in die Vertiefung des Herdes ein und legen Sie das Handstück oben auf. Positionieren Sie sich so, dass die Hand, die das Handstück hält, absolut starr an Ihrem Schienbein anliegt.

卌 II Fassen Sie den Bogen an einem Ende und legen Sie die Finger über die gespannte Schnur. Sollte der Bohrstab während des Bohrens wegzurutschen drohen, können Sie die Schnur zeitweise mit den Fingern an den Bogen drücken, um sie etwas zu straffen. Außerdem haben Sie so die größte Kontrolle.

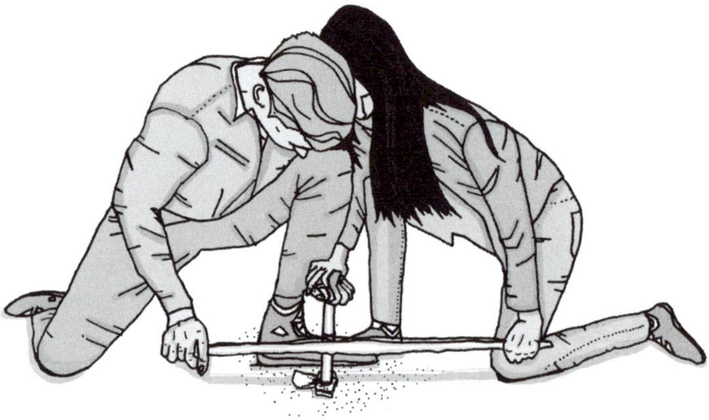

卌 III Falls Sie zu zweit bohren, sollte Ihr Partner bzw. Ihre Partnerin sich Ihnen gegenüber spiegelverkehrt auf die andere Seite des Herdes knien. Er oder sie kann eine Hand auf Ihre legen, um so das Handstück zusätzlich zu stabilisieren, und mit der anderen Hand das freie Bogenende greifen.

卌 IIII Jetzt können Sie mit dem Bohren beginnen, indem Sie schwungvolle Bewegungen aus der Schulter ausführen. Bewegen Sie den Bogen gleichmäßig über die gesamte Länge vor und zurück. Achten Sie darauf, dass der Bohrer senkrecht bleibt und der Bogen sich jederzeit im 90-Grad-Winkel zu diesem befindet. Bohren Sie so lange, bis etwa zwanzig Sekunden dichter Rauch aufgestiegen ist, dann heben Sie den Bohrer vorsichtig an und prüfen Sie den Herd. Sobald ein Kreis vom gleichen Durchmesser wie der Bohrstab ins Holz gesengt wurde, ist der Herd vorbereitet.

𝍸𝍸 Schneiden Sie wie beim Quirlbohrer einen Achtelkreis aus dem Herd aus, bis in die Mitte der versengten Stelle. Die Spitze dieses Ausschnitts sollte genau im Zentrum der Brandstelle liegen.

𝍸𝍸 I Legen Sie einen feinen Holzspan oder ein trockenes Blatt unter Ihren Ausschnitt und drücken Sie den Herd wieder fest auf den Boden. Der Reibungsstaub wird sich nun statt auf der Erde auf Ihrer Unterlage sammeln. So ist die entstehende Glut einigermaßen vor Feuchtigkeit geschützt, und mit dem Holzspan oder Blatt können Sie das Glutnest später auf Ihr vorbereitetes Zunderbündel befördern.

𝍸𝍸 II Sobald alles bereit ist, bohren Sie noch einmal genau wie zuvor. Fangen Sie entspannt, aber entschlossen an und steigern Sie, sobald sich die Rauchbildung verstärkt, nach und nach Geschwindigkeit und Druck. Etwa nach sechs Bogenzügen sollte das untere Ende des Bohrers von einem dichten Rauchwirbel umhüllt sein. Wenn Sie beim Bohren gut auf die Vertiefung im Herd achten, sollten Sie erkennen, wie diese sich mit Reibungsstaub füllt und der Überschuss dann auf Ihre Unterlage fällt. Sobald unter dem Staubhäufchen Rauch aufsteigt, stellen Sie das Bohren ein. Dieser Vorgang nimmt in der Regel etwa dreißig Sekunden in Anspruch, die Dauer hängt jedoch auch von der verwendeten Holzart ab.

𝍸𝍸 III Ab jetzt können Sie mit der Glut wie üblich verfahren (siehe Seite 17f.).

WIE MAN FEUER MIT HILFE VON KNEBELN MACHT

Wenn man mit Schnur und Knebeln ein Feuer machen möchte, verfährt man ganz ähnlich wie beim Fiedelbohren, mit dem einzigen Unterschied, dass jede Person sich nur auf ihre jeweilige Aufgabe konzentriert. Eine stabilisiert den Bohrstab und übt mit beiden Händen auf dem Handstück Druck nach unten aus. Die andere hält in jeder Hand einen Knebel und bewegt die Hände rasch vor und zurück, um den Bohrer in Drehung zu versetzen. Sie werden merken, dass die Schnur bei diesem Verfahren leichter verrutscht und man ein bisschen mehr Übung braucht. Es ist hilfreich, die Schnur zweimal um den Bohrer zu wickeln statt wie beim Fiedelbohren nur einmal. Sie sollten außerdem darauf achten, dass die Schnur jederzeit straff gespannt ist, denn wenn sie durchhängt, wird sie Ihnen wegrutschen.

Bis Sie den Dreh heraushaben, wird es wie bei allen Techniken dieser Art Fehlversuche und Enttäuschungen geben. Doch wenn Sie dabeibleiben, wird Ihnen das Ganze schon bald leichtfallen, und Sie werden erkennen, dass sich die Mühe ausgezahlt hat, denn nun können Sie mit dem, was die Natur Ihnen bietet, überall ein Feuer entfachen.

GEGENÜBER Feuer, das mit einem Fiedelbohrer aus britischen Hölzern entfacht wurde

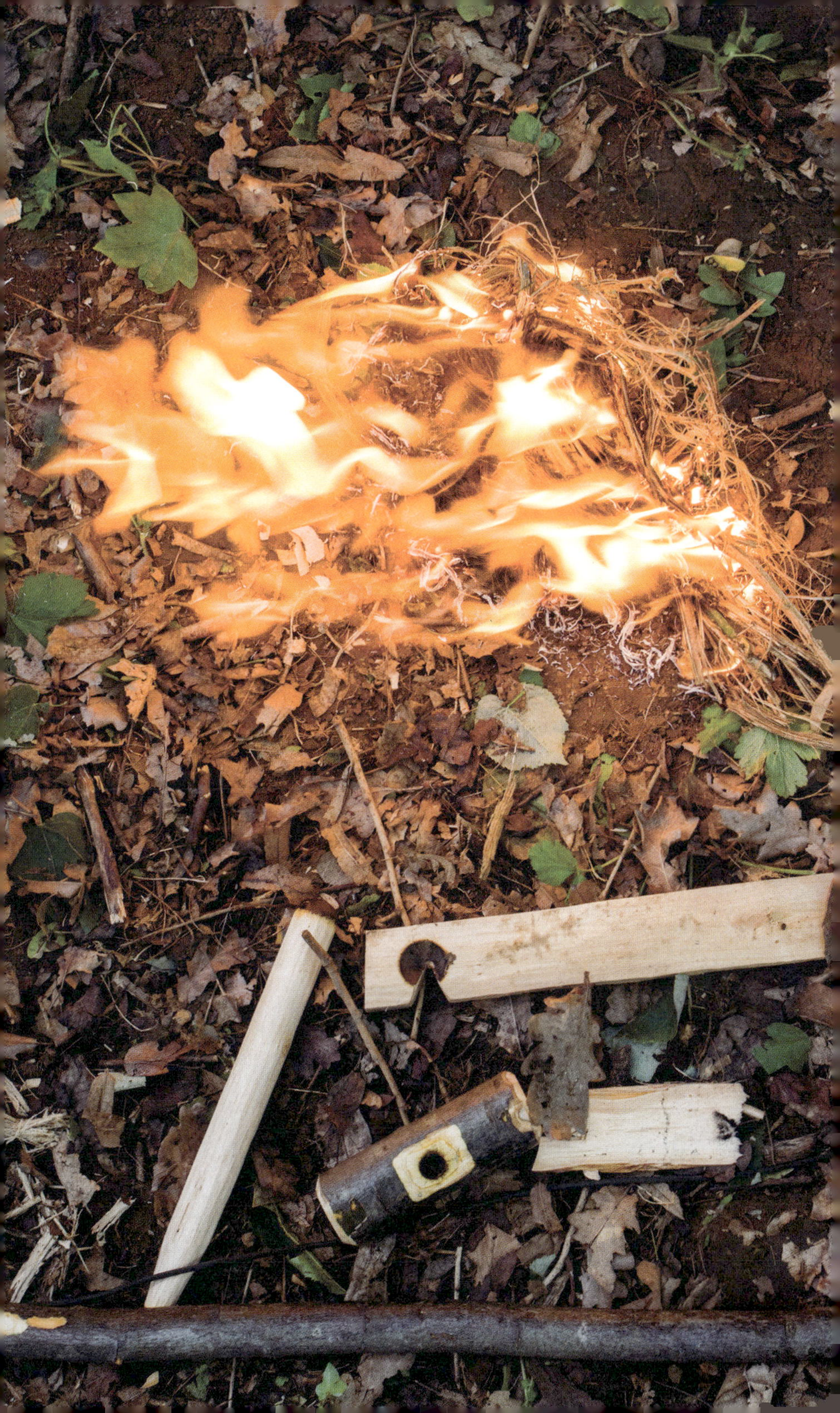

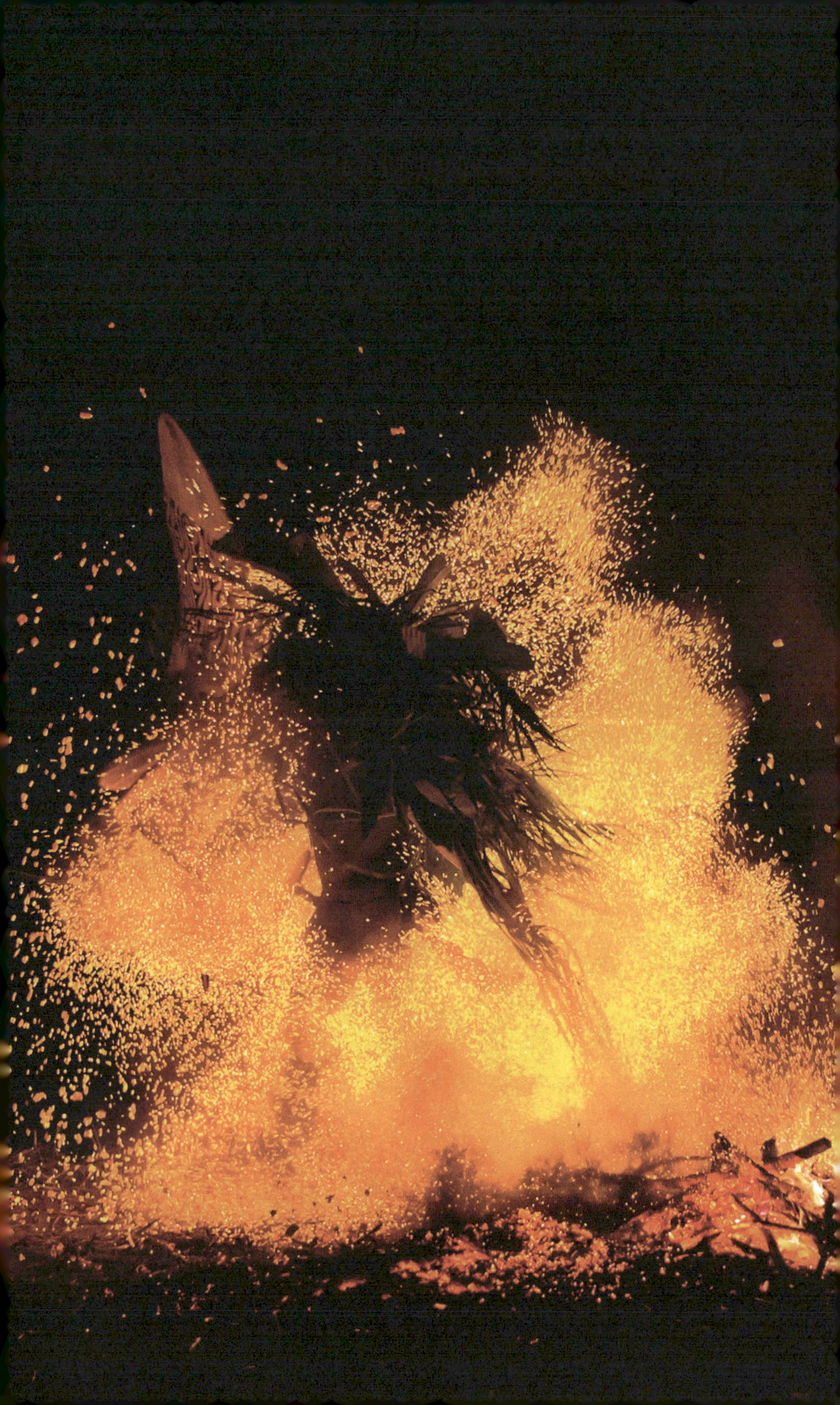

KAPITEL 4

FEUERPFLUG

WIR SAẞEN AUF EINER KLEINEN LICHTUNG IN DEN Baining-Bergen in der Provinz East New Britain, die im Bismarck-Archipel vor der Hauptinsel Papua-Neuguineas liegt, und ich wusste, dass wir gleich etwas Einzigartiges erleben würden. Über uns funkelte die Milchstraße in ihrer ganzen Pracht. Bis auf ein paar Fackeln, die von Jungen aus dem Dorf gehalten wurden, und einem lodernden Feuer in unserer Mitte war es vollkommen dunkel ringsum. Ich saß da und wartete gebannt auf den Beginn eines der ortstypischen Feuertänze.

Auf meiner jüngsten Expedition, im Jahr 2017, wollte ich mehr darüber erfahren, wie die Menschheit Feuer macht und mit ihm umgeht. Das Volk der Baining gehört zu den ursprünglichen und ersten Bewohnern der Gazellen-Halbinsel auf von East New Britain. Es wurde, so wird vermutet, einst von den benachbarten Tolai und durch vulkanische Aktivität in die Berge vertrieben, nach denen es benannt ist. Erst im Jahr 1994 war Rabaul, die damalige Provinzhauptstadt der Region, durch zeitgleiche Vulkanausbrüche des aktiven Vulkans Tavurvur und seines geologischen Zwillings, eines Vulkans namens Vulcan, vollständig zerstört worden; die Stadt wurde unter einer mehrere Meter hohen Schicht aus Asche begraben. Ich wollte diese Gegend besuchen, um mir sowohl die örtliche Anwendung des Feuerpflugs anzuschauen als auch die legendären Feuertänze zu erleben. Ich hatte Fotos gesehen und verlockende Geschichten aus einem Land gelesen, das noch immer geheimnisumwoben und wenig besucht ist, und so nahm ich meine Reiseplanung in Angriff.

Das Volk der Baining führt seine spektakulären Tänze traditionell zu besonderen Anlässen auf: um die Geburt eines Kindes zu feiern, den Beginn der Ernte zu begehen oder der Toten zu gedenken sowie als Initiationsritus für junge Männer, die ins Erwachsenenleben eintreten. Manchmal gibt es große Feste, zu denen Taro (Wasserbrotwurzel), Schweine, Pythons und Kasuare zubereitet und vor dem Tanz verzehrt werden. Jeder kann zuschauen, aber nur eingeweihte Männer dürfen den »geheimen Ort« im Busch betreten, wo die Tänzer sich vor ihrem Auftritt schmücken. Sie tragen besondere Masken, die Frauen und Kinder ausschließlich im Rahmen der Tänze zu Gesicht bekommen dürfen.

Auf meiner Reise nach East New Britain hatte es jeden Nachmittag stark geregnet, und es schüttete stets noch bis weit in die Nacht hinein. Wie so oft in den Tropen kam der Regen mit großer Regelmäßigkeit, und ich hatte Sorge, dass der abendliche Feuertanz unterbrochen oder sogar abgesagt werden könnte. Am Tag des Tanzes war es nicht anders: Der Regen setzte am frühen Nachmittag ein, so dass sich alle ins Trockene verzogen. Die Dorfbewohner nutzten die Gelegenheit, um für uns Gemüse zuzubereiten, das sie in ihren fruchtbaren und wunderschön gepflegten Gärten gezogen hatten. Steine wurden über dem Feuer erhitzt und dann auf die sorgsam in Bananenblätter eingewickelten Essenszutaten gelegt. Einige Stunden später, als wir gerade beim Essen saßen, klarte der Himmel unerwartet auf, und wir genossen entspannt die letzten Strahlen der untergehenden Sonne. Schnell brach die Dunkelheit über das Land herein, wie immer in Äquatornähe, und wir wurden mit dem malerischsten Nachthimmel belohnt, den ich je gesehen habe. Mein Baining-Guide David erklärte mir, dass ein Geisterbeschwörer in einem geheimen Ritual einen besonderen Zauber gewirkt habe, um das Wetter zu beeinflussen. Er führte das nicht näher aus, und aus Respekt fragte ich nicht weiter nach.

Dann trat David aus dem Dunkel hervor, mit einem kleinen, glimmenden Holzscheit in der Hand, das er auf ein paar trockene Palmblätter in der Mitte der Lichtung legte. Einige Jungen kauerten sich mit mir um das Holzscheit nieder. Als die Blätter plötzlich in Flammen aufgingen, erhellte der Schein ihre Gesichter, und ich erkannte die gespannte

Erwartung in ihren Augen. Sie fingen an, Holz neben dem Feuer aufzuschichten, und als die Flammen größer wurden und zum Nachthimmel aufloderten, erschien eine Gruppe von etwa einem Dutzend Männern, die sich bisher im Schatten verborgen gehalten hatten und von denen jeder ein langes Bambusrohr hielt. Sie stellten sich in drei oder vier Reihen am Rande der Lichtung auf. Auf einmal begannen sie, mit ihren einfachen Bambusinstrumenten auf den Boden zu stampfen. Mit dem komplexen Rhythmus begleiteten sie ihren lauten und erhebenden Gesang.

Dann trat eine schamanenhafte Gestalt, deren Konturen ich zunächst nur erahnen konnte, an den Rand der Lichtung, musterte die Szene und führte schließlich die Tänzer einen nach dem anderen in den flackernden Feuerschein. Die Männer liefen sofort in die Mitte und auf die Stelle zu, an der ich saß, gleich neben dem Chor. Einer trug eine aufwendige Maske aus feiner Baumrinde, straff über einen Bambusrahmen gespannt und mit schaurigen großen, runden Augen und traditionellen Mustern bemalt, für die Farben aus Wildpflanzen benutzt wurden. Hals und Schultern waren von Blättern verhüllt, wie bei einer übergroßen Halskrause. Zwei weitere Tänzer trugen spitze, orangefarbene Hüte, und ihre Gesichter waren hinter langen, schmalen Blättern verborgen, die von den Hutkrempen herabhingen. Lange, dürre, mit weißen Federn geschmückte Stöcke staken oben aus den Hüten hervor. Alle Männer waren barfuß und nackt, abgesehen von fest um Oberarme und Waden gebundenen Blättern, wobei die Waden vollständig davon bedeckt waren. Oberschenkel und Oberarme waren mit weißer Farbe beschmiert. Sie sahen aus wie Wesen aus einer anderen Welt. Ihre Aufmachung sollte die Geister des Waldes darstellen. David erklärte mir, dass die Gestaltung der unverwechselbaren Masken auf den Traum eines seiner Vorfahren vor langer, langer Zeit zurückgehe. Traditionell werden diese Kostüme nur ein einziges Mal für die Zeremonie getragen und dann ins Feuer geworfen.

Der Tänzer mit der Maske aus Baumrinde hatte eine Python am Kopfende gepackt, und ein Junge folgte ihm und hielt den Schwanz der

Schlange, einer die Schleppe tragenden Brautjungfer nicht unähnlich. Sie schwangen das Tier heftig hin und her und bewegten sich im Rhythmus des Stampfens der Bambusstöcke und der durchdringenden Gesänge. Dies alles schien in den Tänzern eine ungeheure Energie freizusetzen, als wären sie besessen.

Das Feuer war sengend heiß, und obwohl ich mehrere Meter davon entfernt saß, lief mir der Schweiß nur so herunter. Die Szene, die sich vor meinen Augen abspielte, war bei unzähligen Anlässen über Tausende von Jahren hinweg beständig wiederholt worden, und es ging eine große Kraft von ihr aus. Die Erwartung des Folgenden schien alle Anwesenden in ihren Bann zu schlagen; die Luft knisterte vor Anspannung.

Während sich das Schauspiel fortsetzte und die Musik einen rasenden Höhepunkt erreichte, stürmte der maskierte Tänzer in das Feuer hinein und ließ Millionen Funken in den Himmel aufstieben, geschützt allein vom Zauber seines Tanzes. Die Funken flogen höher und höher, stiegen in der machtvollen Thermik auf in die Dunkelheit

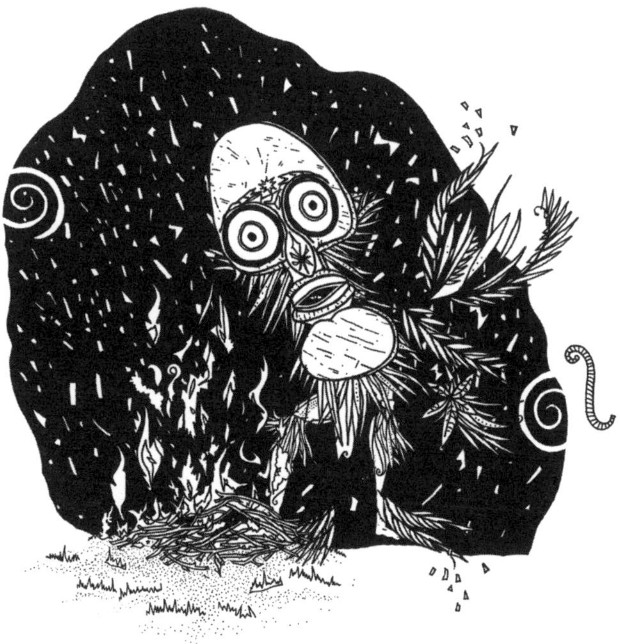

und umtanzten einander dabei wie ein riesiger Schwarm freigelassener Glühwürmchen. Der tapfere Tänzer tauchte, offenbar unversehrt, auf der anderen Seite des Feuers wieder auf und verteilte Dutzende glühender Kohlen über die Erde. Mit nackten Füßen trat er die glimmende Asche aus. Die Flammen schienen kurz zu schrumpfen, gewannen jedoch rasch ihre volle Kraft zurück, und ehe ich mich's versah, war der Tänzer schon wieder an seinem alten Platz und wiederholte den Vorgang, verharrte diesmal sogar mehrere Sekunden in der Mitte des Feuers, während die Flammen an seinen nackten Beinen leckten, bevor er wieder daraus hervortrat und weitertanzte wie zuvor.

Der Abend nahm weiter seinen Lauf. Mir war, als wäre ich in eine andere Zeit, an einen anderen Ort versetzt. Schließlich brannte der von den Männern vorbereitete große Scheiterhaufen nieder, die glühende Asche lag über die gesamte Lichtung verstreut. Plötzlich war alles dunkel, aber ein paar der barfüßigen kleinen Kinder rannten wild umher, trampelten weiter auf der Asche herum und kickten sie hierhin und dorthin, als übten sie für später, wie junge Rehböcke, die ihr erstes Geweih erproben.

DER FEUERPFLUG

Man findet den Feuerpflug auch heute noch in Teilen des zentralafrikanischen Urwalds, vor allem in der Region von Kasai in der Demokratischen Republik Kongo sowie weiter nördlich entlang des Ufers des Flusses Kongo. Das ist nur ein wenig westlich von dem Ort, an dem man Belege für das möglicherweise erste Auftreten früher Hominiden gefunden hat. Obwohl nahezu im gesamten restlichen Afrika der Quirlbohrer benutzt wurde, blieb der Feuerpflug im Kongo im Gebrauch. Als ein möglicher Grund gilt, dass die dort vorkommenden Termiten mit Vorliebe Holzarten befallen, die sich besonders gut für Quirlbohrer eignen. Abgesehen von seinem Einsatz im Kongogebiet (sowie beim

Volk der Ngarla in der westaustralischen Wüste, in der Nähe der heutigen Orte Marble Bar und Telfer) ist der Feuerpflug eine vor allem auf den pazifischen Inseln genutzte Technik, und zwar beginnend mit dem Bismarck-Archipel vor der Ostküste Neuguineas. In dieser Gegend scheint eine Scheidelinie zu verlaufen: Auf der Landfläche des heutigen Papua-Neuguinea wird vornehmlich die Feuerschnur verwendet, doch reist man weniger als 100 Kilometer über den Ozean nach Neubritannien, findet man stattdessen den Feuerpflug. Südöstlich, auf den Salomonen, den Inseln von Vanuatu und Neukaledonien und bis nach Neuseeland, ist der Feuerpflug vorherrschend. Man findet ihn zudem auf unzähligen Inseln östlich und nordöstlich von Neuguinea über den gesamten, riesigen Pazifik verteilt: auf Samoa, Fidschi, Tahiti und Hawaii.

Der heutige Gebrauch des Feuerpflugs stellt sich in diesen Gegenden sehr unterschiedlich dar. In abgelegenen Gebieten Neubritanniens und Neuirlands, und ich behaupte auch darüber hinaus, wird er noch sehr häufig genutzt. Andernorts bedient man sich seiner dagegen nur noch vereinzelt, nämlich wenn keine Streichhölzer oder Feuerzeuge zur Hand sind. In manchen Gegenden ist der Feuerpflug in der Praxis überflüssig und unnötig geworden, wird aber weiterhin eingesetzt und an die nachfolgende Generation als bedeutender Teil der eigenen kulturellen Identität weitergegeben, oder man zeigt ihn Besuchern im Rahmen touristischer Darbietungen. Während meiner Zeit auf dem Bismarck-Archipel sah ich Menschen in vielen Dörfern Gebrauch vom Feuerpflug machen. Vor allem die Einwohner Neuirlands benutzen ihn, selbst in der Nähe der Hauptstadt Kavieng. Sie verwahren ihre Anfeuer-Sets zwischen den Sparren ihrer Kochhütten und haben sie so immer in Reichweite. Auch Teenager, Jungen wie Mädchen, gehen geschickt damit um, und für die meisten ist dies ein völlig alltäglicher Gegenstand.

In der Provinz East New Britain lagen die Dinge anders. Den jungen Männern, die ich dort kennenlernte, war die Technik ein Begriff, aber sie schienen sie niemals selbst angewandt zu haben. Auf meiner Reise zu einer Aufführung des Feuertanzes löste ich im Gegenteil einen ziemlichen Wirbel aus, als ich fragte, ob mir jemand die Anwendung des Feuerpflugs demonstrieren könne. Die jungen Männer gaben sich größte Mühe, blieben jedoch erfolglos, bis ein älterer Mann – der Geisterbeschwörer, der den Regen beendet hatte – hinzukam und uns allen zeigte, wie es ging. Mühelos entfachte er in wenigen Sekunden ein Feuer. Darüber waren alle völlig aus dem Häuschen, und sie fingen an, alle möglichen alten Holzstücke aneinanderzureiben, die sie im Umkreis auftreiben konnten, um das eben Gesehene nachzuahmen. So hauchten Männer und Frauen, Jung und Alt dieser alten Tradition neues Leben ein.

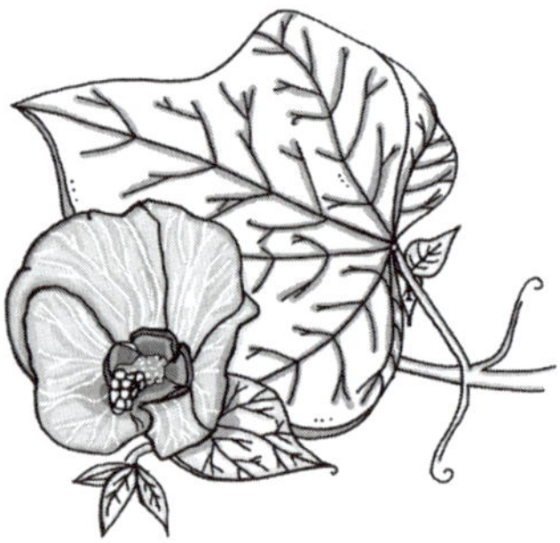

HERSTELLUNG EINES FEUERPFLUGS

Suchen Sie, wie immer, wenn Sie Ihre Anfeuerausrüstung herstellen, nach trockenem, noch aufrecht stehendem Totholz von passender Härte. Bei der Holzauswahl für den Feuerpflug sticht eine Sorte besonders hervor und wird mit Abstand am häufigsten verwendet: der Lindenblättrige Eibisch, eine Hibiskus-Art (Laub und Blüte: siehe oben). Dieses Holz ist für das Verfahren derart gut geeignet, dass man damit oft innerhalb von Sekunden ein Feuer entfachen kann. Laut einem alten Bericht von den Inseln Hawaiis geht die entstehende Glut bisweilen sogar von selbst in Flammen auf, wenn nur eine ausreichende Brise weht. Das ist zwar nicht die Regel, zeigt jedoch, wie viel besser als andere Hölzer der Lindenblättrige Eibisch sich für das Feuermachen mit dem Feuerpflug eignet. Mit anderen Hölzern als dem Eibisch und der Handvoll Holzarten, die unten aufgelistet sind, ist das Ganze äußerst schwierig. Sollten Sie keines der Hölzer von meiner Liste finden können, müssen Sie selbst ein bisschen herumprobieren. Obwohl in manchen Gegenden eine Kombination aus hartem und weichem Holz genutzt wurde und zum Teil noch heute genutzt wird, verwendet man meist die gleiche Holzart. Auf dem Bismarck-Archipel werden Feuerpflüge teilweise auch ganz aus Bambus gefertigt. Dies ist jedoch eine Notlösung, auf die man nur dann zurückgreift, wenn es anhaltend geregnet hat und andere Hölzer zu feucht sind. Normalerweise benutzen die Menschen des Archipels Materialien, die unter den Namen Bakes, Patma, Ramosaqa und Sell bekannt und sehr weich sind – fast so weich und leicht wie Balsaholz.

Sammeln Sie deshalb in jedem Fall passendes Holz, wenn Sie die Methode erlernen möchten, und auch, um in einer Notsituation darauf zurückgreifen zu können. Das alles verdeutlicht noch einmal, warum das Verfahren mit Bohrer und Schnur in einer Survival-Situation am besten geeignet ist, es sei denn, Sie sind in der Handhabung des Feuerpflugs bereits geübt und zufällig in einer Gegend mit üppigen Beständen von brauchbarem Holz gestrandet. Der Vorteil des Pflugs besteht darin, dass die einzelnen hölzernen Bestandteile nur sehr wenig Vorbereitung erfordern; Sie können damit aus dem Stand in unter fünf Minuten ein Feuer machen.

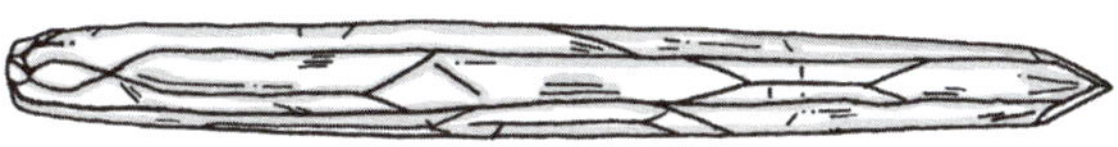

GEEIGNETES HOLZ

Amerikanische Platane, Bakes, Bambus, Efeu, Erle, Hibiskus, Kaikomako, Linde, Mahoe, Pappel, Patma, Ramosaqa, Rauschopf, Sell und Silberweide.

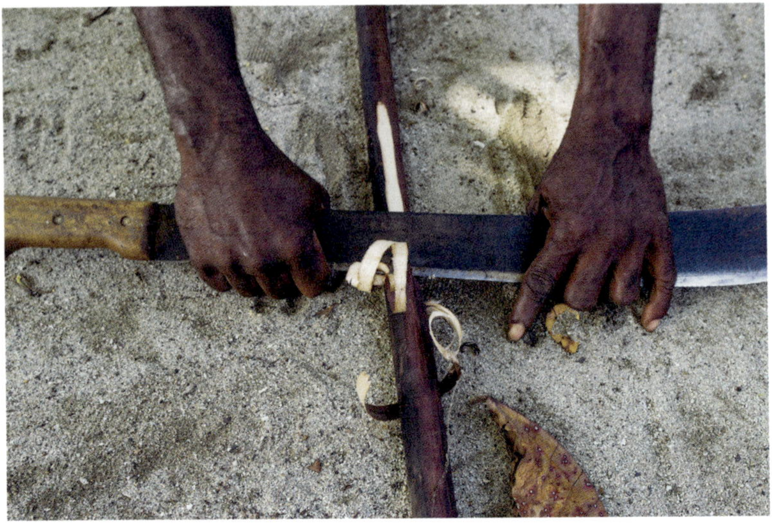

OBEN Schnitzen des Herdes

DER FEUERPFLUG

Der fertige Pflug sollte von gerader Form, 25 Zentimeter lang, zweieinhalb Zentimeter breit und zwei Zentimeter hoch sein (wobei sich die Spitze bis auf einen Zentimeter verjüngt). Suchen Sie sich zuerst ein gerades Stück Holz ohne Verdickungen und stutzen Sie es auf die empfohlenen Maße zurecht. Es sollte dann zum Bohrende des Pflugs hin schräg zulaufen und dort einen 60-Grad-Winkel bilden.

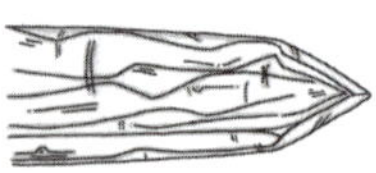

Die Spitze im Detail: Seitenansicht und Draufsicht

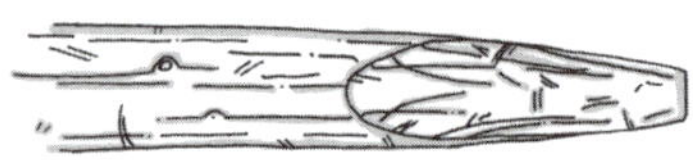

GEGENÜBER Feuerpflug aus Hibiskusholz, Provinz Neuirland, Papua-Neuguinea. Der Herd war ursprünglich länger und wurde für die Sammlung des Autors abgesägt

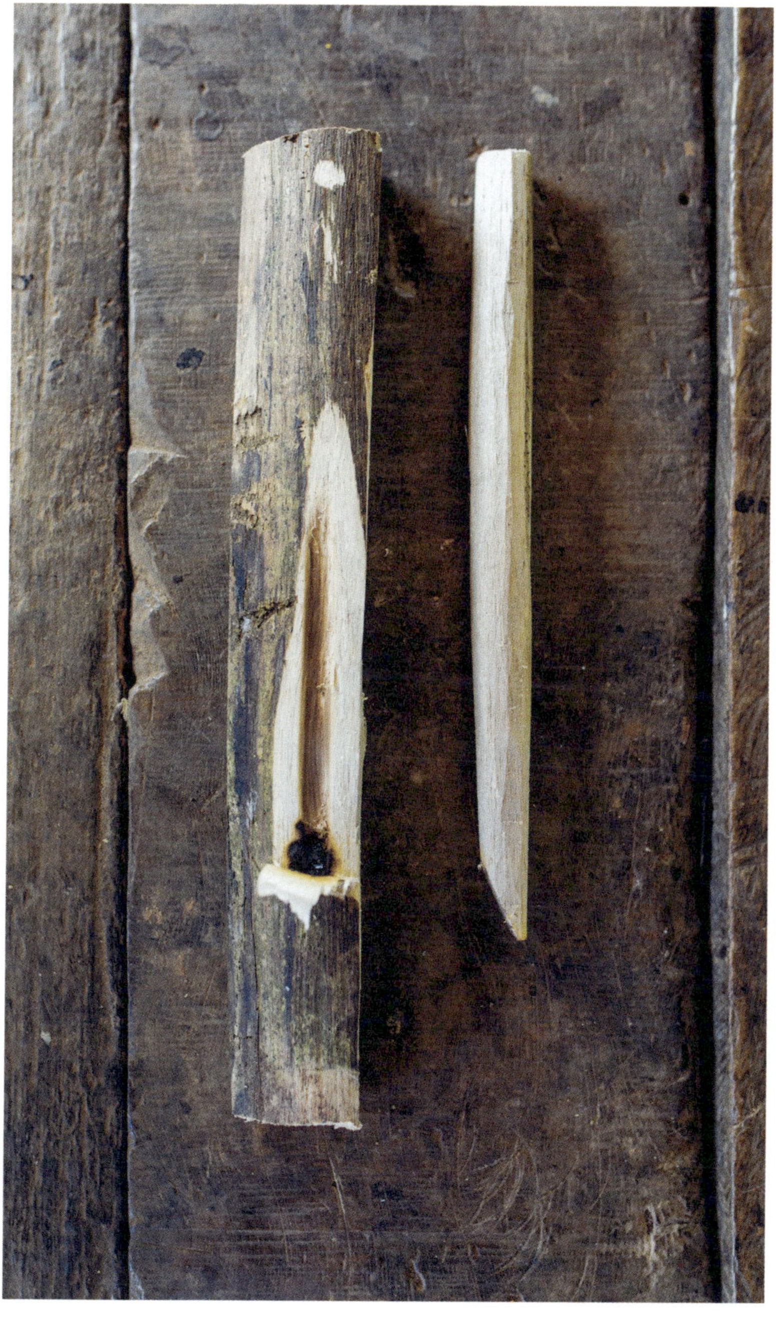

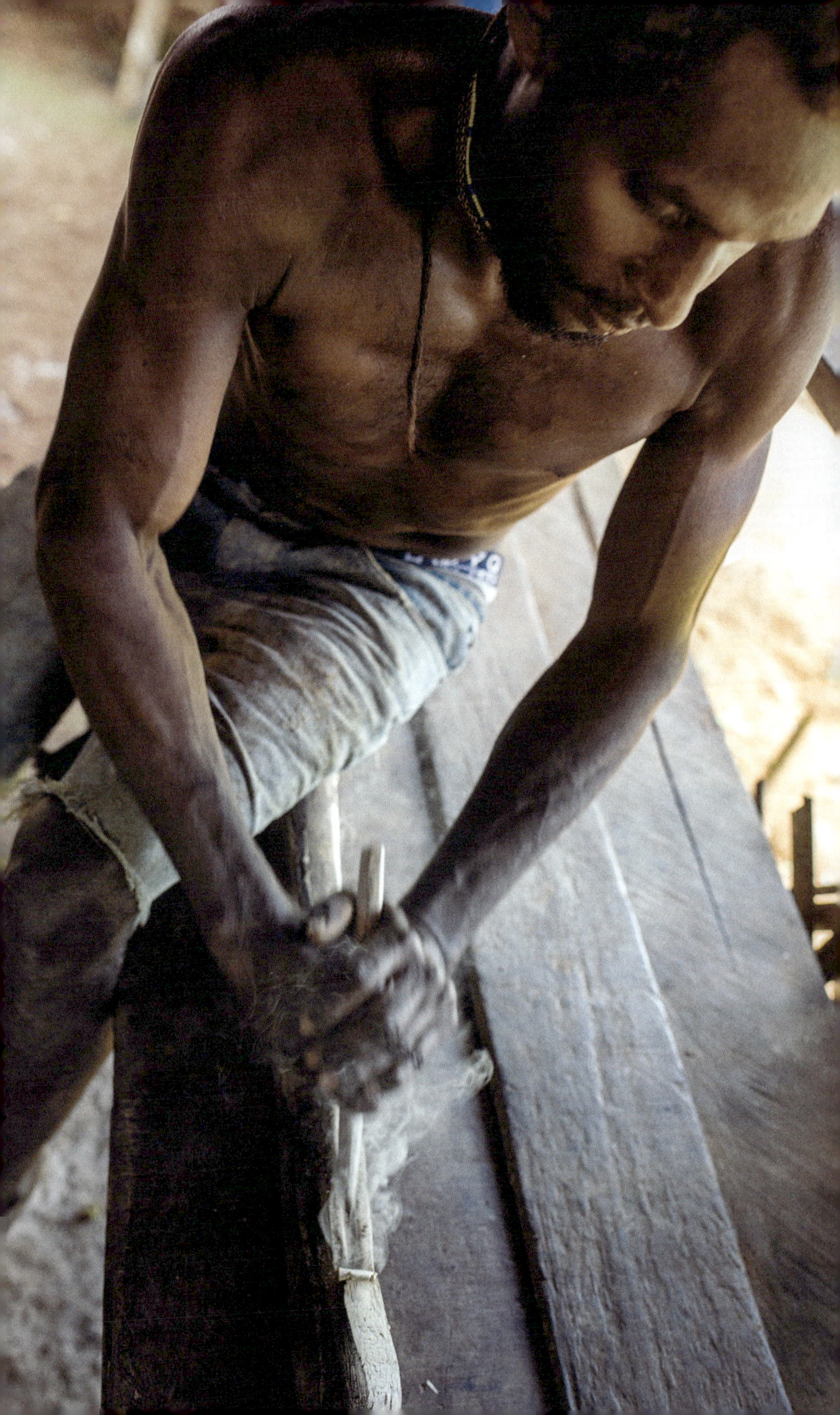

DER HERD

Der Herd erfordert nur sehr wenig Vorbereitung, und solange Sie ein geeignetes, trockenes Holz von passender Härte verwenden, kann so gut wie jedes Stück zum Einsatz kommen. Es muss lediglich groß genug sein, um darüberpflügen zu können, ohne dass es wackelt. Von einem umgestürzten Baum bis zum kleinen Stock ist alles denkbar.

I Falls Sie einen Ast verwenden, der nicht ganz gerade ist, platzieren Sie ihn so auf dem Boden, dass er möglichst stabil aufliegt.

II Schaben Sie mit dem Messer eine plane Fläche von mindestens 15 Zentimetern Länge und drei Zentimetern Breite auf der Oberseite des Stocks.

III Lassen Sie am Ende dieser glatten Fläche einen der abgehobelten Holzspäne stehen, so dass er als eine Art Stopper dient. Der Reibungsstaub wird sich später unten an diesem Span sammeln.

IIII Es ist nicht unbedingt nötig, eine Rille ins Holz zu ritzen, durch die der Pflug gleiten kann, für einen Anfänger kann das jedoch durchaus hilfreich sein. Sie sollte aber bitte sehr flach ausfallen.

GEGENÜBER Feuerpflug im Einsatz, Provinz Neuirland, Papua-Neuguinea

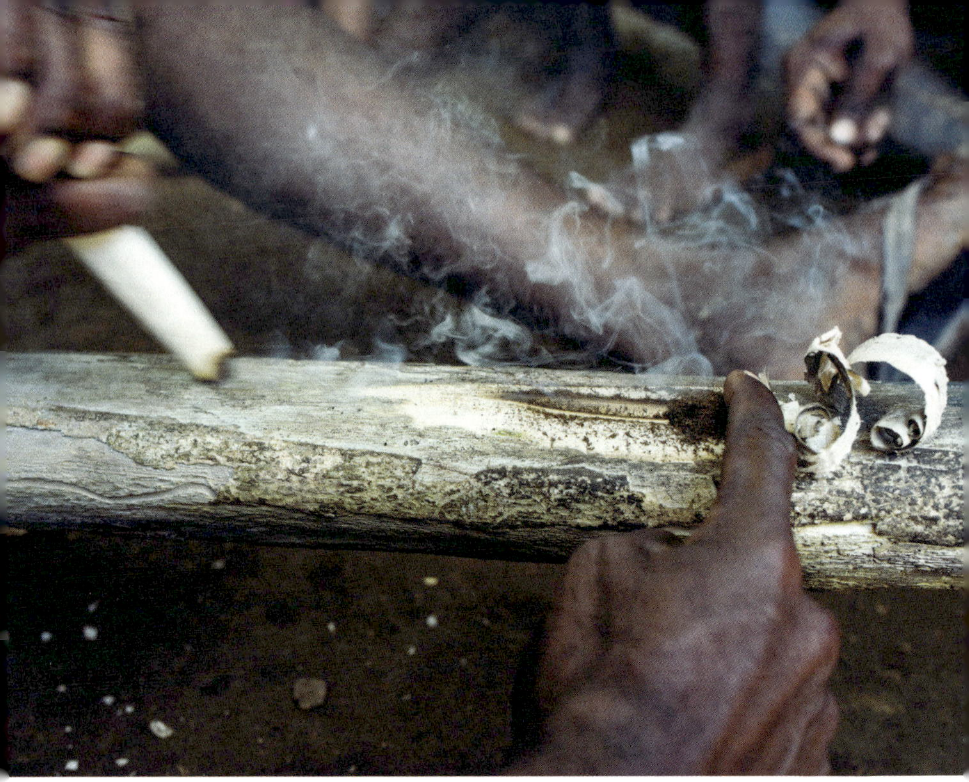

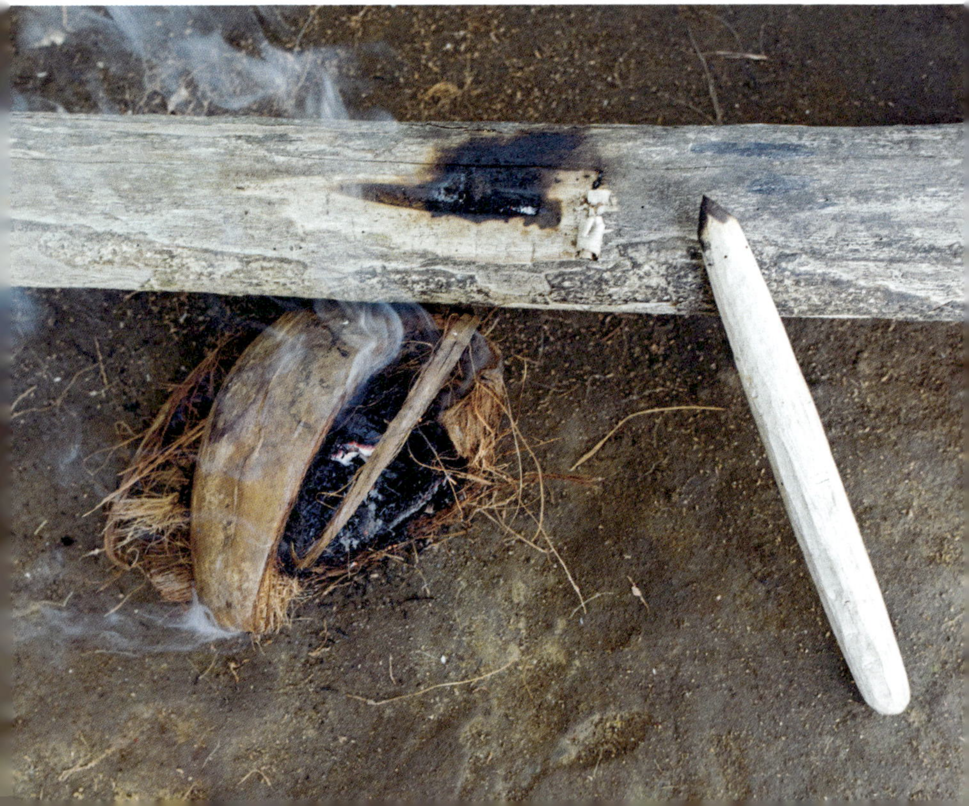

WIE MAN MIT DEM FEUERPFLUG EIN FEUER ENTFACHT

I Achten Sie darauf, dass der Herd gut aufliegt. Wenn er wackelt, wegrollt oder sich sonst wie bewegt, wird das Ganze nicht klappen. Am besten verwenden Sie deshalb einen möglichst langen Herd, den Sie, wenn Sie allein zugange sind, an einem Ende kniend zwischen die Beine klemmen können. Falls Ihnen jemand hilft, kann er oder sie sich auf gleiche Weise ans andere Ende knien.

II Nehmen Sie den Pflug sicher in beide Hände. Die Daumen werden hinten am Pflugholz überkreuzt. Die restlichen Finger der einen Hand liegen auf der Ihnen abgewandten Seite des Pflugs über den Fingern der anderen. Setzen Sie die Spitze des Pflugs auf die plane Fläche des Herdes auf, nah am Ansatz des gekräuselten Holzspans, und beginnen Sie, mit nicht allzu stark angewinkelten Armen sehr langsam vor und zurück zu pflügen. Dabei sollten Sie den Pflug im 30-Grad-Winkel zum Herd halten. Bewegen Sie Ihren Körper leicht von links nach rechts, als wollten Sie die Außenkanten der Pflugspitze in den Herd graben. So entstehen seitlich zwei etwas tiefere Rillen, in denen Sie den Pflug besser führen können, ohne dass er vom Herd rutscht. Die pflügende Bewegung sollte über mehr als zehn Zentimeter ausgeführt werden. Nehmen Sie sich Zeit und arbeiten Sie langsam; Sie wollen zunächst eine Spur für den Pflug schaffen.

III Das Pflügen darf Ihre Arme nicht zu schnell ermüden. Die Kraft sollte hauptsächlich aus dem Rücken kommen, und Sie sollten den Körper an der Hüfte leicht abknicken. Ihre Hände und Arme dienen lediglich dazu, den Pflug zu halten und die Kraft auf ihn zu übertragen.

GEGENÜBER Mitglieder des Volks der Baining beim Feuermachen mit dem Feuerpflug, Provinz East New Britain, Papua-Neuguinea

IIII Üben Sie Druck nach unten vor allem bei der Vorwärtsbewegung aus, und steigern Sie allmählich Geschwindigkeit und Stärke. Wiegen Sie sich beim Pflügen weiterhin leicht hin und her. Es sollte sich jetzt allmählich eine Furche bilden, die mit der Zeit zu schwelen beginnt und für starke Rauchentwicklung sorgt. In diesem Stadium werden Sie mit jeder Bewegung Reibungsstaub vom Holz schaben.

~~IIII~~ Falls Sie das Holz durch Ihre Anstrengungen bloß glatt und glänzend poliert haben, üben Sie vermutlich nicht genügend Druck aus. Auf diese Weise werden Sie kaum weiterkommen. Streuen Sie entweder ein wenig Sand auf den Herd, bevor Sie fortfahren, oder pflügen Sie für wenige Sekunden extrem stark. Ist die Oberfläche erst einmal angekohlt, wird sie kaum wieder in einen polierten Zustand übergehen.

~~IIII~~ I Die wahre Kunst bei dieser Technik besteht darin, energisch zu pflügen, dabei jedoch stets die volle Kontrolle zu behalten. Damit Glut entsteht, muss sich der Reibungsstaub an einem einzelnen Punkt sammeln und darf nicht von der Spitze des Pflugs angestoßen und zerstreut werden. Sind Sie zu zweit, kann eine Person den Reibungsstaub mit den Fingerspitzen zusammenhalten, während die andere neuen Staub erzeugt. Das fällt leichter, wenn Sie bereits Erfahrung mit den anderen Reibungsverfahren haben und wissen, worauf es ankommt. Falls Sie allein arbeiten, müssen Sie besonders sorgfältig vorgehen.

~~IIII~~ II Haben Sie ein ausreichend großes Häufchen Reibungsstaub zusammen, müssen Sie Ihr weiteres Vorgehen ändern. Winkeln Sie die Arme stärker an, beugen Sie sich vor und fahren Sie mit dem Pflügen fort, nun allerdings, ohne sich seitlich zu wiegen. Pflügen Sie so rasch wie möglich und führen Sie kürzere Bewegungen über etwa fünf Zentimeter Länge auf dem Herd aus, und üben Sie dabei mindestens fünf Sekunden lang so viel Druck aus, wie Sie können. Die Rauchbildung sollte sich verstärken, und der entstehende Staub wird sich dunkler färben. Wischen Sie Ihr Staubhäufchen auf keinen Fall versehentlich beiseite! Sie werden einige Erfahrung mit dieser Methode brauchen, um den richtigen Zeitpunkt zum Aufhören zu erkennen. Stellen Sie das Pflügen entweder ein, wenn Sie sehen, dass der Staubhaufen von allein weiterraucht, oder wenn Sie zu erschöpft sind.

卌 III Ab jetzt kann mit der erzeugten glühenden Asche wie üblich verfahren werden. Fächeln Sie behutsam Luft zu und warten Sie, bis sie beständig glüht, bevor Sie sie auf Ihren Zunder übertragen und anpusten, damit eine Flamme entsteht. Für die meisten traditionellen Feuerpflüge benutzt man zu diesem Zweck alte, trockene Kokosnussschale, die auseinandergezupft wird, doch je nach Region kann natürlich auch ein anderer, vergleichbarer Zunder verwendet werden. Man sollte wissen, dass die Glut oft sehr klein ausfällt und man sie nur mit Mühe vom Herd trennen kann. In solchen Fällen ist es manchmal besser, die Glut auf dem Herd zu belassen und den Zunder beim Anblasen daranzuhalten.

Mit genügend Übung sollte man nicht länger als vierzig Sekunden brauchen, um auf diese Weise Glut zu erzeugen. Unterteilen Sie die Methode gedanklich in zwei Schritte, bei denen jeweils eine andere Taktik zum Einsatz kommt. Einfach ausgedrückt, stellt der erste Schritt – der etwa 80 Prozent der Zeit ausmacht – einen ehrgeizigen Dauerlauf dar, in dessen Verlauf Sie Reibungsstaub erzeugen, ohne sich selbst zu sehr zu verausgaben. Der zweite Schritt – etwa 20 Prozent der Zeit – ist der entscheidende Sprint auf der Zielgeraden, bei dem Sie all Ihre Energie in wenige Sekunden stürmischer Aktivität bündeln, um den Staub zu entzünden und Glut zu entfachen.

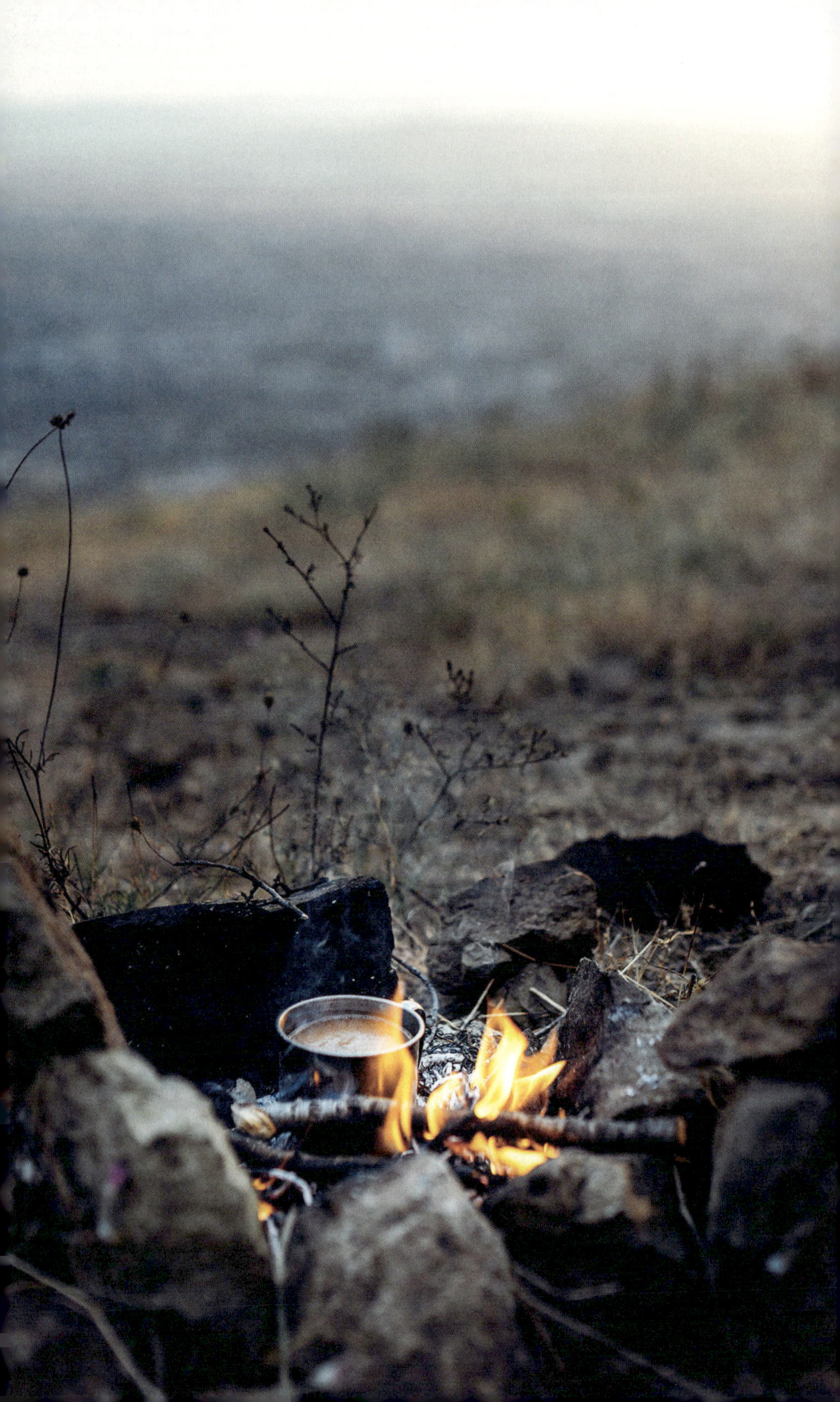

KAPITEL 5

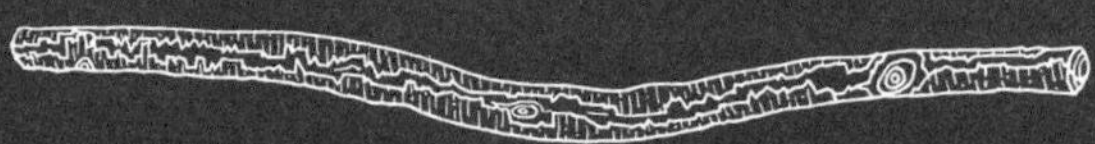

FEUERSÄGE

MEINE LEIDENSCHAFT FÜR DIE ERFORSCHUNG DER Natur hat mich in die wildesten, entlegensten Ecken unseres Planeten geführt. Die besten Ferienziele sind für mich solche tief in der Wildnis, weit weg vom Lärm und Chaos der Zivilisation; nur in der Wildnis kann ich wirklich abschalten und meine Batterien neu aufladen. Dabei habe ich es mir zur Aufgabe gemacht, all die verschiedenen Methoden kennenzulernen, mit denen man Feuer traditionellerweise »hervorzaubert«, und wollte mehr darüber erfahren, welche Bedeutung das Phänomen Feuer in anderen Kulturen hat. Seit langem hegte ich den Wunsch, einmal mitzuerleben, wie die Feuersäge dort verwendet wird, wo sie einst erfunden wurde. Ich ließ mich also ein paar Wochen beurlauben und flog auf die Philippinen. Begleitet von meiner Freundin Angelica, die philippinischer Abstammung ist, besuchte ich die Inseln Luzon und Mindoro, wo Feuersägen normalerweise aus Bambus hergestellt werden.

Mindoro ist die siebtgrößte Insel der Philippinen. Der Begriff »Mangyan« ist der Oberbegriff für die acht Untergruppen von Ureinwohnern, die dort leben. Auf dieser Reise war es nicht notwendig, viele Meilen weit in die hintersten Winkel des Landes vorzudringen, denn einige Stammesgruppen leben in der Nähe moderner Siedlungen. (Es gibt allerdings Stämme in entlegeneren Regionen der Insel, die noch immer weglaufen, wenn sie Menschen in westlicher Kleidung erblicken.) Die meisten Mangyan leben im Tiefland und verdienen sich ihren Lebensunterhalt mit Mähen von Wiesen, bei der Obst- und Reisernte, mit dem Flechten von Körben und ähnlichen Tätigkeiten. Sie lieben ihr einfaches Dorfleben und sind ausgesprochen gastfreundlich.

Das Dorf, das wir besuchten, mussten wir durch eine kleine Gemeinschaftshütte betreten. Sie war – wie das gesamte Dorf – traditionell aus Bambus und Palmblättern gebaut. In diesem Gemeinschaftsraum fertigte eine große Gruppe von Männern und Frauen wunderschöne Körbe für den Verkauf, aus Materialien wie Lianen und anderen natürlichen Fasern, die im Wald gesammelt wurden. Mit großem Erstaunen sah ich ein kleines Mädchen, nicht älter als vier Jahre, die ebenso wie ihr Vater neben ihr einen Korb herstellte. Geschickt und mit großer Sorgfalt flocht sie ein kompliziertes Muster in den Korb hinein – Zeugnis einer über Generationen hinweg weitergegebenen Tradition. Die Begeisterung, mit der ich die Korbflechtkunst betrachtete, muss offenkundig gewesen sein: Als ich ging, schenkten die Leute mir eine Ahle fürs Korbflechten. Sie bestand aus einem gehämmerten und geschliffenen alten Nagel, der in einen einfachen Holzgriff eingefügt war.

Ich war hergekommen, um mehr über die Feuersäge zu erfahren, also fragte ich, ob mir jemand ihre Anwendung zeigen könne. Die meisten sprachen kein Tagalog, eine auf den Philippinen weitverbreitete Sprache. Deshalb konnte meine Freundin nicht sonderlich gut mit ihnen kommunizieren, doch irgendwie gelang es ihr, sich verständlich zu machen. Da die jüngeren Stammesmitglieder ihr Feuer jedoch definitiv nicht mittels Reibungshitze entfachten (so nah an einer Stadt, wo Feuerzeuge und Streichhölzer erhältlich sind), fragten sie einen älteren Dorfbewohner.

Als wir zu seiner Hütte kamen, schien der ältere Mann auf einer geflochtenen Matte auf dem Boden zu schlafen. Auf Regalen und an den Wänden befanden sich einige Körbe, und an der Tür hingen mehrere Macheten in ihren hölzernen Futteralen. Die Angehörigen des Stammes mögen ursprünglicher leben als wir Menschen im Westen, doch halten sie ihre Häuser äußerst sauber, und vor dem Eintreten muss man die Schuhe ausziehen. Unermüdlich fegen Frauen die Erde davor mit langen, aus den Mittelrippen von Kokospalmenblättern gefertigten Besen, und die von den steifen Borsten erzeugten

Kehrgeräusche sind in dieser Gegend ein vertrautes Hintergrundgeräusch.

Der junge Mann, der uns begleitete, rief einen Namen, und der ältere Mann stand auf. Es folgte eine laute Diskussion in ihrer Muttersprache. Aufgrund seines ergrauenden Haares und Barts sowie seines dunklen, wettergegerbten Gesichts, das von tiefen Falten durchzogen und mit Altersflecken übersät war, schätzte ich den älteren Mann auf etwa siebzig oder achtzig. Er grinste, wobei Zahnlücken sichtbar wurden, griff sich eine Machete und lief aus der Hütte in Richtung des nahen Waldes. Wir hörten ein typisches Hackgeräusch, und schon zwei Minuten später tauchte er mit einer Bambusstange wieder auf. Dann begann er vor seiner Hütte mit einer Feuersäge aus Bambus Feuer zu machen, wobei er seine Machete sehr geschickt handhabte. Daran, wie er zu Werke ging, konnte man erkennen, dass er diese Fertigkeit im Laufe seines Lebens durch Übung erworben hatte, denn sicherlich war es für ihn in jüngeren Jahren überlebenswichtig gewesen, auf diese Weise Feuer machen zu können.

Schon bald hatte der Mann seine Vorbereitungen beendet und ein Feuer entfacht. Am meisten erstaunte mich sein Durchhaltevermögen, denn diese Technik erfordert Kondition und Kraft, was ihm jedoch überhaupt keine Probleme bereitete; seine Muskeln arbeiteten wie die

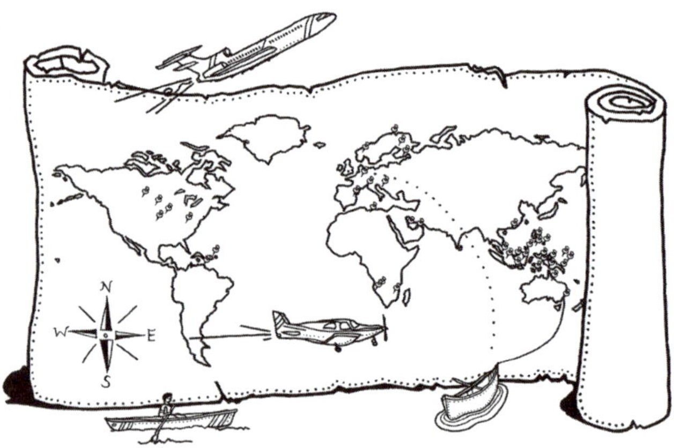

eines deutlich jüngeren Mannes, und es schien, als müsste er sich gar nicht anstrengen. Als die Flammen aufloderten und das Feuer Wärme zu spenden begann, leuchtete in seinen Augen Zufriedenheit auf. Ich fragte ihn, wann er diese Technik gelernt habe. Er antwortete, sein Vater habe sie ihm als kleiner Junge beigebracht, da sie tief im Wald ein Nomadenleben geführt hätten, bevor sie an der Küste sesshaft geworden seien. Und früher hätten sie immer auf diese Weise Feuer machen müssen, da Streichhölzer und Feuerzeuge nicht immer zur Hand und teuer gewesen seien.

Es war offensichtlich, dass der Jüngere dies noch nie zuvor gesehen hatte, denn er blickte ganz erstaunt, als der andere sägte und Rauch aufstieg. Ich schaute mich um. Etliche Personen, darunter einige Frauen und kleinere Kinder, hatten sich versammelt, um zu sehen, was da vor sich ging, und unterhielten sich nun angeregt miteinander. Einige hoben kleine Bambusstückchen auf und begannen selbst zu experimentieren, indem sie den älteren Mann nachahmten. Die Kinder lachten beim Sägen. Ich hegte die Hoffnung, dass meine Bitte dazu beitragen würde, diese Fertigkeit im Dorf wieder zu verbreiten, und sei es auch nur vorübergehend.

ANWENDUNG DER FEUERSÄGE

Etliche Techniken zum Feuermachen erfordern eine Sägebewegung, unterscheiden sich allerdings, je nach Region und vor allem abhängig von den verfügbaren Materialien, leicht voneinander. Generell jedoch funktionieren sie alle nach demselben Prinzip: Ein Stück Holz wird im Winkel von 90 Grad zur Holzfaser an einem anderen Stück gerieben, um Glut zu erzeugen. Dies ist wohl die Methode des Feuermachens mittels Reibung, die bei einem Anfänger am schnellsten zu einem Erfolgserlebnis führen dürfte.

Sägetechniken finden sich beim Feuermachen häufig. Sie lassen

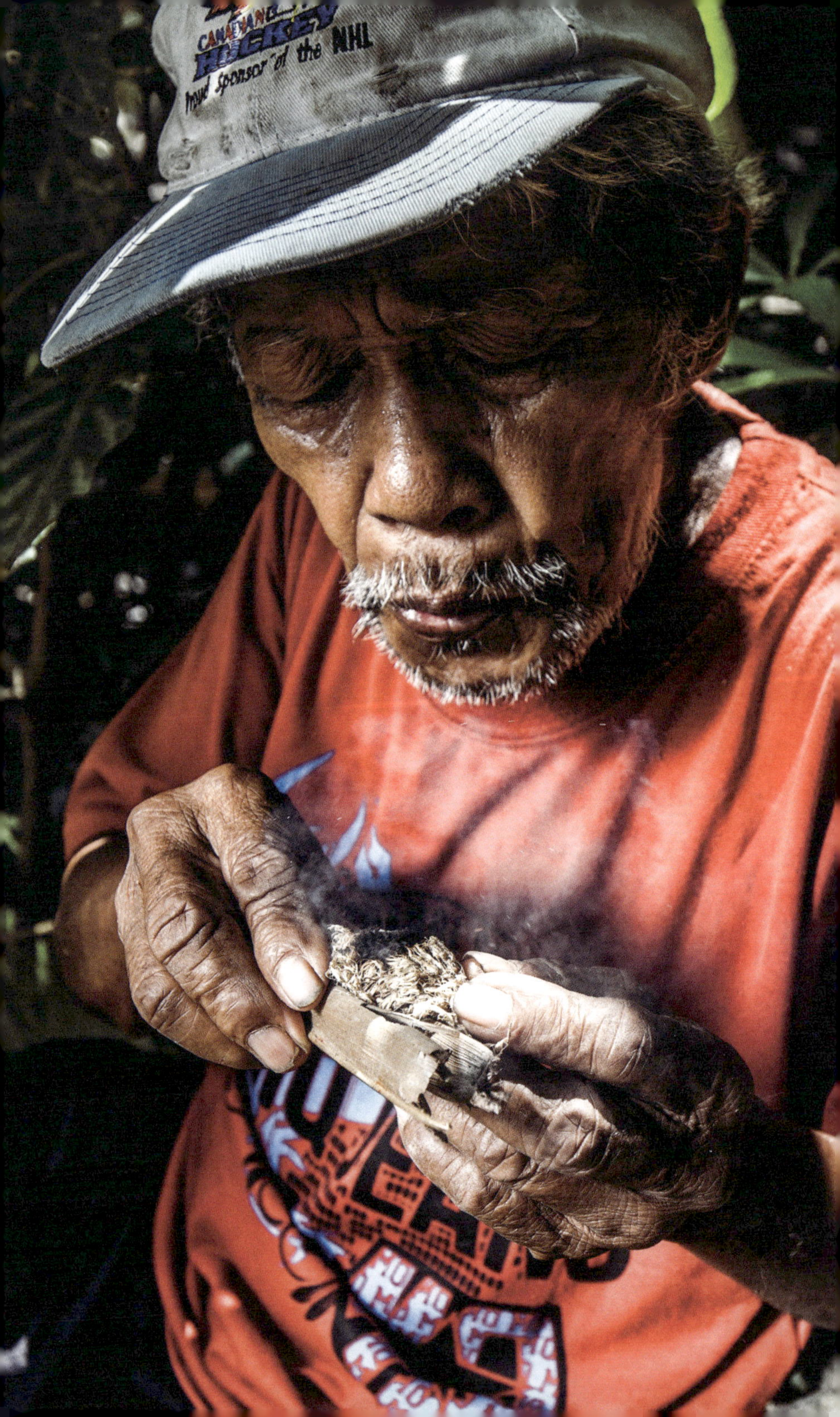
Proud Sponsor of the NHL

sich grob in drei Kategorien einteilen: Die erste Variante erfordert zwei Stück harten Bambus (je für Herd und Säge), eine weitere gebräuchliche ein massives Holzstück für den Herd und ein zweites aus festem Hartholz für die Säge. Die dritte Variante erfordert ebenfalls ein massives Holzstück für den Herd, doch die Säge besteht aus biegsamem Holz, meist einem dünnen Stück Rattan oder Bambus, das etwas anders verwendet wird als bei den anderen beiden Techniken. Aus diesem Grund beschreibe ich die flexible Säge, auch Feuerschnur genannt, in einem eigenen Kapitel (Kapitel 6).

Die traditionelle Verwendung der Feuersäge ist weitgehend auf den tropischen Regenwald beschränkt. Man findet sie aber auch in anderen Regionen, zum Beispiel bei den Jumma, den indigenen Stämmen in den Chittagong Hill Tracts in Bangladesch, im indischen Bundesstaat Assam oder auf der Inselgruppe der Nikobaren. Weiter östlich findet man sie bei den Karen im südöstlichen Myanmar, bei einigen Orang Asli (eine Sammelbezeichnung für achtzehn ethnische Gruppen, die als Ureinwohner der malaiischen Halbinsel gelten), bei den meisten Stämmen auf den Philippinen, an einigen verstreuten Orten des Malaiischen Archipels und bis in die Wüsten Australiens hinein. Es gibt auch entsprechende Berichte über das heutige Gabun.

DIE BAMBUS-FEUERSÄGE

In seinem Reisetagebuch *Der Malayische Archipel*, das als einer der herausragenden Reiseberichte des viktorianischen Zeitalters gilt, schildert Sir Alfred Russell Wallace die Methode des Feuermachens mittels einer Bambus-Feuersäge, die auch heute noch in Indonesien und auf den Philippinen gebräuchlich ist.

GEGENÜBER Ein Mitglied des Mangyan-Stammes entfacht aus Glut eine Flamme, Mindoro, Philippinen

Bambus ist in tropischen Regenwäldern und warmen, gemäßigten Regionen weltweit anzutreffen. Auch wenn es manchmal schwierig sein mag, ihn zu finden, wächst er meist großflächig, und dort lässt sich dann leicht und schnell Feuer damit machen, vorausgesetzt, man verfügt über das entsprechende Werkzeug zum Holzfällen. Das wird meist eine Art großes Dschungelmesser sein, wobei ein Werkzeug zum Holzspalten und -schaben bereits ausreicht. Es muss also kein Messer sein, im Notfall kann man improvisieren. Im Prinzip muss man auch nur einen einzigen Bambusstamm finden, da für alle benötigten Teile ein einziges kurzes, trockenes Stück Bambus ausreicht. Weil die Bambusoberfläche wie mit einem Wasserschutzlack versiegelt ist, bleiben die darunterliegenden Holzfasern selbst im heftigsten Tropenregen trocken.

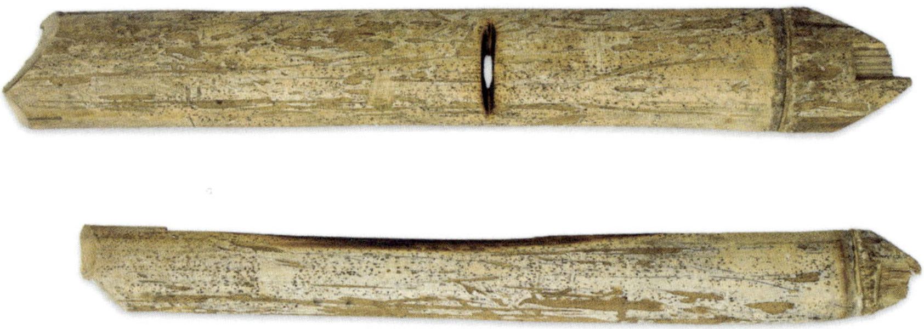

Feuersägen-Set aus Bambus, Mindoro, Philippinen

HERSTELLUNG EINES FEUERSÄGEN-SETS AUS BAMBUS

Für diese Technik eignet sich jede Art von Bambus, vorausgesetzt, er ist trocken und die Größe stimmt. Wollen Sie diese Technik zu Hause ausprobieren und in Ihrer Nähe wächst kein Bambus, können Sie sicherlich vor Ort welchen kaufen.

I Nehmen Sie ein ein Meter langes und mindestens fünf Zentimeter dickes Stück trockenen Bambus mit einer mindestens vier Millimeter dicken Wand. In einem Bambusdickicht findet man immer eine Mischung aus Tot- und Lebendholz. Da Totholz im feuchten Dschungel schnell verrottet, sollten Sie darauf achten, dass das von Ihnen gewählte Stück noch unversehrt ist.

II Legen Sie das Bambusstück dorthin, wo Sie Feuer machen wollen. Regnet es, schützen Sie den Feuerplatz mit einer Zeltplane oder einem improvisierten Dach.

III Trennen Sie von dem Stück ein mindestens 50 Zentimeter langes Teilstück ab. Vermutlich befinden sich darin ein oder zwei Knoten – achten Sie darauf, dass diese eher an den Enden liegen und es in der Mitte ein mindestens 30 Zentimeter langes knotenfreies Stück gibt. Den Rest heben Sie auf, um später Zunder und Anfeuermaterial daraus zu machen.

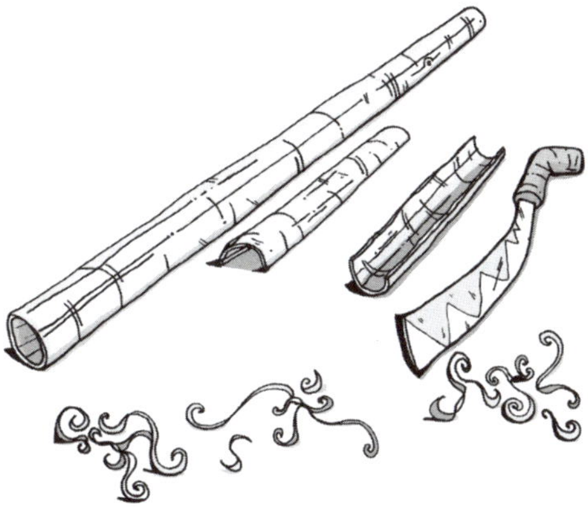

IIII Das Stück muss nun längs halbiert werden. Stellen Sie es dazu senkrecht hin, platzieren die Schneide des Dschungelmessers genau mittig darauf, und klopfen Sie kräftig mit einem zweiten Holzstück auf das Messer.

𝍸 Legen Sie eine der Hälften zur Seite – sie ist für den Herd bestimmt.

𝍸 I Nehmen Sie die andere Hälfte und halbieren Sie sie nochmals längs – eines der Viertel wird die Säge.

DER HERD

I Nehmen Sie das beiseitegelegte Stück. Platzieren Sie es mit der Innenseite nach unten quer vor sich auf den Boden.

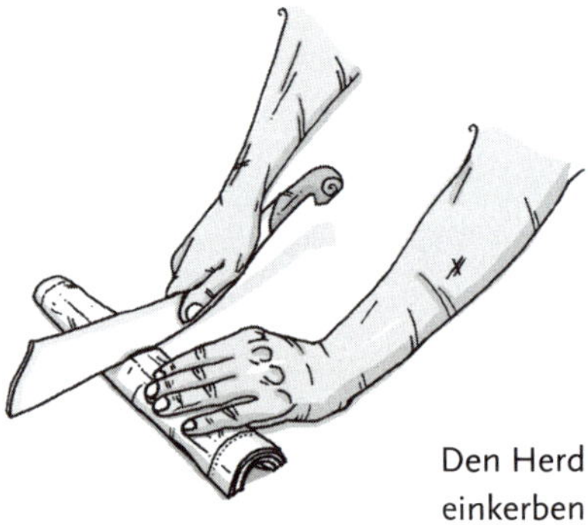

Den Herd einkerben

II Ritzen Sie in die gekrümmte Außenwand des Bambus quer zur Holzfaser, im 90-Grad-Winkel zur Maserung, eine schmale Kerbe. Lassen Sie sich dabei Zeit, denn auf der glatten Oberfläche des Bambus kann das Messer leicht abrutschen und Sie an der Hand verletzen – und dies hätte im Dschungel schwerwiegende Folgen.

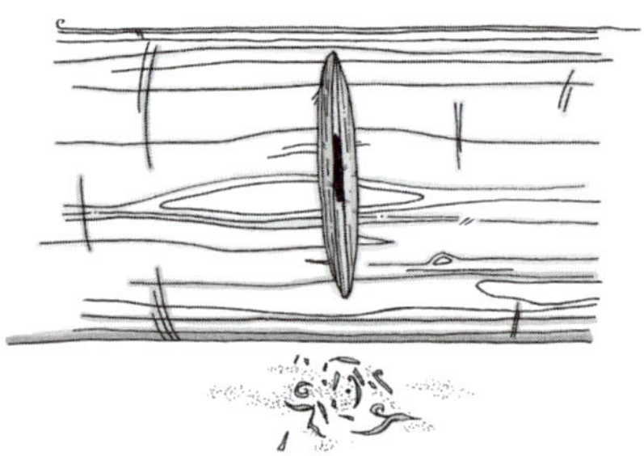

GEGENÜBER Mitglied des Aeta-Stammes beim Abschaben von Zunder an einem Bambus für die Feuersäge, Provinz Zambales, Luzon, Philippinen

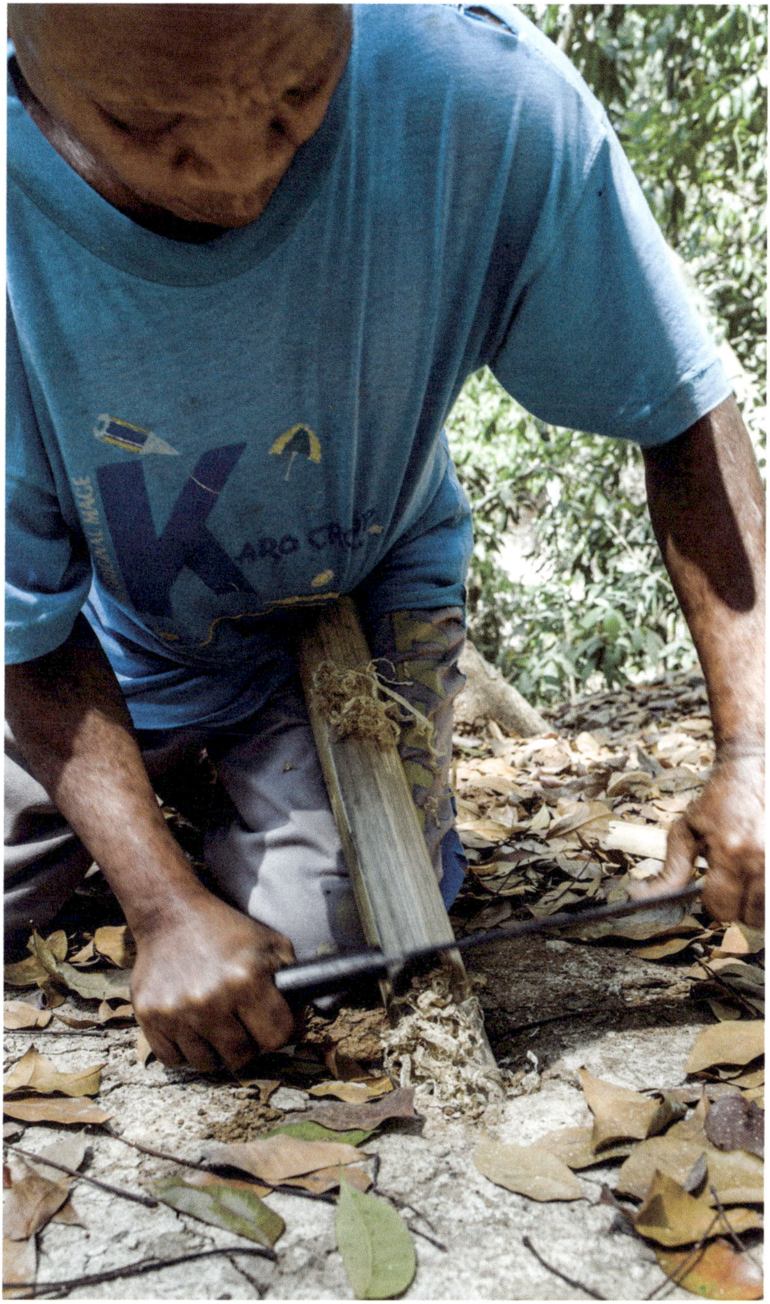

||| Vertiefen Sie die Kerbe, bis Sie fast durch sind, und bohren Sie dann mit der Messerspitze ein kleines Loch in die Außenwand. Wichtig ist, dass das Loch nicht zu groß wird, das heißt höchstens drei Millimeter lang und einen Millimeter breit.

|||| Nun nehmen Sie das zum Anfeuern zur Seite gelegte Bambusstück zur Hand und schaben mit dem Messer, das Sie mit beiden Händen halten, quer auf der Außenseite vor und zurück. Auf diese Weise dürften Sie relativ schnell eine Ansammlung von Spänen erhalten. Versuchen Sie beim Schaben darauf zu achten, dass die Späne an Anfang und Ende der Schabstelle mit dem Holz verbunden bleiben und sich so zwei Zunderbündel bilden.

𝍸 Sobald diese die Größe eines Hühnereis haben, mit dem Schaben aufhören, die Zunderbündel ablösen und rechts und links des winzigen Lochs innen in den Herd legen.

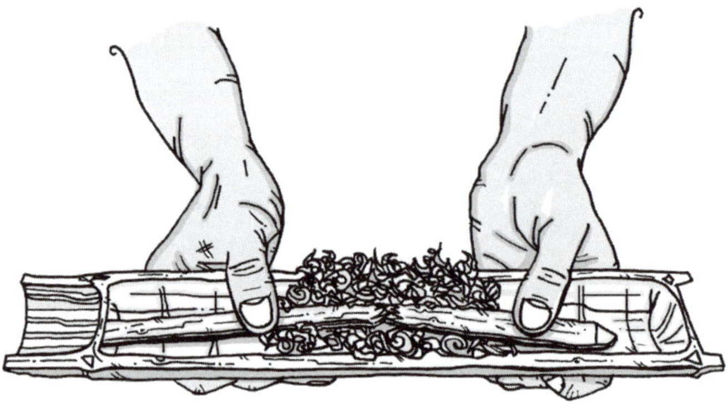

Einklemmen des Zunders mit Hilfe von Spänen

𝍸 | Zum Schluss ein bleistiftgroßes Stück Bambus oder anderes Holz leicht knicken (nicht durchbrechen) und damit die Zunderbündel in der Bambusschale festklemmen, so dass sie nicht herausfallen können. Damit wäre der Herd komplett.

Bei einigen indigenen Völkern habe ich auch beobachtet, dass sie in die Innenseite des Herdes eine weitere, sehr flache Kerbe ritzen, wenn der Bambus eine extrem dicke Außenwand besitzt, doch ist dies nicht unbedingt notwendig. Wird eine solche Extrakerbe eingefügt, lässt man die Späne an einer Seite am Holz stehen, und der Zunder wird einfach daruntergeklemmt.

DIE SÄGE

Die Säge ist viel einfacher herzustellen. Dazu schärfen Sie einfach eine Kante des dafür ausgewählten Bambusstücks mit der Messerklinge. Sie muss nicht extrem dünn und scharf werden. Es reicht aus, wenn die Kante schmal genug ist, um in die Kerbe des Herdes zu passen, und in Kontakt mit dem winzigen Loch kommt.

ANMACHHOLZ

Brechen Sie vor dem Feuermachen eine Handvoll feine Splitter von einem Stück Bambus ab und legen Sie sie an einen trockenen Platz. Diese vorbereiteten Splitter können später direkt auf den Zunder gelegt werden, sobald er Feuer fängt.

FEUER MACHEN

Die Sägekante muss genau in der Kerbe des Herdes liegen, während die Säge kräftig vor- und zurückbewegt wird. Der sich bildende Holzstaub wird durch das Loch gedrückt und sammelt sich darunter auf dem Zunder im Innern des Herdes. Bei dieser Sägetechnik kann man alleine oder zu zweit arbeiten.

SOLO FÜR EINE FEUERSÄGE

Macht man allein Feuer, hält man die Säge hochkant in einem geeigneten Winkel und reibt den mit beiden Händen gehaltenen Herd darüber. Wie dies am einfachsten zu bewerkstelligen ist, haben mir die Mangyan auf Mindoro gezeigt (siehe Seite 122).

I Mit der Machete einen fünf Zentimeter dicken Bambus etwa 30 Zentimeter über dem Boden abschlagen.

II Den Bambusstumpf gerade so weit einkerben, dass das obere Ende der Säge dort eingeklemmt werden kann, während das untere auf dem Boden aufliegt. So hat die Säge einen sicheren Stand und befindet sich in einem geeigneten 45-Grad-Winkel zum Boden. Wer sich diese Technik zu Hause beibringt, kann zu diesem Zweck auch einen Pflock aus Totholz in den Boden rammen, um nicht unnütz Lebendholz abzuschlagen.

III Dann den Herd in die Hand nehmen. Vergewissern Sie sich, dass die beiden Zunderbündel noch gut eingeklemmt auf dem Loch liegen. Den Herd dann mit der Kerbe auf den Sägerand legen und kräftig auf und ab reiben.

IIII Beginnen Sie langsam mit dem Reiben, über eine Strecke von etwa 20 cm. Sobald die Reibung genug Wärme erzeugt hat und Rauch aufsteigt, sollten Sie nach und nach Geschwindigkeit und Druck erhöhen.

~~IIII~~ Reduzieren Sie nach etwa 20 Sekunden die Reibefläche auf knapp 15 cm, und geben Sie zehn Sekunden lang noch einmal alles. Dann dürften Ihre Bemühungen von Erfolg gekrönt sein.

~~IIII~~ I Drehen Sie den Herd sofort um und pusten Sie durch das Loch. Lassen Sie sich nicht entmutigen, wenn Sie im Innern keine Glut sehen – ob es geklappt hat, sehen Sie daran, ob auf der Rückseite des Herdes Rauch austritt, wenn Sie durch das Loch pusten. Ist das Loch durch Holzstaub verstopft, lässt es sich gut mit einem dünnen Bambussplitter reinigen. Ein solcher vorbereiteter Splitter lässt sich ins Haar gesteckt aufbewahren, so wie es die Orang Asli mit den Ersatzpfeilen für ihre Blasrohre machen.

𝍸 II Drehen Sie den Herd langsam um, so dass die Zunderbündel nun auf Ihrer Hand liegen. Den Herd vorsichtig entfernen, um nach der Glut zu sehen, die sich oben auf dem Zunder gebildet haben müsste, dann den Herd vorsichtig ablegen. Die Glut in die Zunderbündel einhüllen und pusten, bis sich Flammen bilden, dann die vorbereiteten dünnen Splitter (das oben beschriebene Anmachholz) darüberlegen. Sobald diese Feuer gefangen haben, weitere Bambusreste und, wenn man möchte, auch das Feuersägen-Set auflegen.

IM DUETT

Zu zweit kann man sich die Arbeit teilen (siehe nächste Seite). Hier wird der Schlitten oder Herd mit der Kerbe nach oben auf den Boden gelegt und festgehalten, während die Säge bewegt wird. Entweder hält hierbei einer den Schlitten fest und der andere schiebt mit beiden Händen die Säge vor und zurück, oder beide haben je eine Hand an der Säge und eine am Schlitten, damit die Anstrengung des Sägens nicht an einem hängenbleibt. Das weitere Vorgehen ist dasselbe wie bereits geschildert.

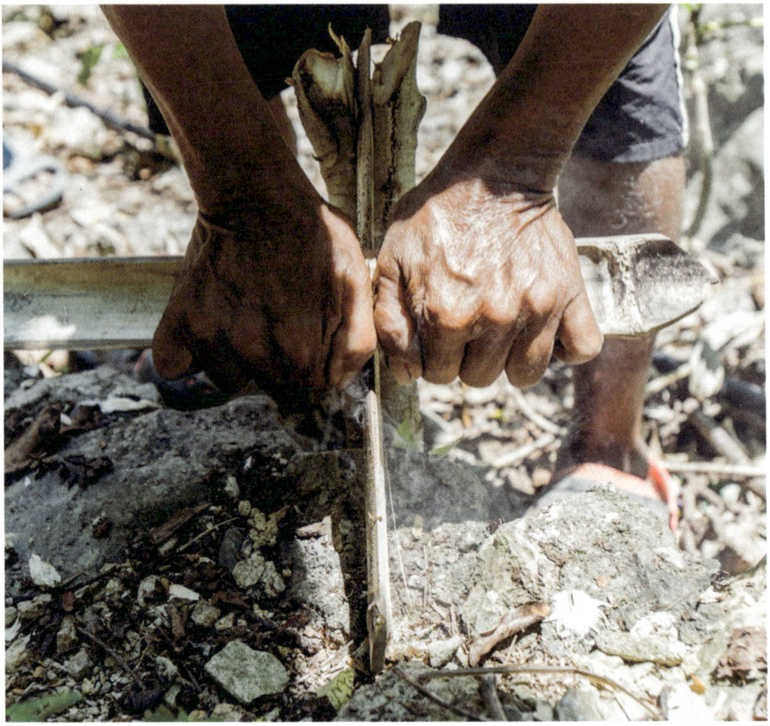

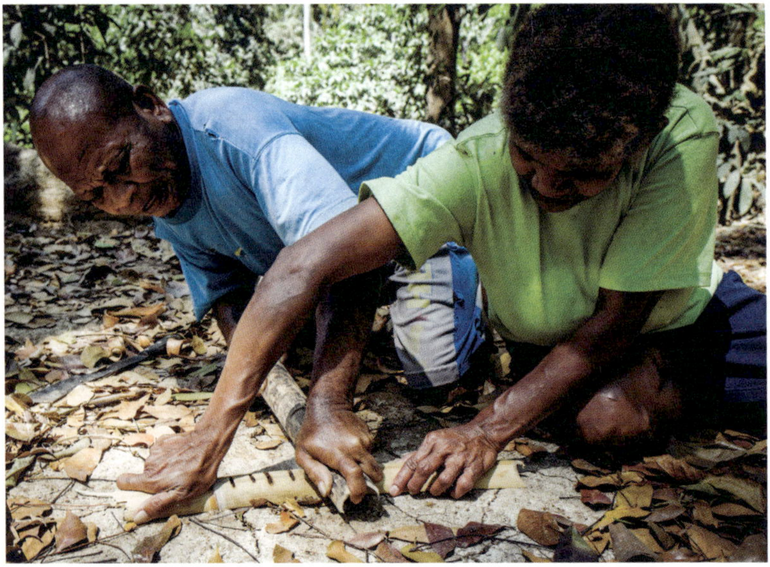

FEUERSÄGEN AUS VOLLHOLZ

Stand kein Bambus zur Verfügung, dessen charakteristischer hohler Stamm sich gut für die oben beschriebene Technik eignet, wurde die Feuersäge anders hergestellt. Hier finden sich verschiedene Varianten, wobei die Sägekomponente im Prinzip weitgehend gleichbleibt: ein scharfkantiges Stück Holz von entweder gleicher oder sogar etwas größerer Härte als das für den Herd verwendete.

Auch wenn in Australien der Quirlbohrer weitverbreitet war, verließen sich die Aborigines in vielen Gegenden auf Feuersägen, die sich grob in drei Gruppen einteilen lassen: Verwendung von Speerschleuder und Schild, Verwendung von Spaltholz oder das Nutzen vorhandener Risse.

SPEERSCHLEUDER UND SCHILD

In der Wüste Zentralaustraliens nahmen Krieger vor allem zwei Dinge mit in den Busch: die »Miru« (auch »Woomera« genannt), eine Speerschleuder, sowie die »Alkuta« (einen Schutzschild, auch »Australischer Feuerschild« genannt), die beide meist aus Mulga-Holz (einer Akazienart) hergestellt waren. Sie hatten vielfältige Funktionen. Zum Feuermachen wurde zuerst eine fünf Millimeter tiefe, fünf Millimeter breite und zehn Zentimeter lange Kerbe in die Schildoberfläche geritzt. Dann wurde, entweder allein oder zu zweit, mit der Kante der Speerschleuder im 90-Grad-Winkel über die Kerbe gesägt. Der sich dabei in der Kerbe

GEGENÜBER OBEN Mitglied des Mangyan-Stammes, der allein die in einem gespaltenen Baumstumpf steckende Feuersäge führt, Mindoro, Philippinen
UNTEN Mitglieder der Aeta nutzen die Säge zu zweit, wobei der Herd am Boden festgehalten wird, Provinz Zambales, Luzon, Philippinen

sammelnde Holzstaub wurde, sobald er zu glimmen begann, auf ein Bündel Spinifex-Gras übertragen und dann mittels Pusten ein Feuer entfacht. Wollten die Krieger erneut Feuer machen, sägten sie neben der angesengten Stelle wieder über die gleiche Kerbe.

NUTZEN VORHANDENER RISSE

Natürliche Risse und Spalten finden sich in altem, trockenem, abgefallenem Holz fast immer, vor allem in einem trockenen Klima wie in der zentralaustralischen Wüste, wo alles von der Sonne versengt ist. So sägten Aborigines zum Beispiel mit der Kante einer Speerschleuder quer über einen fünf Millimeter breiten Riss, um Glut zu erzeugen. Kurz vor Sägebeginn wurde noch getrockneter, zerriebener Känguru-Dung in den Riss gegeben, um die Glutbildung zu beschleunigen (die Säge wurde dann darübergezogen).

SPALTHOLZ-FEUERSÄGE

Für die Spaltholz-Feuersäge diente als Herd ein kurzer Ast aus Weichholz, der an einem Ende gespalten wurde; der entstandene Spalt wurde dann mittels eines kleinen Holzkeils oder Steines offen gehalten. Es wurden Äste verschiedener Dicke verwendet, am besten eignen sich jedoch etwa handgelenkdicke. Zuerst wurde ein Zunderbündel auf die Erde gelegt, darauf der gespaltene Ast, und dann wurde die Hartholz-Säge dort über den Spalt gezogen, wo er etwa fünf Millimeter breit war.

GEEIGNETE HÖLZER

Die gleichen wie für den Fiedelbohrer (siehe Seite 67 ff.), außerdem Eisenholz und Mulga.

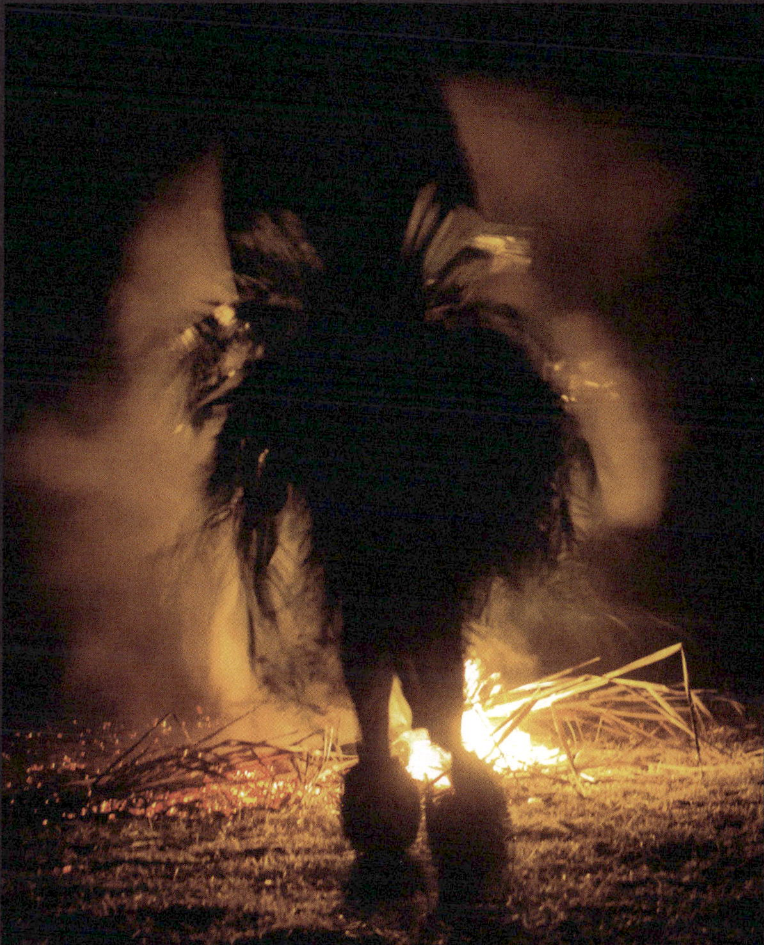

GESCHICHTEN UND LEGENDEN
ÜBER DEN URSPRUNG DES FEUERS

Geschichten und Legenden über den Ursprung des Feuers finden sich bei fast allen Völkern und Kulturen. Sie zeugen von dem Versuch, die Unermesslichkeit von Universum, Natur, Jahreszeiten und Wetter zu erfassen und ihr einen Sinn zu verleihen, und wurden über Jahrhunderte und Jahrtausende hinweg in mündlicher Erzähltradition von einer Generation an die nächste weitergegeben. Auch heute noch spiegelt sich in Feuerfesten und -ritualen der Versuch des Menschen, die Natur zu begreifen.

Feuer war seit jeher wichtig für den Menschen, doch seine Entstehung war ein Mysterium und Gegenstand vieler Erzählungen. Studien belegen, dass der Mensch bereits vor 400 000 Jahren Kontrolle über das Feuer erlangte. Es wird allgemein angenommen, dass zu jener Zeit die Evolution hin zum modernen Menschen begann. Dank seines Intellekts und der Fähigkeit zur Abstraktion dominiert er heute über andere Spezies. Manche der Geschichten vom Feuer erzählen davon, wie Götter es den Menschen schenkten, in anderen wird erzählt, dass Götter, Menschen oder Tiere das Feuer aus Mitleid stahlen und weitergaben. In anderen Kulturen wiederum brachte man das Entfachen von Feuer durch Reibung mit Sexualität in Verbindung. So führen manche Legenden die Entstehung des Feuers auf den Sexualakt zwischen Tieren oder mystischen Wesen zurück.

PROMETHEUS STIEHLT DAS FEUER

Laut der griechischen Mythologie erhielt der für seine Intelligenz und Gewitztheit bekannte Gott Prometheus den Auftrag, aus Wasser und Ton Menschen zu erschaffen. Er tat dies, fand aber Gefallen an seinen menschlichen Freunden und empfand Mitleid mit ihnen. Er stahl Zeus einen heiligen Feuerblitz und brachte diesen, in einem hohlen Fenchelstängel verborgen, zur Erde, um ihn der Menschheit zu schenken. Dies war ein wertvolles Geschenk, und er wusste, dass er dafür eine Strafe zu erwarten hatte. Und tatsächlich war Zeus so zornig, dass er Prometheus an einen Felsen des Kaukasus schmieden ließ, wo ein Adler täglich von seiner Leber fraß.

GROẞMUTTER SPINNE BRINGT LICHT

Einer Legende der Cherokee zufolge brachte Großmutter Spinne der Welt das Licht. Vor langer Zeit befand sich die Sonne nur auf der anderen Seite der Erde, so dass alles dunkel war. Die Tiere, die ständig zusammenstießen, beschlossen, dass jemand das Licht stehlen solle. Sowohl Bussard als auch Opossum versuchten es, verbrannten sich aber nur die Federn beziehungsweise den Schwanz. Mit Hilfe ihrer acht Beine fertigte Großmutter Spinne aus Ton eine Schüssel und wob ein Netz, das bis zur Sonne reichte. Dann legte sie die Sonne in die Schüssel, rollte diese nach Hause und brachte so Licht und Sonnenschein auf die Welt.

DIE GEFALLENEN ENGEL UND ASASEL UNTERWEISEN DIE MENSCHEN

Im Buch Henoch, einer apokryphen jüdischen Schrift, steigen zweihundert gefallene Engel und ihr Anführer Asasel von ihren himmlischen Gefilden auf den Gipfel des Berges Hermon herab. Sie finden Gefallen an den Menschen, nehmen menschliche Gestalt an und verkehren mit Menschenfrauen. Diese gefallenen Engel lehren ihre Frauen und Kinder neue Fertigkeiten, Kenntnisse über Zauberei, okkulte Weisheiten sowie den Gebrauch von Werkzeugen und Feuer.

EIN HASE STIEHLT DEN WIESELN DAS FEUER

Einer Legende der Ureinwohner Amerikas zufolge besaßen die Wiesel als einzige Wesen das Feuer, nachdem Donnervögel mit ihren Blitzen eine Platane in Brand gesetzt hatten. Obwohl man den aus dem Baum quellenden Rauch sehen konnte, wollten die Wiesel niemandem von ihrem Feuer abgeben. Nacht für Nacht machten die Wiesel ein großes Feuer und tanzten rings umher. Als einziges Tier brachte der Hase den Mut auf, das Feuer zu stehlen – und die Wiesel hießen ihn willkommen, da sie gehört hatten, er sei ein guter Tänzer. Er tanzte so nah an den Flammen, dass das Kiefernharz, das er in sein Fell geschmiert hatte, Feuer fing, woraufhin er schnell davonrannte. Die Wiesel riefen die Donnervögel herbei, auf dass sie mit Regen das Feuer löschten, und so regnete es drei Tage lang. Sie waren sicher, dass das Feuer des Hasen nun erloschen war – doch dieser hatte das Feuer in einem hohlen Baum in Sicherheit gebracht. Nachdem der Regen aufgehört hatte, holte er es heraus und gab es den Menschen.

MAUI UND DIE BLÄSSHÜHNER

In einer polynesischen Legende heißt es, dass der Halbgott Maui mit seinen Brüdern gerade in einer Lagune fischte, als er zu einem Berg hinübersah und dort ein Feuer entdeckte. Die Menschen hatten schon seit Generationen kein Feuer mehr gehabt, und so rannte er dorthin, nur um mit ansehen zu müssen, wie eine Schar Blässhühner die Glut austrat. Während seine Brüder mit einer lebensgroßen, ihm zum Verwechseln ähnlichen Puppe zum Fischen hinausfuhren, blieb er an Land, und als die Vögel Feuer machten, schnappte er sich ein Huhn. Noch rechtzeitig erkannte er, dass er nie hinter dessen Geheimnis kommen würde, wenn er es tötete. Das Huhn lehrte ihn, wie man durch Aneinanderreiben von zwei Stöcken Feuer erzeugt, und Maui wiederum gab den anderen Menschen die Kunst des Feuermachens weiter.

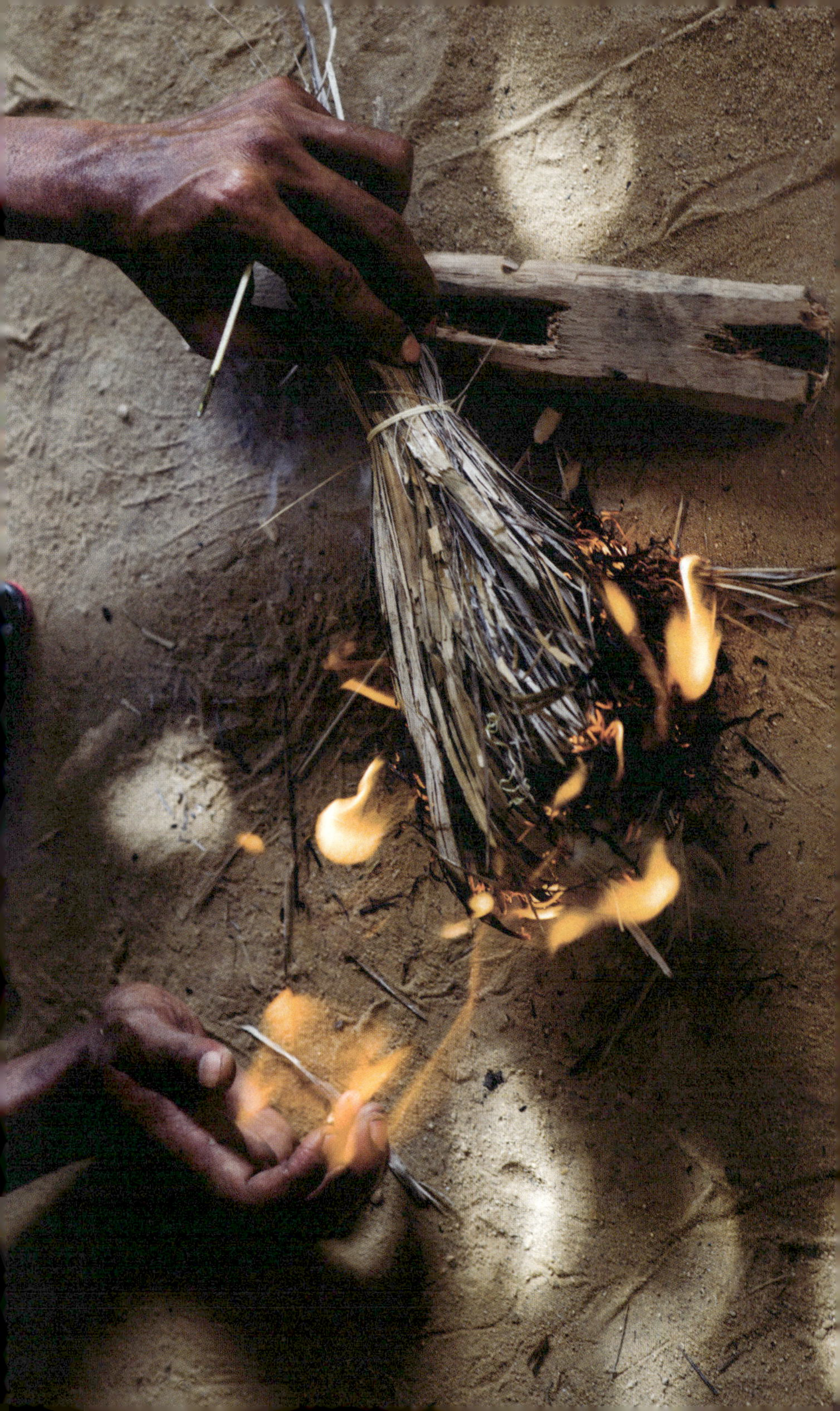

KAPITEL 6

FEUERSCHNUR

NEUGUINEA WAR SCHON IMMER EIN TRAUMZIEL von mir, und ich war ganz begierig darauf, mehr über die Methode des Feuermachens mittels Feuerschnur (»Tekan«) zu erfahren, die manche Völker dort anwenden. Mich faszinierten das Land, die Menschen und Natur dort. Am meisten lockte mich ein Besuch bei den geheimnisvollen Dschungelvölkern im Südosten des indonesischen Teils Neuguineas (auch West-Papua genannt). Die Korowai kamen in den 1970er Jahren erstmals mit der Außenwelt in Kontakt, als Missionare auf eine Gruppe Menschen stießen, die im Dschungel in charakteristischen, zum Teil sehr hohen Baumhäusern lebten und noch Steinwerkzeuge benutzten.

Heute hat sich daran immer noch nicht viel geändert. Sie bezeichnen Menschen aus der westlichen Welt immer noch als »Geisterdämonen«, weil sie sie so selten zu Gesicht bekommen. Angeblich tragen die Völker häufig Stammesfehden aus, und manche sollen sogar Kannibalismus praktizieren. Sie leben an einem der entlegensten Orte der Erde. Ich wusste jedenfalls, dass mein Besuch bei einem anderen Stamm, den Dani, mir einen Einstieg in die dortigen indigenen Stammeskulturen eröffnen würde. Bevor ich weiter nach Süden zu den Korowai vorstieß, musste ich mir erst einiges Wissen über Land und Leute aneignen.

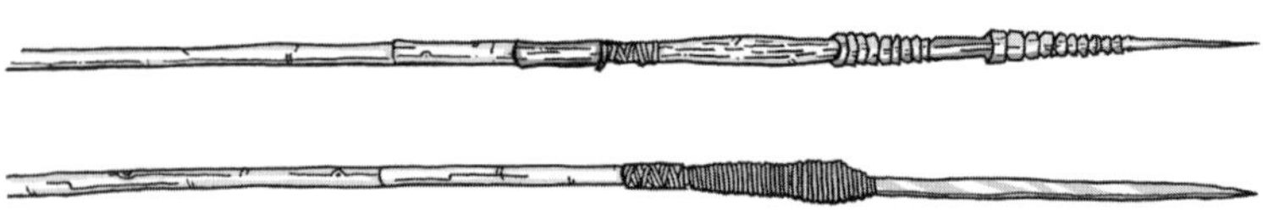

Ich hatte über die Region und über den Stamm der Dani gelesen, was ich nur finden konnte, bevor ich mich in dieses Abenteuer stürzte – dieses Mal zusammen mit meinem jüngeren Bruder Ben. Er hat die gleiche Abenteuerlust im Blut wie ich, und als ich ihm von meinem Vorhaben erzählte, ging ein Leuchten über sein Gesicht. Also schlug ich ihm vor mitzukommen. Wir flogen von London nach Jakarta, von dort nach Jayapura und weiter nach Wamena. Auf 1550 Meter Höhe im Herzen des Jayawijaya-Gebirges gelegen, ist Wamena die einzige Stadt weit und breit. Die Dani verkaufen dort ihre kunsthandwerklichen Produkte auf den lokalen Märkten, um ein paar Rupien zu verdienen, leben aber in Armut.

Bis in die 1930er Jahre hinein glaubte man, das Hauptwohngebiet der Dani – das Baliem-Tal – sei unbevölkert. Erst dann entdeckte der amerikanische Naturforscher und Philanthrop Richard Archbold während eines Erkundungsfluges zufällig ein tiefes Tal zwischen den hohen Bergen und deutlich erkennbare Felder – ein unverkennbares Zeichen von Zivilisation. Trotz des seitherigen Vordringens der modernen Welt ist es den Dani bemerkenswerterweise gelungen, ihren traditionellen Lebensstil weitgehend zu bewahren. Die meisten leben, vor allem aufgrund der Abgeschiedenheit ihrer Dörfer, immer noch wie früher.

Pfeil und Bogen sind oft zu sehen, da sie damit Jagd auf Vögel und kleine Säugetiere machen und die Schweine erlegen, die sie halten. Die Männer wissen, wie man eine Steinaxt und eine Dechsel (Querbeil; ein aus der Steinzeit stammendes, axtähnliches Werkzeug) herstellt. Auch wenn Stammesfehden seit jeher in ihrer Kultur verankert sind, sind die Dani primär ein sanftmütiges, freundliches Volk von Bauern, die zwischen den Gipfeln von Neuguineas atemberaubenden

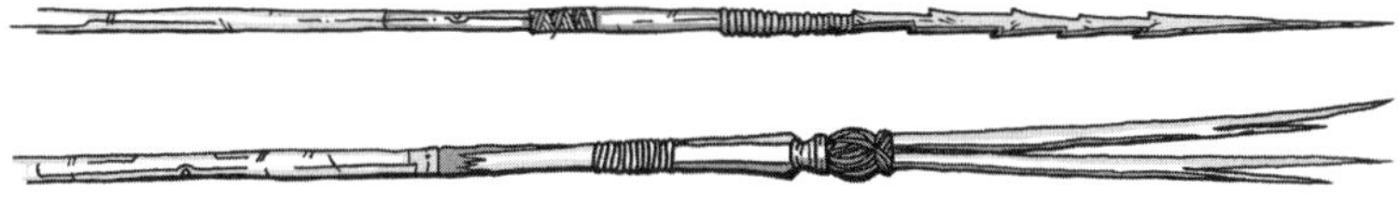

Bergen, die bis auf 4800 Meter hinaufreichen, Süßkartoffeln, Kaffee und Tabak anbauen.

Am Tag nach unserer Ankunft füllten wir unsere Taschen auf dem belebten Markt in Wamena mit Eiern, Nudeln, Bananen und Reis, so dass wir genug Essen für uns und als Gastgeschenke für die Dorfhäuptlinge hatten. Auf dem Markt gingen die Menschen geschäftig ihrem Tagwerk nach. Die meisten von ihnen waren – ihre wunderschönen, um die Stirn geschlungenen Tragenetze mit allem Möglichen beladen – barfuß kilometerweit durch die Berge dorthin gelaufen.

Bald darauf holperten Ben und ich neben unserem Führer Jonas auf einer schlammigen Straße hinauf in die Berge. Wir klammerten uns an unseren Taschen und aneinander fest. Als der Weg unpassierbar wurde und wir mit dem Auto nicht mehr weiterkamen, sprang Jonas ab und marschierte, mit Ben und mir im Schlepptau, recht zügig los. Unsere Wanderung führte uns durch eine atemberaubende Landschaft mit hochaufragenden Gipfeln in der Ferne. Davor lagen sanft geschwungene Berghänge, in kleine Terrassen unterteilt, auf denen Süßkartoffeln, Kaffee und Tabak angebaut wurden – so weit das Auge reichte.

Auf einem Pfad hoch oben in den Bergen begegneten wir dann einem Dorfältesten der Dani. Abgesehen vom traditionellen Penisfutteral und einem Kopfschmuck mit Kasuarfedern war er komplett nackt. Vom Gesicht her wirkte er wie ein alter Mann, doch der Waschbrettbauch und die kräftigen Beinmuskeln sprachen dagegen.

»Zigarette?« Ich zog eine Schachtel Nelkenzigaretten aus meiner Tasche und bot ihm eine an. Er grinste, wobei zahlreiche Zahnlücken zum Vorschein kamen, und nahm sich eine. Dann deutete er auf einen Felsbrocken, auf dem ich mich ausruhen konnte. Leise sagte er etwas zu Jonas, der die Botschaft weitergab: Ob wir die Nacht in seinem Dorf verbringen wollten?

»Gern, das wäre uns ein Vergnügen«, antwortete ich. Kurze Zeit später kamen wir in das Dorf, eine Ansammlung mehrerer Familienhütten (»Honai« genannt), die sich in ein Tal schmiegten. Es war ein großes Privileg, hierher eingeladen zu werden. Einige Honai werden von Männern bewohnt, andere nur von Frauen; die Männer schlafen nicht im selben Haus wie die Frauen. Andere Honai sind lang und rechteckig und dienen gewöhnlich zum Kochen. In einer von diesen wurden wir während unseres Besuchs einquartiert. Der Boden unseres Honai war mit Heu bedeckt, was sehr behaglich war, und es gab eine zentrale Feuerstelle, über der zwei 2,5 Zentimeter dicke Metallstangen angebracht waren. Sie bildeten einen Rost, der breit genug war, um mehrere Kochtöpfe über den Flammen zu platzieren. In einer Ecke waren einige mit Weidengerten umwickelte Bündel Feuerholz ordentlich aufgestapelt. Das von den Dani verwendete Feuerholz war bemerkenswert trocken. Ein relativ dicker Holzspan ließ sich mit nur einem Streichholz leicht entzünden, ähnlich wie harzhaltiges Nadelbaumholz aus nördlichen Breiten – jedoch ohne einen merklichen Geruch beim Verbrennen. In den Honai sammelte sich überraschend wenig Rauch.

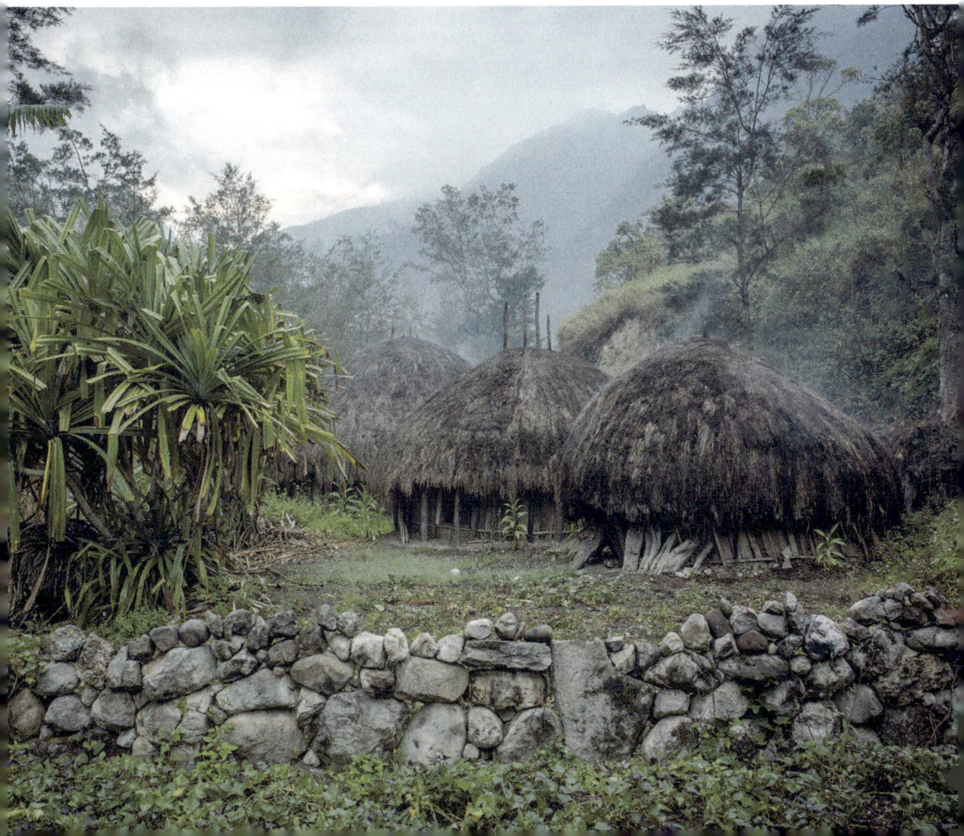

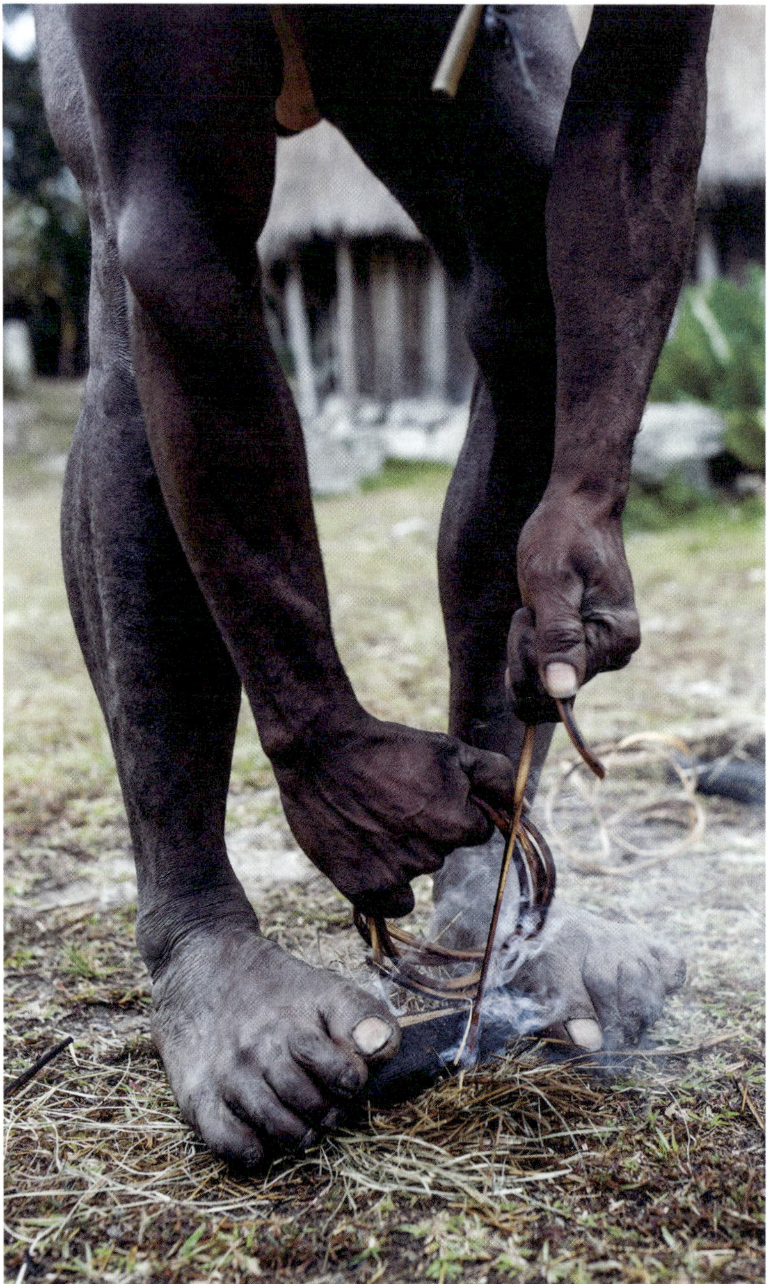

Er schien vom dichten Strohdach gefiltert zu werden. Von außen bot sich dadurch ein erstaunlicher Anblick: Sah man auf das an die Berge geschmiegte Dorf hinab, konnte man beobachten, wie der Rauch durch die Dächer quoll, langsam aufstieg und einen bläulichen Nebel bildete, der die Berghänge dahinter kolorierte.

Ich verbrachte einen wunderschönen Abend in dem Dorf und lauschte den auf Dani und Indonesisch geführten Gesprächen. In jener Nacht schlief ich auf dem heubedeckten Boden der Hütte. Um halb sieben schob ich meine Decke zurück und wärmte mir die Hände an einem munteren Feuer. Wir saßen im Schneidersitz auf dem Boden und lauschten dem hüpfenden und klappernden Deckel des Kessels – immer ein willkommenes Geräusch, wenn man die Nacht im Busch verbracht hat, vor allem in kühlen Morgenstunden. Bald schon war die Luft von Kaffeegeruch erfüllt. Jonas kümmerte sich um die Eier, die in einem Topf mit Wasser tanzten.

An jenem Morgen fragte ich meinen Gastgeber, ob er mir die traditionelle Anfeuermethode seines Stammes zeigen könne. Ich wartete gespannt, während Jonas meine Bitte übersetzte, und versuchte, die nachdenkliche Miene meines Gastgebers zu entschlüsseln. Es entspann sich ein kurzes Gespräch zwischen den beiden. Plötzlich zog mein Gastgeber ein letztes Mal kräftig an seiner Zigarette und stieß den Rauch Richtung Decke aus, bevor er auf die Füße sprang. Er eilte davon, kehrte aber schon kurz darauf mit einem langen, dünnen Rattanstreifen sowie einem dickeren Holzstück zurück. Und dann wurde ich Zeuge einer Szene, die sich über viele Jahrhunderte hinweg genau so abgespielt hat: Mit Hilfe von zwei Stücken trockenem Rattanholz hatte er in weniger als einer Minute Feuer gemacht. Dann schnitt er ein weiteres Stück Rattan ab und hielt es mir hin. Offensichtlich wollte er, dass auch ich es probierte.

Ich versuchte, seine Körperhaltung so genau wie möglich nachzu-

LINKS Ein Mann vom Volk der Dani bei der Verwendung der Feuerschnur, West-Papua, Indonesien

ahmen – aus langjähriger Erfahrung weiß ich, dass Erfolg in solchen Dingen oft von winzigen Details abhängt, also hatte ich gut aufgepasst. Ich begann den dünnen Rattanstreifen vor- und zurückzubewegen wie eine Säge, ganz so, wie er es mir gezeigt hatte. Ich arbeitete gleichmäßig, und schon nach wenigen Sekunden Reiben begann wie üblich Rauch aufzusteigen. Sofort erhöhte ich die Geschwindigkeit und machte so schnell weiter, wie ich konnte, ohne Pause, denn ich wusste, dass man bei dieser Technik nur aufhören darf, wenn der Rattanriemen reißt. Das Ganze dauerte etwa fünfzehn Sekunden. Sobald ich losgelassen hatte, kniete ich mich sogleich hin und begutachtete den Spalt im Herd. Geschafft! Der Spalt war voll glimmendem Staub, der weiter vor sich hin rauchte. Als ich leicht darauf pustete, sah ich es orange aufglühen.

Ein Mann kam hinzu und setzte sich zu uns. Er wechselte mit unserem Gastgeber einige Worte, dann lächelten beide und halfen mir, die Glut auf ein Bett aus trockenem Heu zu legen, das ich vorsichtig zusammenfaltete und durch Pusten in Brand setzte. Ich hörte Lachen, dann schlug mir jemand kräftig auf den Rücken. Wir schüttelten uns die Hände und sahen zu, wie die Flammen in dem Heubündel erstarben und die zurückbleibende Asche vom Wind davongetragen wurde.

Es ist keine Übertreibung, wenn ich sage, dass der Besuch dieser wunderbaren Insel für mich wie eine Reise auf einen fremden Planeten war, so abgeschnitten schien sie vom Rest der Welt. Wie ich jedoch an vielen entlegenen Orten auf dieser Erde herausgefunden habe, ist es möglich, sprachliche und kulturelle Unterschiede zu überbrücken und den Menschen vor Ort näherzukommen, wenn man sich in der Natur auskennt und sie respektiert sowie in der Lage ist, sich in der Wildnis selbst zu helfen. Dann hat man etwas gemeinsam und etwas, das man miteinander teilen kann. Man gewinnt den Respekt der Menschen, und die Beziehung vertieft sich. Kein anderes Element bringt Menschen einander näher als das Feuer. Es ist die magische Zutat, die uns zu Menschen macht und es uns ermöglicht, eine Verbindung zueinander aufzubauen, unabhängig davon, wer wir sind.

VERWENDUNG DER FEUERSCHNUR

Die Feuerschnur ist eine Variante der Feuersäge. Allerdings besteht die Säge hier aus einem biegsamen Stück Rattan oder Bambus und nicht aus einem starren, messerähnlichen Holzstück. Die traditionelle Verbreitung der Feuerschnur entspricht in etwa der anderer Sägetechniken, und manchmal wird sie auch parallel zu diesen verwendet. Man findet sie bei den Naga im Nordosten Indiens und im nordwestlichen Myanmar. Auf Neuguinea und einigen der umliegenden Inseln dominiert diese Technik und wird dort von Hunderten verschiedenen Stämmen angewendet. Auch bei einigen Gruppen der Orang Asli auf der Malaiischen Halbinsel findet man sie, insbesondere bei den Semai.

Auf der philippinischen Insel Palawan wird sie von den Batak genutzt, außerdem von einigen Mangyan-Stämmen im Norden Mindoros sowie von den Ureinwohnern im Gemeindegebiet von Casiguran im Nordosten von Luzon. In allen diesen Regionen haben viele Menschen immer ein trockenes Stück Rattan dabei, so wie bei uns manche Streichhölzer oder ein Feuerzeug. Oft tragen sie auch aus Rattan gefertigte Armbänder, wie ich sie zum Beispiel im Hochland von Neuguinea gesehen habe, oder auch Rattangürtel, die demselben Zweck dienen. Material für den Herd ist einfacher zu finden, und man sucht sich, wenn ein Feuer entfacht werden muss, meist im Wald ein geeignetes Holzstück. Manche Einwohner Neuguineas hingegen führen ein komplettes Feuermach-Set mit einem langen, zu einem engen Ring zusammengerollten Stück Rattan mit sich.

Auf Borneo wird die Feuerschnur sowohl von den Kayan als auch den Kenyah bei Zeremonien zur Namensgebung von Neugeborenen benutzt. Dazu wird ein spezieller Herd aus einem weichen Stück Holz in Form des Feuergottes Laki Pesong geschnitzt. Den Herd bilden die Beine des Gottes, über die mit einem Riemen aus trockenem, aber biegsamem Bambus gesägt wird, bis er reißt – wobei ebenfalls Glut entsteht. Dann untersucht man die beiden Fragmente. Ist das Bambus-

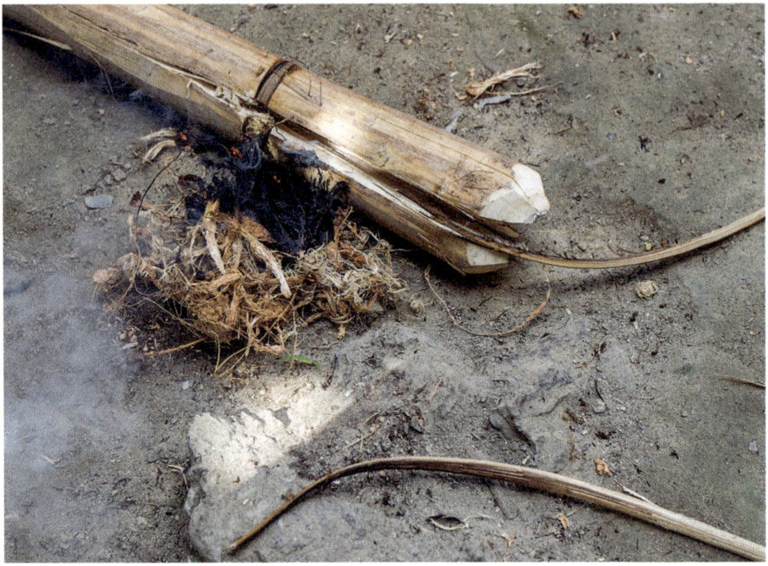

Mittels Feuerschnur von Mitgliedern des Batak-Stammes entfachtes Feuer, Palawan, Philippinen

stück in zwei gleiche lange Teile zerrissen, wird dies als schlechtes Zeichen gewertet. Man ändert den Namen des Kindes und wiederholt den Vorgang.

Bemerkenswert sind Hinweise auf die Anwendung der Feuerschnur-Methode in isolierten Gegenden weit entfernt von Südostasien und Neuguinea. Einem Bericht zufolge wurde sie südlich des Flusses Ogooué im heutigen Gabun vom Volk der Bakalai genutzt, doch ist die Beschreibung nicht genau genug, um mit absoluter Sicherheit ausschließen zu können, dass es sich um eine der anderen Sägemethoden handelte.

NOTFEUER

Doch wurde die Feuerschnur-Methode nicht nur in Regionen angewendet, in denen Rattan oder Bambus wachsen. In ganz Europa nutzte man sie in früheren Zeiten zuweilen für das zeremonielle Entfachen von »Notfeuern«, eine abergläubische Praxis, die verschiedenen Zwecken diente. Bis zur Mitte des 20. Jahrhunderts war der Glaube weit verbreitet, dass ein Feuer seine geheimnisvolle Kraft verliert, wenn man es über einen längeren Zeitraum hinweg brennen lässt. Es gab daher den Brauch, in einer Gemeinde in allen Häusern das Feuer zu löschen, um es dann mit der Glut aus dem Notfeuer, das in einem gemeinsamen Ritual mittels Reibung entfacht wurde, von neuem zu entzünden.

Notfeuer wurden auch als Mittel gegen Seuchen bei Rindern oder Schweinen eingesetzt, da man ihnen heilende Kräfte zusprach. So wurden Rinder manchmal zwischen zwei großen Notfeuern hindurchgetrieben, um sie mit dem heiligen Qualm »auszuräuchern«. Auch angeblich verhexte Netze und Gerätschaften für den Fischfang oder Obstgärten wurden Rauchschwaden ausgesetzt, die schützend wirken sollten. Die Asche der Notfeuer wurde manchmal über Feldfrüchten verstreut, um sie vor Ungeziefer zu schützen. Zudem verwendete man die Asche als Heilmittel für körperliche Beschwerden, indem man sie auf die betroffenen Körperteile streute oder mit Wasser mischte und trank.

Wie ein Notfeuer entfacht wurde, unterschied sich von Region zu Region teils erheblich. Strenge Regeln und Traditionen bestimmten, wer teilzunehmen hatte und wie und wo dies geschah. In Schottland gab es den Brauch, das Notfeuer von 81 verheirateten Männern auf einer kleinen Insel in einem Fluss oder auf einer Anhöhe entzünden zu lassen. In Serbien entfachten es ein Junge und ein Mädchen in einem dunklen Raum. Manchmal wählte man auch eine Wegkreuzung auf einer Landstraße.

In Schweden gab es mehrere Methoden, ein Notfeuer zu entfachen.

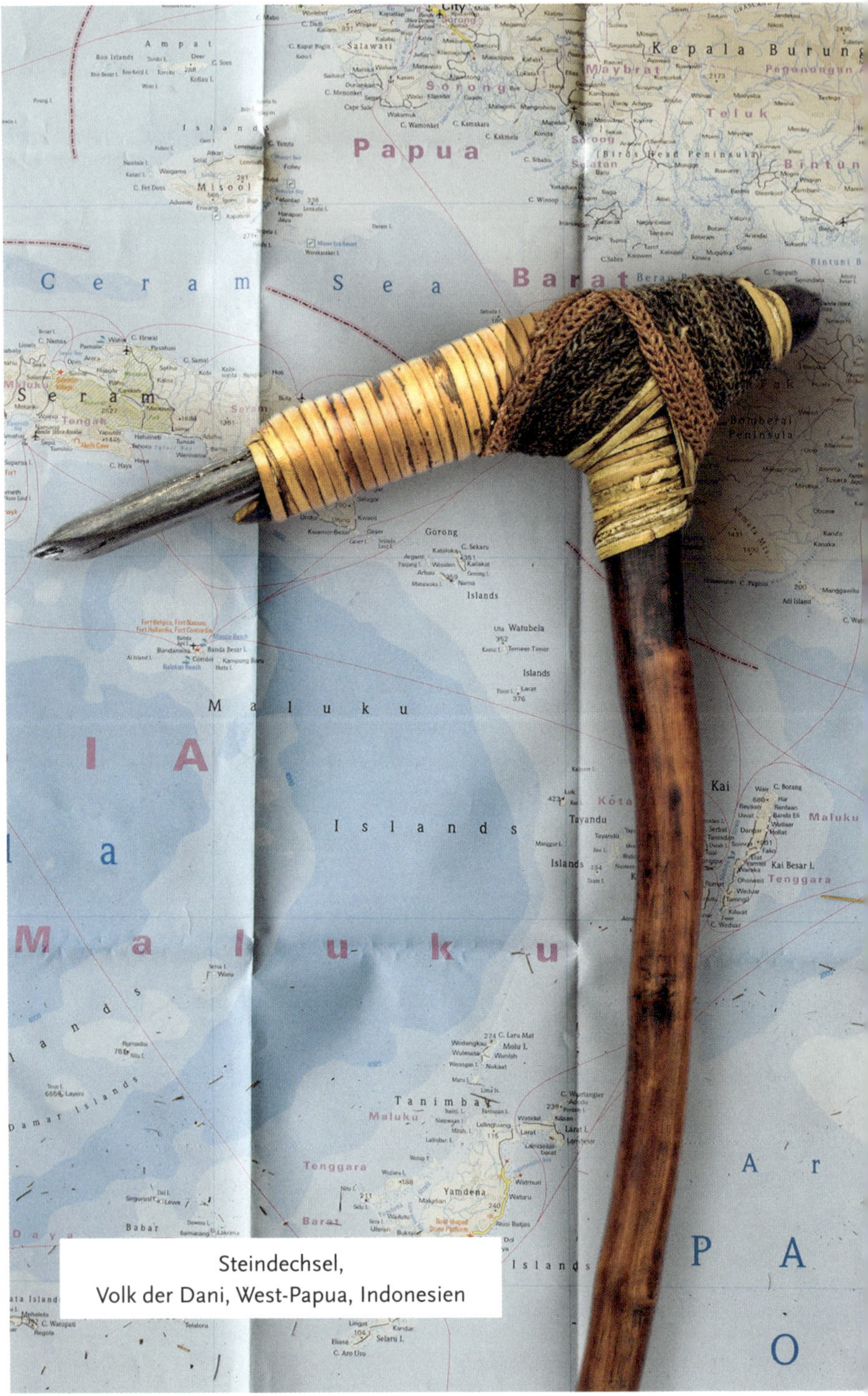

Steindechsel,
Volk der Dani, West-Papua, Indonesien

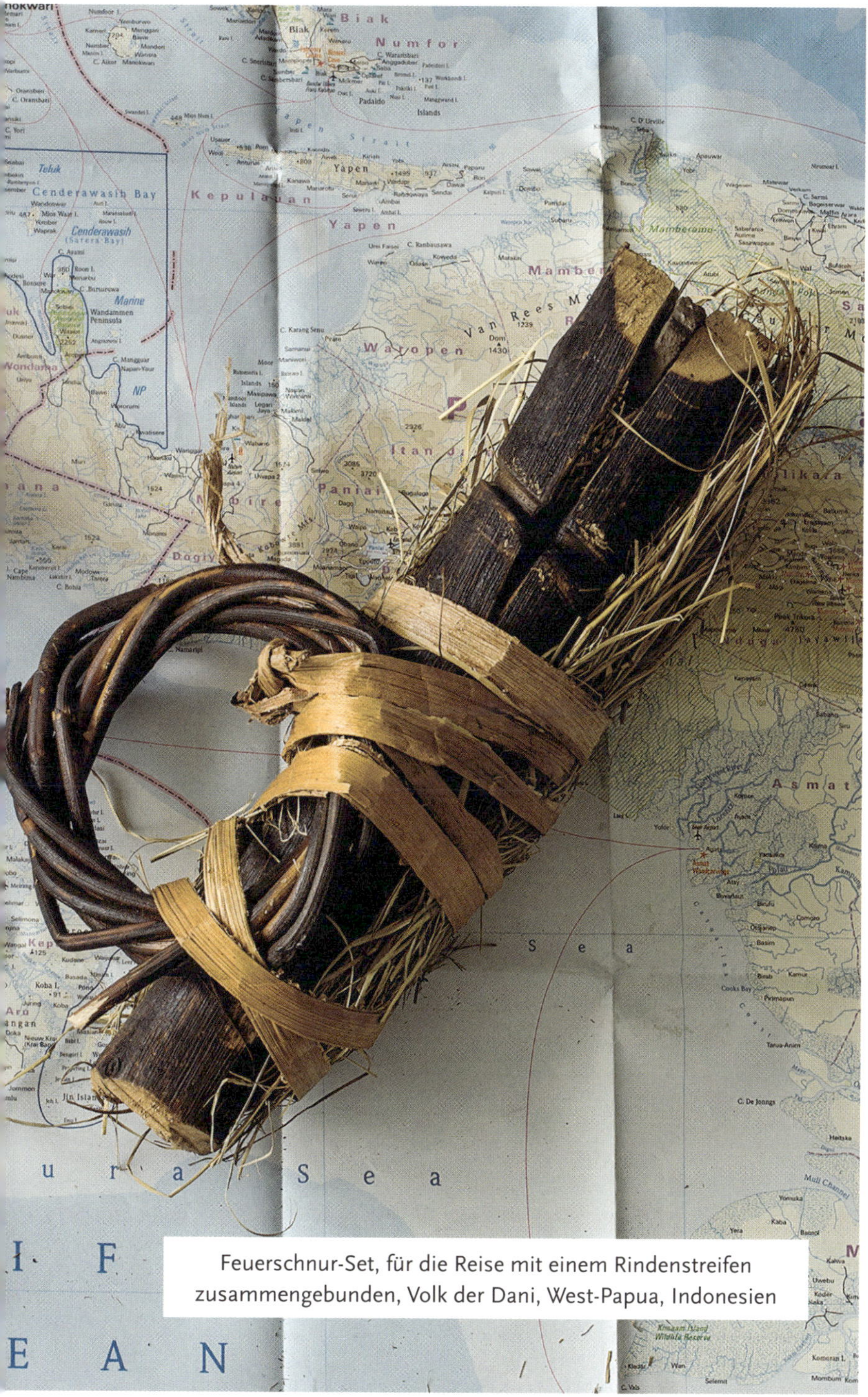

Feuerschnur-Set, für die Reise mit einem Rindenstreifen zusammengebunden, Volk der Dani, West-Papua, Indonesien

So fertigte man im Norden des Landes einen robusten Ring aus einer biegsamen Birkenrute, der um einen trockenen Baumstumpf gelegt wurde. Zwischen Ring und Stamm schob man eine stabile Stange, drehte sie einmal herum, so dass der Ring straff saß, und lief dann, weiter die Stange haltend, schnell um den Baumstumpf herum, um Reibung und schließlich Glut zu erzeugen. Eine andere Methode bestand darin, ein Seil an einem Ende zu verankern, das von einer Person straffgezogen wurde, während eine andere einen Herdstab darüberrieb. Es gibt jedoch kaum Überlieferungen dazu, wie der dabei entstehende Holzstaub gesammelt wurde und ob er überhaupt fürs Feuermachen Verwendung fand. In einem Bericht heißt es, dass bei einigen der genannten Methoden zwischen die sich bewegenden Teile der Anordnung ein – manchmal mit Pech getränktes – Leinentuch platziert wurde, um damit die ersten Funken einzufangen.

HERSTELLUNG EINES FEUERSCHNUR-SETS

Bei den verwendeten Riemen gibt es ein paar Variationsmöglichkeiten, doch die wesentlichen Unterschiede betreffen die Anfertigung des Herdes. Für den Riemen eignen sich Hölzer wie Rattan oder Bambus gut. Auch der Herd lässt sich aus diesen Hölzern fertigen, ebenso wie aus den meisten weicheren Hölzern, die in den Tropen zu finden sind; in anderen Regionen können Sie es entweder mit dem Rattan- oder Bambusholz probieren, das Sie auch für den Riemen verwenden, aber auch jedes Holz nehmen, das für das Feuerbohren geeignet ist.

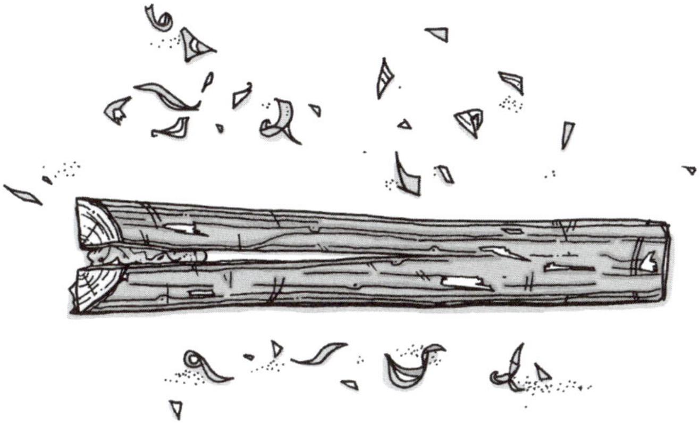

DER HERD

Für die Anfertigung des Herds gibt es zwei Hauptmethoden. Experimentieren Sie ein wenig, denn manchmal ist die eine je nach verfügbarem Material effektiver als die andere.

Die Verwendung des gängigsten Typs, des Spalt-und-Keil-Herdes (siehe oben), konnte ich bei den Dani im Bergland Neuguineas und im Dschungel von Palawan beobachten. Dazu wird ein glatter, entrindeter, runder, etwa 5,5 Zentimeter dicker und 35 Zentimeter langer Ast an einem Ende mittig gespalten. Der entstandene Spalt wird so weit in den Ast hineingetrieben, wie es nötig ist, um die Öffnung am Ansatz mittels eines kleinen, flachen Kiesels auf 12 Millimeter aufzuspreizen.

Die Semai auf der Malaiischen Halbinsel verwenden den äußerst effizienten Trichter-Herd (siehe nächste Seite). Anfänger kommen damit wohl schneller zum Erfolg, da sich die Glut besser erkennen lässt als bei einem Spalt-Herd.

I Wählen Sie einen Ast mit den gleichen Maßen wie für einen Spalt-Herd und halbieren Sie ihn der Länge nach. Zum Feuermachen wird nur eine Hälfte benötigt, die andere legen Sie beiseite.

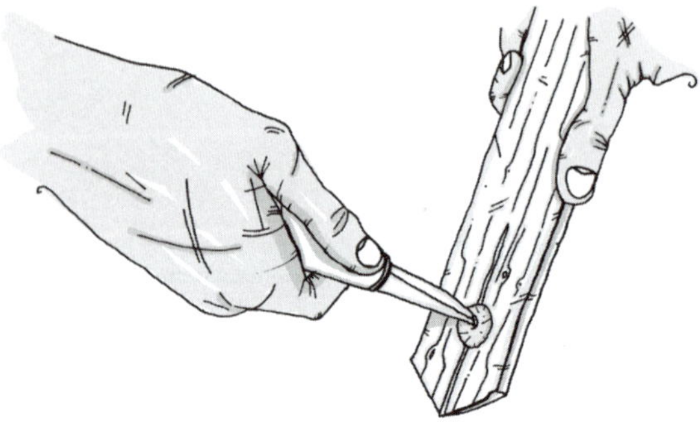

II Bohren Sie mit der Messerspitze am Ende des Holzstücks ein trichterförmiges Loch. Beginnen Sie dazu auf der flachen Seite und bohren Sie so lange, bis Sie auf der gerundeten Seite durchstoßen. Das Eintrittsloch sollte etwa 2,5 Zentimeter breit sein, sich jedoch stetig verjüngen, so dass der Durchmesser des Austrittslochs nur etwa fünf Millimeter beträgt.

III Ritzen Sie quer zur Holzfaser eine flache Rinne ein, in deren Mitte sich das Austrittsloch befinden sollte. Diese Rinne dient als eine Art Führungsschiene für die Sägebewegung und sorgt dafür, dass die Schnur nicht verrutscht.

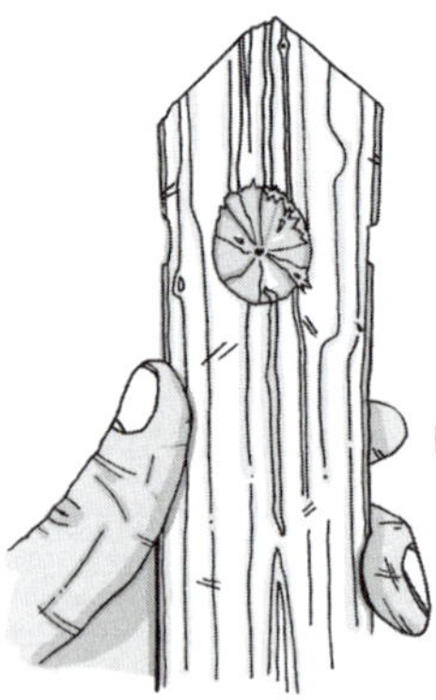

Eintrittsloch

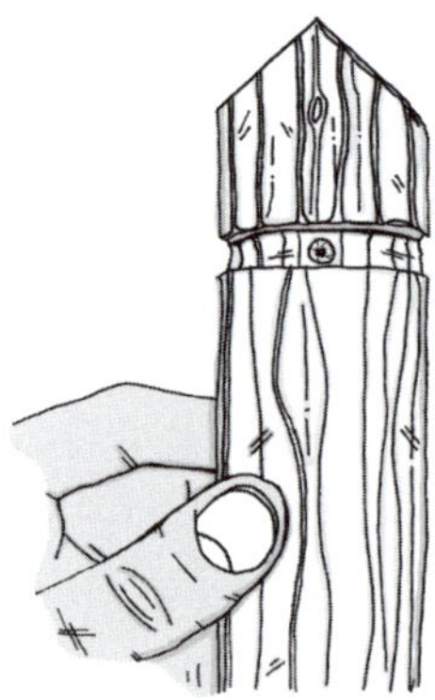

Austrittsloch mit Führungsrinne

Herde werden manchmal auch aus Bambus gefertigt und genauso eingerichtet und benutzt wie der Herd für eine starre Bambussäge (siehe Kapitel 5).

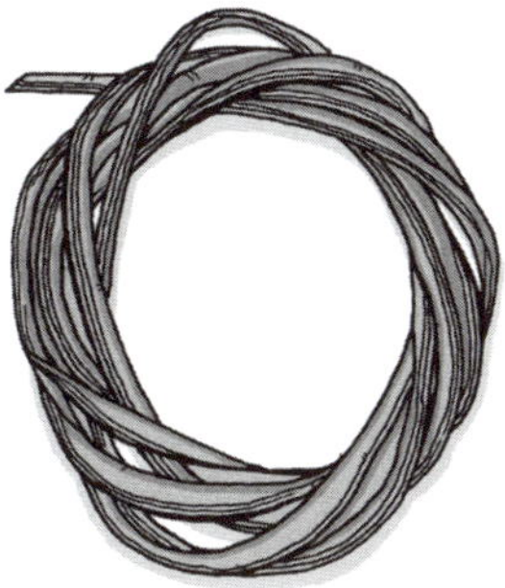

DIE SCHNUR

Für die Schnur eignet sich ein trockener Rattanstreifen von etwa sechs Millimeter Durchmesser, der sich dann sofort verwendet lässt. Ist ein solches Stück nicht zur Hand, trennt man einen Streifen von einem größeren Rattan- oder Bambusstück ab und stutzt ihn auf sechs Millimeter Breite und vier Millimeter Dicke zurecht. Die glatte Außenschicht sollte dabei eine der sechs Millimeter breiten Seiten bilden.

FEUERMACHEN MIT EINER FEUERSCHNUR

I Legen Sie ein Zundernest auf den Boden und das Herdholz obenauf.

II Nun die Schnur so zwischen Herd und Zundernest hindurchschieben, dass beide Enden nach oben ragen. Wenn Sie einen Riemen verwenden, der aus einem größeren Stück geschnitten wurde, achten Sie darauf, dass die glatte Außenseite zum Boden zeigt.

||| Drücken Sie den Herd mit beiden Füßen zu Boden, damit er nicht wackelt. Das ist nicht ganz einfach, und es dauert etwas, bis man einen sicheren Stand gefunden hat. Versuchen Sie es möglichst genauso zu machen wie auf dem Foto (gegenüber).

|||| Wenn Sie einen Spalt-und-Keil-Herd verwenden, achten Sie darauf, dass die Schnur den Spalt dort passiert, wo er acht Millimeter breit ist. Bei einem Trichter- oder Bambusherd sollte die Schnur exakt in der vorbereiteten Rinne liegen.

𝍸 Nun die um den Herd führende Schnur langsam vor- und zurückbewegen; dabei darauf achten, dass sie an der richtigen Stelle bleibt. Beginnen Sie mit den Armen relativ weit auseinander. Wenn sich die Schnur erwärmt und biegsamer wird, können Sie die Hände näher zusammenbringen, denn sind diese bereits am Anfang zu nah beieinander, riskieren Sie, dass die Schnur zu früh reißt. Sobald Rauch aufsteigt, die Reibegeschwindigkeit erhöhen und weitermachen, bis die Schnur reißt.

𝍸 | Begutachten Sie das Innere des Spaltes, bewegen Sie dabei das Herdholz aber möglichst wenig und nicht ruckhaft. Der Spalt sollte nun mit dunklem, rauchendem Holzmehl gefüllt sein – das ist die wertvolle Glut. Bei einem Trichter-Herd hat sich der glühende Holzstaub im Loch gesammelt.

𝍸 || Nun sachte auf das Holzmehl pusten, um die Glut zu entfachen. Glimmt es orange auf, holen Sie es mit einem dünnen Zweig aus dem Spalt oder Loch, schieben es auf das darunterliegende Zundernest, während Sie gleichzeitig das Herdholz hochheben. Den Herd dann beiseitelegen.

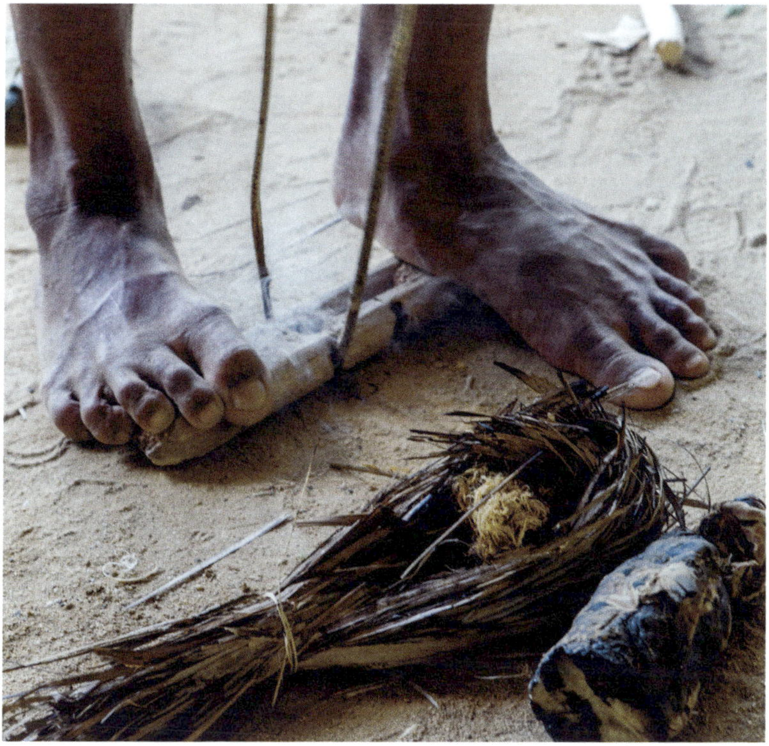

Feuerschnur in Aktion, mit einem vorbereiteten Zundernest im Vordergrund, Volk der Batek, Bundesstaat Pahang, Malaysia

𝍸 III Das weitere Vorgehen entspricht dem bei anderen Methoden: Zunder vorsichtig um die Glut legen und durch Pusten zum Brennen bringen. Wenn Sie einen Bambusherd verwenden, können Sie den in Kapitel 5 beschriebenen Schritten zum Feuermachen mit der Bambus-Feuersäge folgen. Die Vorgehensweise ist die gleiche, außer dass eine bewegliche Sägeschnur verwendet wird.

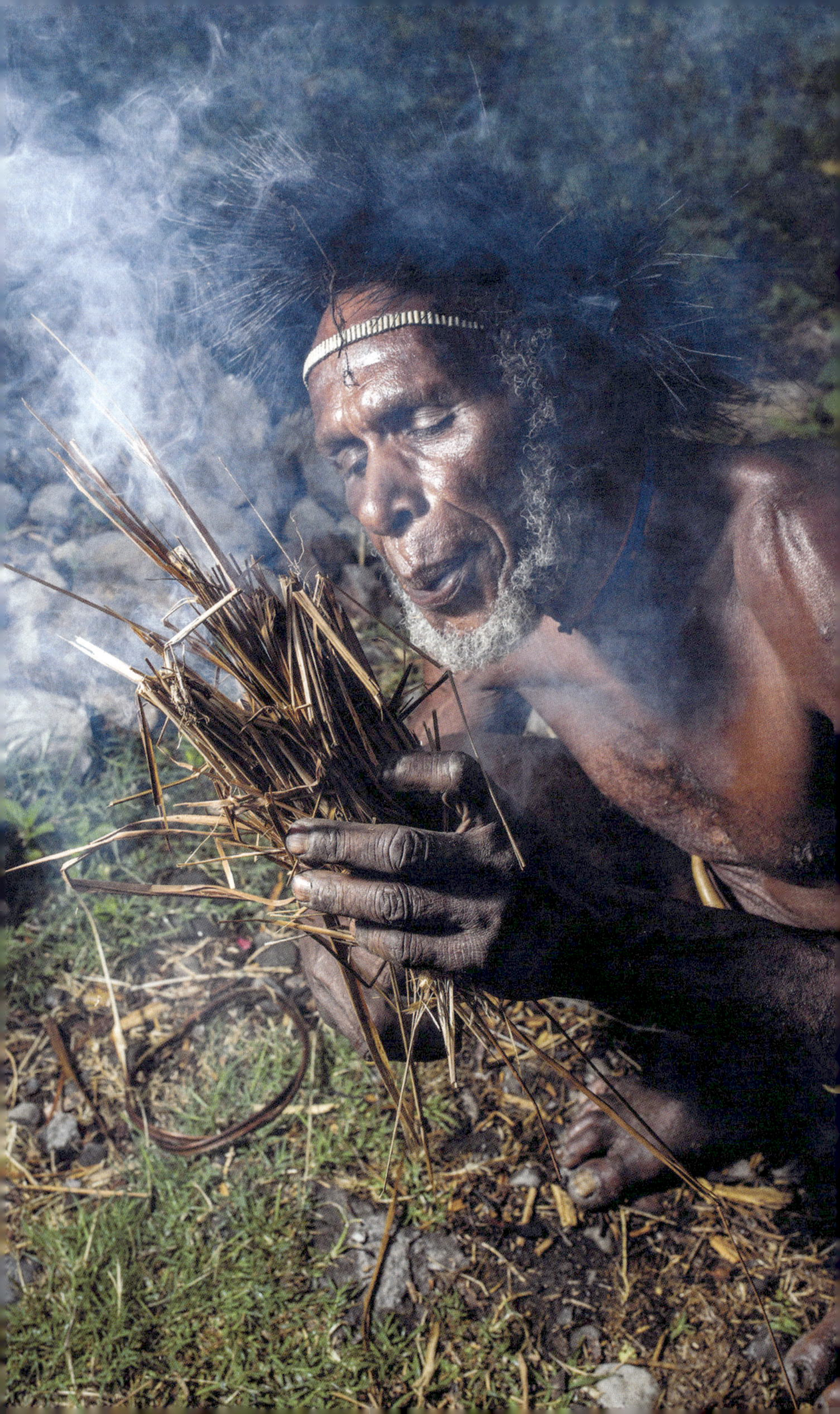

DRAHTSCHLINGE UND MUNITIONSTREIBMITTEL

Sofern man über Munition für eine Feuerwaffe und ein Stück Zaundraht verfügt, kann man in einem Notfall auch auf eine recht ungewöhnliche Methode zurückgreifen, bei der die Feuerschnurtechnik zum Einsatz kommt. Dazu schneidet man eine Patronenhülse auf oder bricht den Geschosskopf vorsichtig heraus und schüttet das Pulver auf etwas Zunder.

I Dann werden etwa 80 Zentimeter Draht abgetrennt und beide Enden jeweils zu einem Griff gebogen.

II Wie bei der Feuerschnurmethode wird nun der Draht um einen trockenen Ast gelegt und energisch vor- und zurückgezogen.

III Sobald es kräftig raucht, den heißen Draht an das Pulver halten. Es wird sofort in Flammen aufgehen und so den Zunder entfachen. Denken Sie daran, dass dabei Flammen hochschießen können.

GEGENÜBER Ein Krieger der Dani facht ein Glutnest an, West-Papua, Indonesien

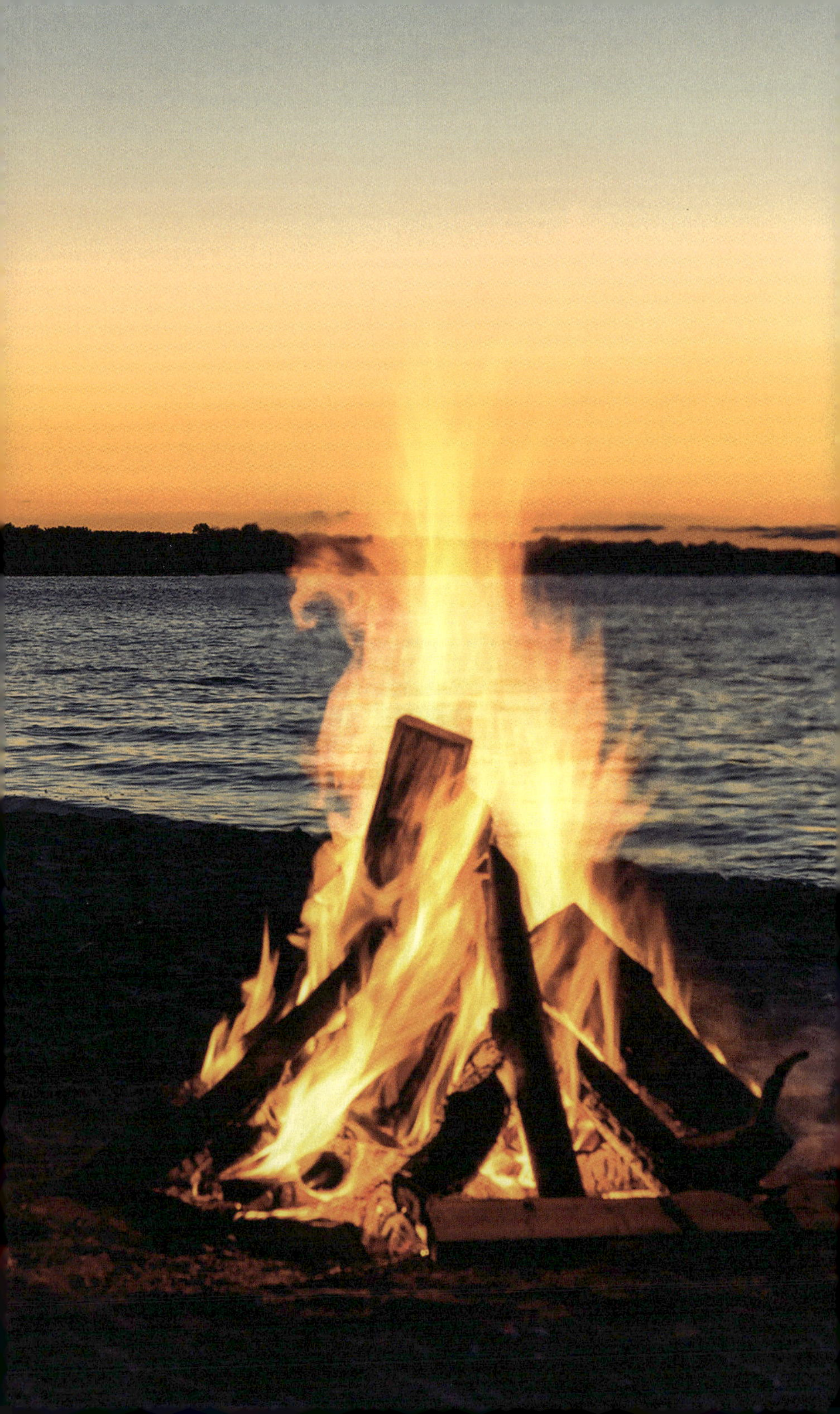

KAPITEL 7

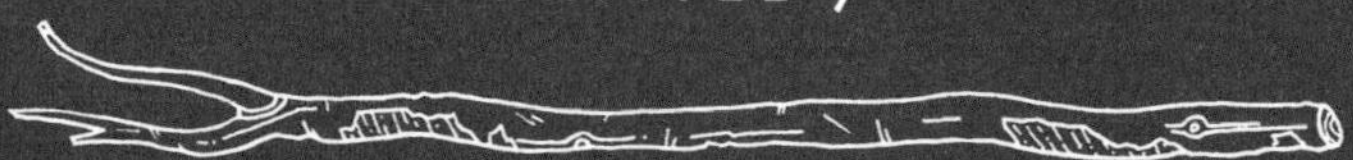

FEUERPUMPE

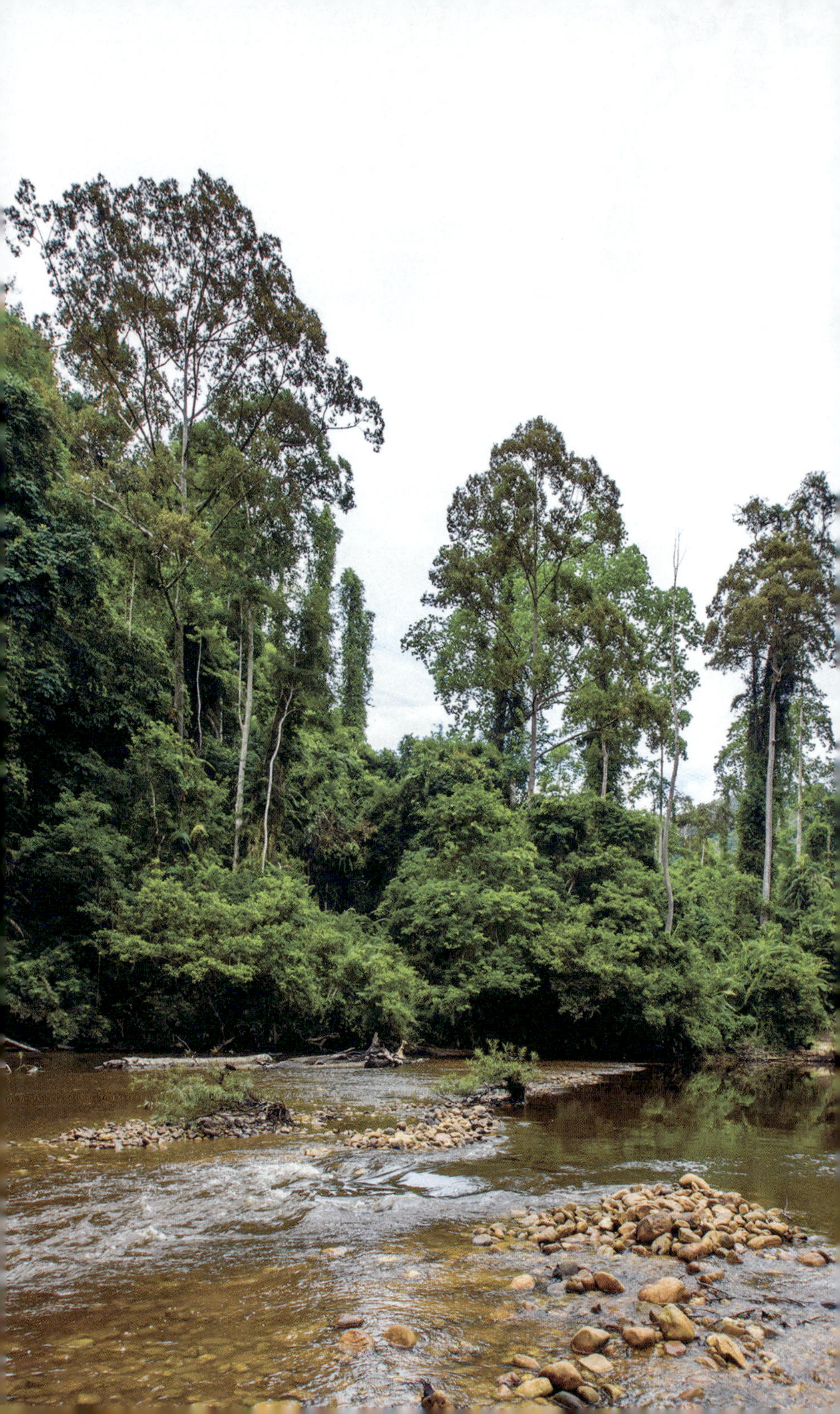

ALS ICH IN DER ABFLUGHALLE VON HEATHROW SASS und an einer frühmorgendlichen heißen Schokolade nippte, war mir klar, dass ich mich nun auf eine Reise begab, die vermutlich der Suche nach einer sehr kleinen Nadel in einem sehr großen Heuhaufen glich – eine Nadel jedoch, die mir sehr am Herzen lag. Ich wollte einige der wenigen Menschen – wenn nicht sogar die letzten – finden, die noch die faszinierendste aller Techniken des Feuermachens beherrschen: die mit der Feuerpumpe, auch Feuerspritze genannt. Es handelt sich um eine eigentümliche Methode, deren Wurzeln zwar in Europa liegen, die aber schon lange in ganz Südostasien verbreitet ist, vor allem auf den Philippinen und der Malaiischen Halbinsel. Heute gilt sie als praktisch ausgestorben.

Sie funktioniert nach dem gleichen Prinzip wie der Dieselmotor, nämlich mittels Erhitzen eines Gases durch eine schnelle und adiabatische Kompression und anschließende Vermischung mit Treibstoff. In einer Feuerpumpe können, wenn man es richtig anstellt, Temperaturen von über 425 Grad Celsius erreicht werden. Rudolf Diesel, Ingenieur und Vater des nach ihm benannten Motors, wurde zu seiner Erfindung inspiriert, als er in den 1870er Jahren an der Polytechnischen Schule München, der Vorläuferin der heutigen Technischen Universität München, einen Vortrag des deutschen Wissenschaftlers und Ingenieurs Carl von Linde besuchte.

Von Linde war gerade von einer monatelangen Vortragsreise zu-

GEGENÜBER Der herrliche Primärregenwald im Bundesstaat Pahang, Malaysia

rückgekehrt. Während seines Vortrags legte er eine Pause ein, führte eine Zigarre an die Lippen und zog ein Gerät aus der Tasche, das ihm Bewohner der Insel Penang vor der Westküste der Malaiischen Halbinsel geschenkt hatten – eine Feuerpumpe. Mit einem schnellen Schlag drückte er den Kolben hinein und zog ihn wieder heraus, um dann mit einem kleinen Spatel den glimmenden Zunder hervorzuholen und damit die Zigarre anzuzünden. Als Diesel, einer der begabtesten Studenten von Lindes, einige Zeit später mit dem Verbrennungsmotor experimentierte und ganz frustriert von dessen geringer Leistungsfähigkeit war, erinnerte er sich an dieses Erlebnis. Es kam ihm der Gedanke, dass sich vielleicht ja ein Motor konstruieren ließe, in dem der Treibstoff nicht durch einen Funken entzündet wurde, sondern mittels Kompression wie bei Lindes Zigarrenanzünder.

Die Feuerpumpe hat im Laufe der Geschichte vielerlei Gestalt angenommen. In der Regel besteht sie aus einem kurzen, engen Zylinder aus hartem Material, in den mit einem schnellen, kräftigen Schlag ein genau passender, meist aus demselben Material gefertigter Kolben gedrückt wird. An der Spitze des Kolbens befindet sich eine flache Mulde, in die man etwas Zundermaterial legt, und direkt darüber sorgt eine Dichtung für luftdichten Verschluss. Durch einen festen Schlag auf den Kolben wird das Zundermaterial entzündet. Dann wird der Kolben rasch herausgezogen und der wie eine Zigarettenspitze glühende Zun-

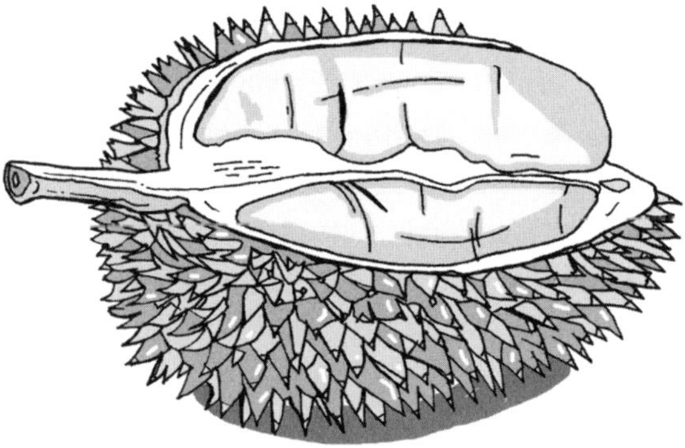

der mit einem Holzstäbchen hervorgeholt; damit kann man nun zum Beispiel ein kleines Objekt wie eine Zigarre zum Glimmen bringen oder aber ein ganzes Feuer entfachen, indem man die Glut auf ein größeres Zunderbündel legt und dieses mittels Pusten zum Brennen bringt.

Während meiner Recherchen über die Herkunft der Feuerpumpe erfuhr ich von einem Orang Asli, der als einer der letzten Ureinwohner noch die Fertigkeiten und Kenntnisse besitzen sollte, die nötig sind, um ein solch nützliches Gerät von Hand herzustellen. Ich wusste, dass er zum Volk der Semelai gehörte, hatte aber nur die ungefähre Information, dass er auf der Malaiischen Halbinsel irgendwo in der Nähe des Tasik Bera lebte. Das ist ein See im Süden von Pahang, dem drittgrößten Bundesstaat Malaysias. Voller Hoffnung reiste ich ab …

Als ich nach dem langen Flug auf dem Boden meines Hotelzimmers in Kuala Lumpur sitzend die Landkarte studierte, stellte ich fest, dass die nächste Stadt in der Nähe des Tasik Bera, die diesen Namen verdiente, Temerloh hieß. Am nächsten Morgen stiegen meine Freundin und ich in einen Bus, fuhren die zwei Stunden Richtung Nordosten und suchten uns ein Hotel. In unserer letzten Unterkunft hatte es grässlich nach Durian gestunken, einer Frucht mit gelblichem, cremigem Fruchtfleisch, deren Geruch gern mit dem von verwesendem Fleisch, von Jauche oder, im besten Falle, von überreifem Käse verglichen wird. Hier sah ich nun zu meiner Erleichterung, dass in der Hotellobby ein »Durians verboten«-Schild hing. Wir nahmen uns ein Zimmer, und mit meinen wenigen Worten Malaiisch sowie mit Hilfe eines Sprachführers fragte ich die Empfangsdame, ob sie schon einmal etwas von einem Feuerpumpen-Macher gehört habe, einem Mister Jamri. Sie sah mich nur verständnislos an. Lag das an meinem kläglichen Versuch, Malaiisch zu sprechen, oder kannte sie ihn wirklich nicht? Aber da wir noch gute 60 Kilometer von dem See entfernt waren, an dem Mr Jamri angeblich lebte, war die Frage wohl auch eher ein Schuss ins Blaue gewesen. Ich bat sie, uns für den nächsten Morgen ein Taxi zu organisieren, wobei ich betonte, dass wir, falls möglich, gern einen Fahrer mit Englischkenntnissen hätten. Dieses Anliegen schien sie verstanden zu haben.

Am Morgen tauchte der Taxifahrer planmäßig auf. Wir hatten das Nötigste zusammengepackt: Machete, Kamera, Wasserflaschen, Reis, Kochtopf, Isomatte und ein InReach-Gerät mit Zwei-Wege-Satelliten-Kommunikation und GPS. Wir planten zwar nicht, zu Fuß in den Busch zu gehen, sondern wollten abends wieder im Hotel sein, doch habe ich auf meinen Reisen in entlegene Gebiete schon früh gelernt, dass man immer darauf vorbereitet sein sollte, ein oder zwei Nächte woanders als geplant zu verbringen. Es fehlt an Transportmöglichkeiten, wird schnell dunkel, und außerdem kennt man sich in der Gegend nicht aus. Ist man jedoch gut vorbereitet, muss dies nicht unbedingt mit Gefahren oder Unannehmlichkeiten verbunden sein, sondern kann sogar Spaß machen.

»Selamat pagi! Apa khabar?«, grüßte ich auf Malaiisch, was bedeutet: »Guten Morgen! Wie geht es Ihnen?«

»Baik!«, lautete die Antwort: »Gut!«

»Sprechen Sie Englisch?«, fragte ich. Er schüttelte den Kopf. Ich überlegte und beschloss dann, ihm einfach ein paar Fotos von Feuerpumpen zu zeigen, die ich dabeihatte, dann Mr Jamri zu erwähnen und zu sehen, wie er reagierte. Beim Betrachten der Fotos schien er interessiert und nickte, als wüsste er, was sie darstellen sollten. Großartig, dachte ich. Er war ein netter, hilfsbereiter Kerl und schien zu wissen, wo er hinmusste, also stiegen wir in sein Auto. Wir fuhren Richtung Süden, wobei wir anfangs dem Fluss Pahang folgten, bevor wir endlose Ölpalmen-Plantagen durchquerten. Nach ein paar Stunden deutete der Fahrer auf einen Wegweiser zur Lake-Bera-Ferienanlage. Nun wurde mir klar, dass er den Aufenthaltsort von Mr Jamri doch nicht kannte, denn die letzten zwanzig Minuten waren wir in einem großen Kreis gefahren.

Nun, in der Ferienanlage würden wir zumindest einen Eistee bekommen und uns nach Mr Jamri erkundigen können, also bogen wir ab und folgten einem unbefestigten Weg. Doch als wir in der »Ferienanlage« ankamen, riss ein Bulldozer gerade das Hauptgebäude ab, und außer dem Fahrer, der mit nacktem Oberkörper arbeitete und sich ein altes T-Shirt um den Kopf gewickelt hatte – das Einzige, was ihm etwas Schatten spendete –, war weit und breit niemand zu entdecken. Als er sah, dass wir die Autotüren öffneten, stellte er den tuckernden Motor ab und stieg aus dem Führerhaus.

Unser Taxifahrer fragte ihn nach dem Aufenthaltsort von Mr Jamri. Die Fotos von der Feuerpumpe, die ich ihm zeigte, schienen ihm nichts zu sagen – doch wer konnte ihm das auch verdenken? Diese in seinen Ohren vermutlich ziemlich absonderlich klingende Frage eines zufällig daherkommenden und etwas verrückten Engländers war wohl das Letzte, was er erwartet hatte. Ich brauche wohl kaum zu erwähnen, dass es auch keinen Eistee gab. Immerhin hatte der Mann einen Vorschlag: Wir sollten in einem Verwaltungsgebäude fragen, das nicht weit entfernt an derselben Straße lag.

Wieder befragte unser Fahrer die Wache am Eingang, aber auch dieser Mann sah uns nur groß an. Bei uns machte sich zunehmend Ernüchterung breit. Wir wurden auf ein weiteres Gebäude verwiesen, aber auch dort konnte man mit unserer Frage wenig anfangen. Nachdem sich alle Mitarbeiter die Fotos angesehen hatten, schien schließlich einer zu erkennen, dass es sich um eine Feuerpumpe handelte. Endlich hatten wir eine Spur! Ich weiß heute noch nicht, was sie in diesem Büro eigentlich taten, aber ich war froh, dass wir dort gelandet waren. Unser Fahrer teilte uns mit, dass die Fahrt zu der Region, in der Mr Jamri lebte, noch eine Stunde dauern würde, es aber nur noch zwei bis drei Stunden hell war. Und so beschlossen wir, ins Hotel in Temerloh zurückzukehren, um am nächsten Morgen gut ausgeruht einen neuen Anlauf zu wagen.

Der Taxifahrer holte uns wieder früh ab. Nach einigen Stunden Fahrt wurde die Straße zunehmend schmaler und holpriger, und statt durch Ölpalmen-Plantagen fuhren wir durch Sekundärwald. Mindestens drei- oder viermal musste der Fahrer Einheimische, die auf ihren Mopeds angesaust kamen, anhalten und nach dem Weg fragen. Nach mehrmaligem Falschabbiegen und Wenden auf holprigen, schlammigen Pisten, die durch den wunderschönen Wald führten, kamen wir schließlich in ein abgelegenes Dorf der Orang Asli.

Am Ortseingang gab es einen winzigen Laden, in dem Dosenfisch, Zigaretten und kalte (nun ja, zumindest kühle) Getränke verkauft wurden. Endlich Eistee! Zufällig trafen wir dort auch den Häuptling, der es sich unter einem Schirm bequem gemacht hatte. Er sprach etwas Englisch und kannte Mr Jamri (gegenüber). Er verstand auch mein Anliegen, und als wir ausgetrunken hatten, begleitete er uns zu Mr Jamris Haus, das nur fünf Minuten entfernt lag. Der Häuptling öffnete die Vordertür, rief etwas hinein, und aus dem Inneren kam Antwort.

Nachdem wir die Schuhe ausgezogen hatten, wurden wir hineingebeten. Bei Mr Jamri handelte es sich keineswegs um einen alten Mann, er war wohl um die fünfzig. Er schien auch nicht sonderlich irritiert über die zwei wildfremden Besucher auf seiner Türschwelle. Trotz der abgeschiedenen Lage des Ortes war sein Haus nicht in traditioneller Bauweise errichtet, sondern relativ modern mit einem Wellblechdach. Hocherfreut, ihn endlich gefunden zu haben, reichte ich ihm die Hand.

Als wir im Schneidersitz auf dem Boden saßen, brachte uns seine Frau lächelnd heißen Tee. Ich erzählte mehr darüber, wer wir waren und wo wir herkamen, und der Häuptling erklärte ihm, warum wir ihn gesucht hatten. Mr Jamri wirkte erst überrascht, begann dann aber zu strahlen und verschwand im Hinterzimmer, aus dem er mit einer großen Auswahl an Feuerpumpen in allen möglichen Farben und Formen zurückkehrte: einige aus schlichtem Holz, bei dem die Maserung zu sehen war, andere bemalt oder lackiert. Auch wenn der Häuptling ein paar Worte Englisch verstand, konnte ich ihn nicht alles fragen, was mir auf den Nägeln brannte. Mr Jamri demonstrierte, wie die Feuerpumpen funktionierten – und plauderte zu meinem großen Bedauern dabei die ganze Zeit lebhaft mit dem Taxifahrer, der völlig fasziniert von dem schien, was er da hörte. Mr Jamri zeigte mir das Zundermate-

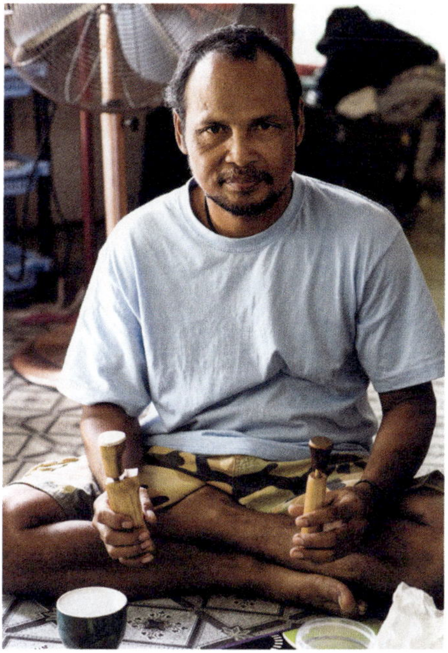

rial, das traditionell für Feuerpumpen verwendet wird: Er bog vom Stamm einer Caryota (Fischschwanzpalme) ein Blatt weg und zupfte die flaumigen, am Stamm unter der Blattbasis liegenden Schuppen ab. Ich kaufte eine seiner Feuerpumpen, und er gab mir ein langes Stück Baumrindenfasern dazu, damit ich die Dichtungsmanschette ersetzen konnte, wenn sie abgenutzt war. Zudem packte er mir noch eine große Handvoll Fischschwanzpalmen-Schuppen in eine Tüte.

Der Häuptling übersetzte mir, was Mr Jamri ihm erzählte: Er hatte die Kunst der Feuerpumpenherstellung von seinem Vater gelernt, dem sie wiederum von seinem eigenen Vater beigebracht worden war. Diese Tradition reichte in seiner Familie offenbar weit zurück. Mit einigen wenigen Werkzeugen – einer Machete, einem kleinen Schnitzmesser mit langem Griff, dem »Penat«, und einem Handbohrer – hatte Mr Jamri die bestfunktionierenden Feuerpumpen hergestellt, die ich je gesehen habe.

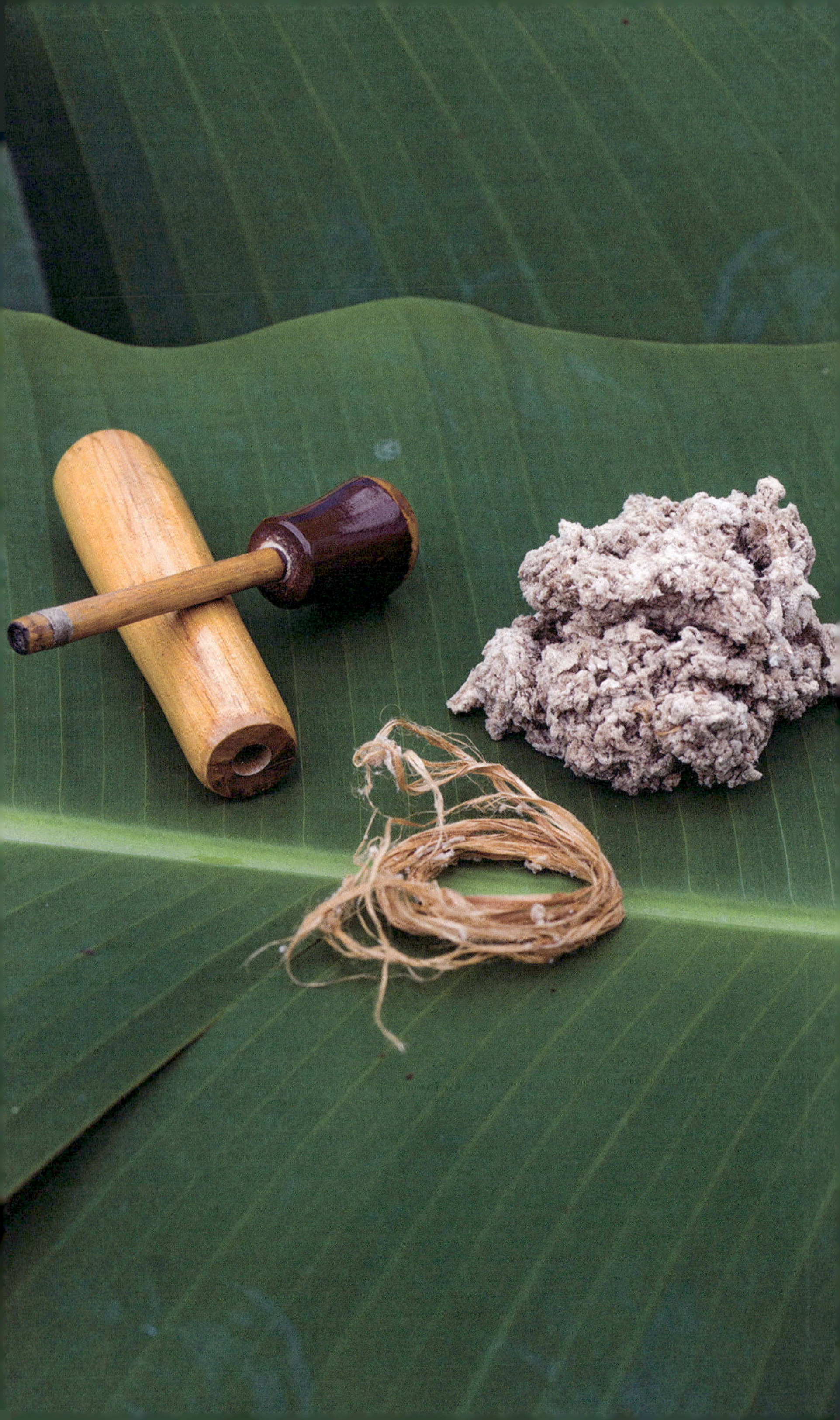

HERSTELLUNG EINER TRADITIONELLEN FEUERPUMPE

Eine Feuerpumpe aus Holz auf traditionelle Weise herzustellen macht zwar Spaß, ist aber relativ schwierig und nur etwas für geübte Schnitzer. Sie ist zwar ein sehr verlässliches Gerät, in Notfallsituationen jedoch sehr viel schwieriger herzustellen und insofern unter solchen Umständen nie die erste Wahl. Der Zylinder ist leicht anzufertigen, aber der Kolben muss genau passen, was für Ungeübte sehr schwierig ist.

Am besten wählt man ein Stück gut durchgetrocknetes, festes, schweres, feinporiges Holz. Nicht geeignet ist Holz, das beim Trocknen gerissen ist. Die Technik beruht auf der Komprimierung der Luft im Zylinder, und bei grobporigem Holz würde die Luft zwischen den Fasern herausgepresst werden. Dies kann sogar bei mittelhartem Holz passieren, wenn es sehr trocken ist – Sie können das testen, indem Sie etwas Spülmittel auf ein Ende des Holzstücks schmieren und auf der anderen Seite kräftig ins Holz pusten. Es versteht sich wohl von selbst, dass Hölzer ungeeignet sind, bei denen dann Seifenblasen entstehen. Das gewählte Holzstück sollte von rundem Durchmesser, elf Zentimeter lang und mindestens acht Zentimeter dick sein. Sägen Sie das Holz sauber ab, so dass die Enden flach sind und einen 90-Grad-Winkel zu den Seiten bilden. Sowohl Zylinder als auch Kolben werden aus diesem Stück gefertigt.

GEEIGNETE HÖLZER

Apfel, Buche, Schwarzdorn, Buchs, Ulme, Weißdorn, Stechpalme, Hainbuche, Ahorn, Eiche, Birne und Eibe. Ist kein Holz von einer dieser Baumarten verfügbar, wählen Sie das härteste, feinporigste, das Sie finden, oder besorgen Sie sich ein Rundholz bei einem Anbieter für Drechselbedarf.

DER ZYLINDER

Den Zylinder sollten Sie zuerst anfertigen, da es einfacher ist, den Kolbendurchmesser an das Loch anzupassen als umgekehrt den Zylinderdurchmesser an den Kolben.

I Stellen Sie Ihr Holzstück auf ein massives Hackbrett. Teilen Sie es quer exakt in der Mitte, und bohren Sie dann in eine der Hälften ein Loch mit acht Millimeter Durchmesser und siebeneinhalb Zentimeter Tiefe.

II Der Bohrer muss parallel zu den Seiten kerzengerade eingedreht werden. Das Loch sollte nicht durch den Holzkern gehen, damit dieser nicht Bestandteil des fertigen Zylinders wird – sonst besteht die Gefahr, dass der Zylinder beim Gebrauch reißt. Bevor Bohrer mit Metallschaft zur Verfügung standen, wurde in entlegenen Regionen Südostasiens das Holz manchmal über mehrere Tage hinweg von Hand angebohrt, indem man einen Holzstab zwischen den Handflächen drehte. Manchmal wurden Pumpen auch aus einer Bambusart mit extrem dicker Außenwand gefertigt, die jegliches Bohren überflüssig machte.

III Nach dem Bohren muss das Loch innen geglättet werden. Dazu steckt man einen schmalen Streifen Schmirgelpapier in das gespaltene Ende eines dünnen Stöckchens und wickelt das Papier mehrfach um das Ende, bis der Spalt verdeckt ist. Glätten Sie mit diesem Schmirgelwerkzeug nun die Innenseite des Loches durch Drehen, Reiben und Schieben. Dabei aber bitte nicht übertreiben – das Loch soll nur geglättet, seine Form aber nicht verändert werden.

IIII Sobald dies geschafft ist, werden die Außenseiten des Holzstücks bearbeitet, um den Zylinder zu verkleinern. Dazu schaben Sie zunächst große Stücke ab. Wenn ein Abstand von acht Millimetern zum Lochrand erreicht ist, können Sie beginnen, das Stück vorsichtig mit

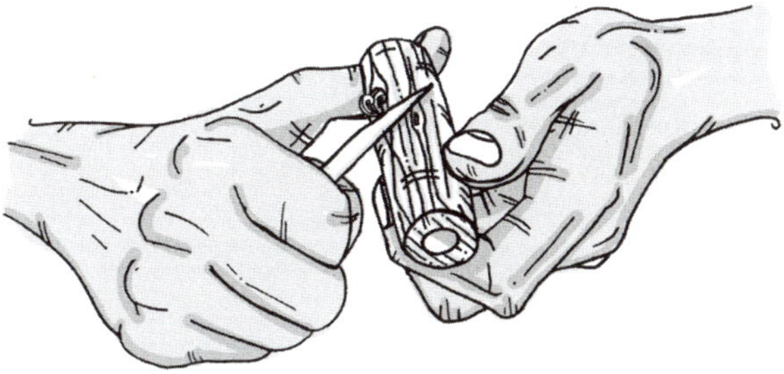

einem Messer zu glätten. Der Durchmesser des fertigen Werkstücks sollte etwa zweieinhalb bis drei Zentimeter betragen. Wenn Sie wollen, können Sie es dann noch verzieren.

DER KOLBEN

I Nun die andere Hälfte des Holzstücks auf das Hackbrett legen und so lange bearbeiten, bis es schön rund ist und den gleichen Durchmesser hat wie der Innendurchmesser des Zylinders.

II Stecken Sie ein dünnes Stöckchen in das Loch, um dessen Tiefe so exakt wie möglich zu ermitteln, da die Länge des Kolbens – er soll bis zum Boden des Loches reichen – darauf abgestimmt sein muss.

III Nun das ermittelte Maß am Holz anzeichnen und sorgfältig an der Markierung entlangsägen; achten Sie darauf, nur wenige Millimeter tief zu schneiden.

IIII Lassen Sie sich Zeit. Arbeiten Sie der Genauigkeit zuliebe mit dem Messer weiter, und schneiden Sie nicht zu tief ins Holz. Der endgültige Durchmesser des Kolbens darf nur um Bruchteile geringer als acht Millimeter sein, gerade so, dass er leicht in den Zylinder hinein- und hinausgleitet. Für komplette Dichtigkeit sorgt später das Einsetzen eines Dichtungsrings.

𝍸 Wenn Sie sich allmählich dem endgültigen Durchmesser annähern, schaben Sie mit dem Messer am Kolben entlang, um so nach und nach die Oberfläche zu glätten. Wichtig ist vor allem, dass der Kolben absolut gerade ist – darauf sollten Sie während der gesamten Bearbeitung achten.

𝍸 I Nun ist der Kolben fast fertig, doch es fehlen noch zwei Kleinigkeiten. Schnitzen Sie etwa sieben Millimeter von der Spitze entfernt rundherum eine schmale, einen Millimeter tiefe und zwei Millimeter breite Rinne. Diese Einkerbung hält den Dichtungsring an seinem Platz, indem sie verhindert, dass er am Kolben hinaufrutscht, wenn dieser in den Zylinder gedrückt wird. Im Fernen Osten besteht der Dichtungsring traditionellerweise aus dünnen Rindenfasern des Morangbaums (*Artocarpus odoratissimus;* ein Tropenbaum, der in Malaysia auch als »Terap« und auf den Philippinen als »Marang« bekannt ist). Die Rindenfasern werden um den Kolben gewickelt. Geeignet sind auch viele andere Pflanzenfasern. In Großbritannien habe ich erfolgreich Fasern von Linde, Weide und Brennnessel verwendet, doch ich kann nur wiederholen: Experimentieren Sie einfach mit dem, was Ihnen zur Verfügung steht. Selbst ein dünnes Stück Baumwollstoff tut es. Für moderne Feuerpumpen wird meist ein Gummiring verwendet.

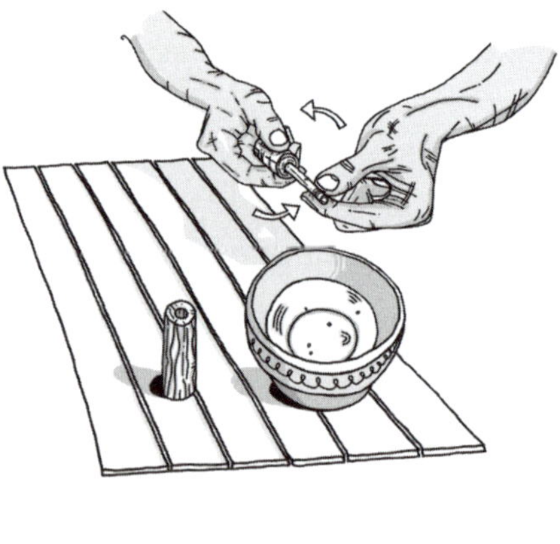

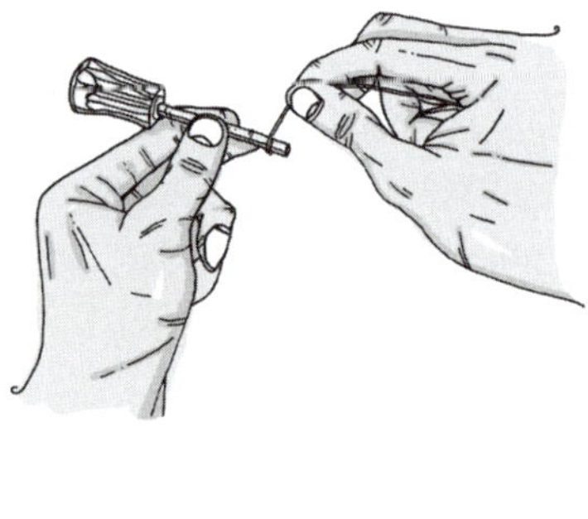

Einweichen und Anbringen der Rindenfaserdichtung am Kolben

𝍸 II Unabhängig davon, welche Fasern man verwendet, müssen diese so lange in Wasser eingeweicht werden, bis sie sich vollgesogen haben. Dann werden sie in der Einkerbung mehrfach um den Kolben gewickelt, bis ein Wulst entsteht, der gerade noch in den Zylinder passt. Prüfen Sie, ob er dicht abschließt. Dabei ist Fingerspitzengefühl gefragt: Es sollte eines kräftigen Schlages bedürfen, um den Kolben hineinzudrücken, aber es sollte auch nicht zu schwer oder zeitraubend sein, ihn wieder herauszuziehen.

𝍸 III Zum Schluss wird für das Zundermaterial noch eine etwa drei Millimeter tiefe Mulde genau in die Spitze des Kolbens gebohrt. Verwenden Sie hierzu ein Messer mit dünner, scharfer Spitze.

ZUNDER

Für die Feuerpumpen-Methode wird sehr feines Zundermaterial benötigt. Im Fernen Osten werden hierfür traditionell die feinen, trockenen Schuppen der Fischschwanzpalme verwendet (siehe nächste Seite), von denen mir Mr Jamri welche mitgab. Man findet sie am Stamm der Palme; wenn man die Blätter zurückbiegt, wird die Blattbasis sichtbar, an der Schuppen im Überfluss sitzen und abgesammelt werden können. Meist sind sie trocken. Falls nicht, müssen sie vor Verwendung unbedingt getrocknet werden. Die indigenen Völker sammeln dieses flockige Material und bewahren es in einem Zunderkästchen aus Bambus auf. Andernorts werden getrockneter Dung von Pflanzenfressern, Pilze wie Kohle-Kugelpilz, Zunderschwamm (sowie ähnliche Arten) und Chaga (Schiefer Schillerporling) sowie »Char cloth« (ein Zunderlappen, der durch Verkohlen von Leinen oder Baumwollstoff hergestellt wird und schnell brennt) verwendet.

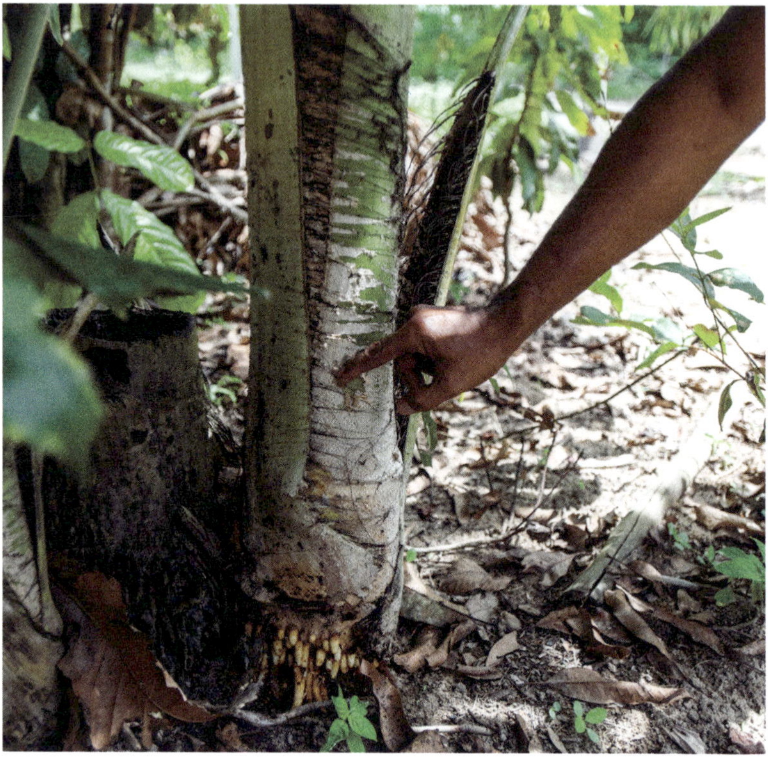

FEUERMACHEN MIT EINER FEUERPUMPE

Wer eine Feuerpumpe benutzen will, muss den Dreh raushaben, was je nach Modell etwas dauern kann. Die oben beschriebene traditionelle malaysische Bauart finde ich in der Anwendung einfacher und auch verlässlicher als die maschinengefertigte Hightech-Version, die man kaufen kann.

| Geben Sie – am besten mit einem Zahnstocher – den Zunder in die Vertiefung an der Kolbenspitze. Nicht zu wenig nehmen und ihn oben etwas herausragen lassen.

II Tauchen Sie Ihre Fingerspitzen in Wasser und träufeln Sie etwas davon auf die Fasern des Dichtungsrings. Dadurch quellen die Fasern auf und sorgen für einen luftdichten Verschluss. Lassen Sie sich dabei Zeit, und benutzen Sie genügend Wasser. Achten Sie aber darauf, dass dabei der Zunder nicht nass wird. Falls nötig, die Fasern mit dem Daumennagel etwas zusammendrücken und aufstellen.

III Nun den Kolben etwa einen Zentimeter tief oder gerade so weit, dass die Fasern verschwinden, in den Zylinder stecken. Nehmen Sie den Zylinder in eine Hand und schlagen mit der anderen kräftig oben auf den Kolben, damit er bis zum Boden gelangt.

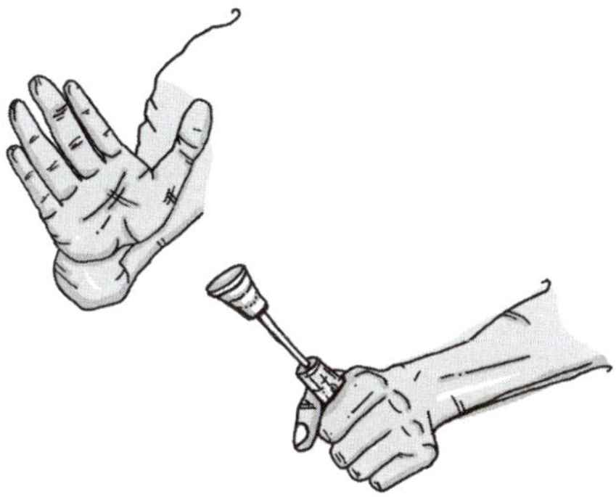

IIII Sobald Sie merken, dass er angeschlagen hat, den Kolben sofort und möglichst schnell herausziehen. Das Ganze sollte in einer einzigen Bewegung vonstattengehen. Wird der Kolben zu langsam herausgezogen, verbraucht der Zunder den gesamten Sauerstoff im Zylinder und die Glut erlischt.

~~IIII~~ Sobald der Kolben draußen ist, sanft auf den Zunder blasen, um die Glut anzufachen – sie müsste nun aufglimmen wie eine Zigarettenspitze. Mit dem Zahnstocher rasch, aber vorsichtig den glimmenden Zunder herausholen und auf weiteres Zundermaterial legen, um der Glut Nahrung zu geben.

~~IIII~~ I Nun können Sie die Glut zum einmaligen Anzünden verwenden – zum Beispiel einer wohlverdienten kubanischen Zigarre, zur Feier des Tages – oder, wenn Sie Feuer machen wollen, die Glut auf ein größeres Zunderbündel geben und damit Flammen entfachen.

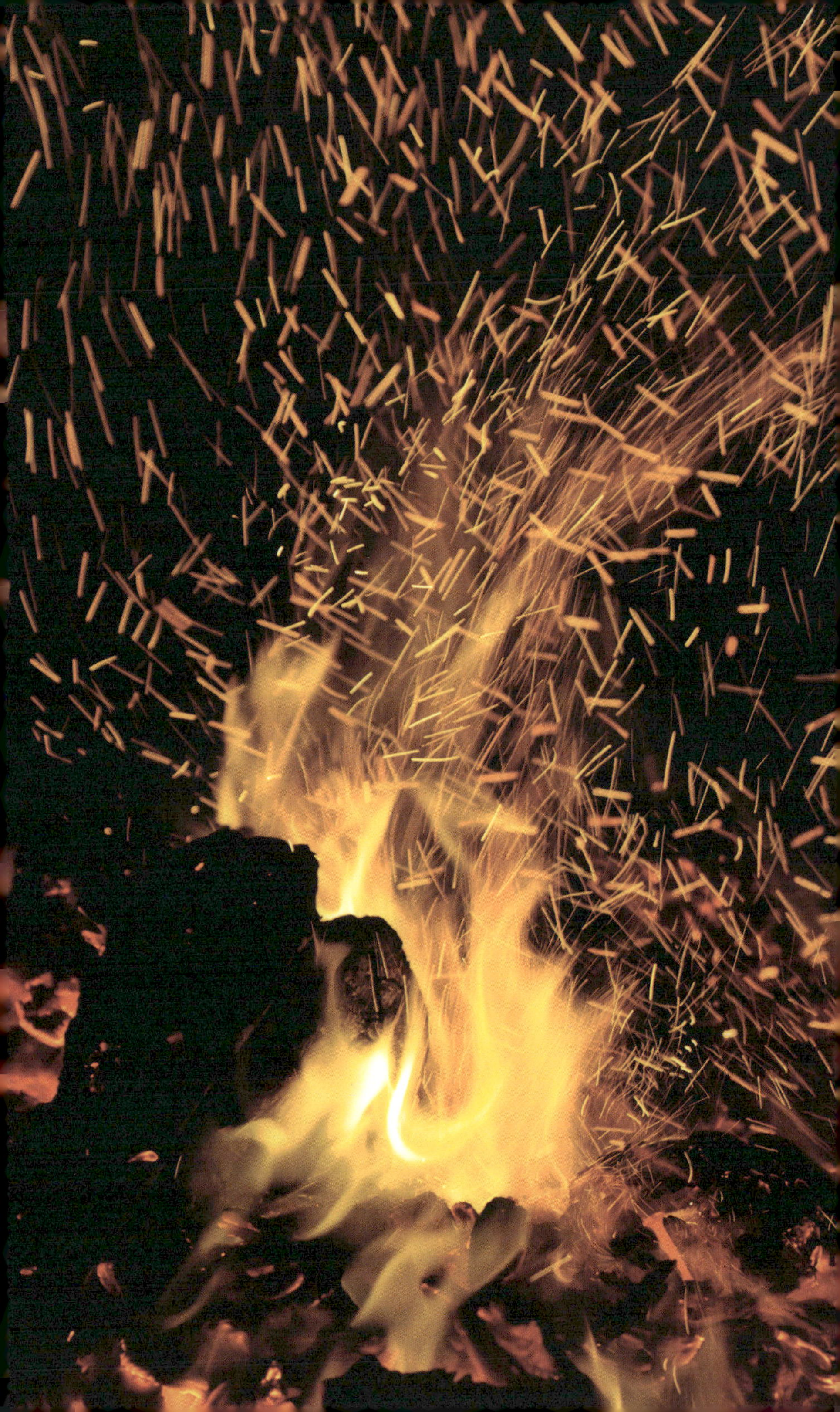

KAPITEL 8

FUNKEN

WÄHREND ICH, VORSICHTIG EINEN FUSS UNTER DEN anderen setzend, die Metallleiter hinabstieg, fiel die Temperatur merklich, und der pechschwarze Feuerstein um mich herum glänzte im künstlichen Licht. Ben war vor mir, mein Vater hinter mir. Wir stiegen in einen Schacht der Grime's Graves hinab, einer faszinierenden jungsteinzeitlichen Stätte in offenem Heideland in der Nähe des Thetford Forest in Norfolk. Ich war erst sieben oder acht, aber was ich um mich herum sah, nahm mich augenblicklich gefangen.

Der unheimlich klingende Name (Grime's Graves bedeutet in etwa: »rußige, schmutzige Grabstätten«) führt in die Irre, denn es handelt sich nicht um eine Begräbnisstätte, sondern um das einzige jungsteinzeitliche Bergwerk in Großbritannien, das besichtigt werden kann. Es gilt als bestuntersuchtes Bergwerk seiner Art. Dass diese Schächte und Stollen zwischen 2200 und 2500 v. Chr. aus dem Fels gehauen wurden, wobei Hirschgeweihe als Spitzhacken und Schulterblätter von Tieren als Schaufeln dienten, schien uns geradezu unglaublich, als wir weiter Richtung Minenboden hinabstiegen. Solche Bergwerke gelten als die frühesten Erdbauten des Neolithikums, und der Feuersteinabbau dürfte zu den ersten größeren gemeinschaftlichen Unternehmungen der wachsenden jungsteinzeitlichen Gemeinschaften gezählt haben. Auf einem der von Archäologen an dieser Stätte entdeckten Hirschgeweihe konnte der Fingerabdruck eines Minenarbeiters identifiziert werden – und das nach 4000 Jahren!

Aus der Luft betrachtet wirkt die Landschaft durch die vielen abgesunkenen Gruben – Überreste von mehr als 400 senkrechten Schächten, die in den Kalkstein getrieben worden waren – seltsam, ja fast mondähnlich. Um zu dem Bergwerk zu gelangen, hatten wir quer über diese Senken und Abraumhalden marschieren müssen. Viele der Schächte sind 14 Meter tief, und man kann sich nur schwer vorstellen, wie viel Arbeit und Aufwand es gekostet haben muss, sie anzulegen. Man trieb die Schächte in den Stein, um an den sogenannten »floorstone« zu gelangen – eine besonders hochwertige Feuersteinschicht. Damals wurden daraus Steinwerkzeuge hergestellt, in wesentlich späteren Zeiten dann Zündsteine für Feuerwaffen. Sobald die Minenarbeiter den »floorstone« erreicht hatten, trieben sie horizontale Kriechstollen und Laufgänge in den Kalk, um der Feuersteinschicht zu folgen.

Als wir wieder an die Oberfläche kamen, entdeckten wir unseren Guide, der sich in alte Tierfelle gehüllt hatte. Auch wenn seine Gewandung aus archäologischer Sicht höchstwahrscheinlich unkorrekt war, beschwor er damit tatsächlich eine steinzeitliche Atmosphäre herauf. Ich war vor Aufregung völlig aus dem Häuschen und wollte unbedingt mehr erfahren. Der Boden um ihn herum war von abgeschlagenen Feuersteinstückchen übersät, die auf alten Decken lagen, und mit weiteren Gegenständen wie Geweihen, Feuersteinmessern, Speeren, Pfeilen und Bögen sowie Tierfellen. An einer Wand in der Mine hatte ich ein Beil aus Feuerstein gesehen, von dem ich kaum die Augen hatte lassen können, weil es so wunderschön gearbeitet war. Man nimmt an, dass manche Objekte wie zum Beispiel Feuersteinbeile eine besondere kulturelle Bedeutung besaßen – viele Funde stammen aus Grabschätzen, und die Beile waren nie benutzt worden.

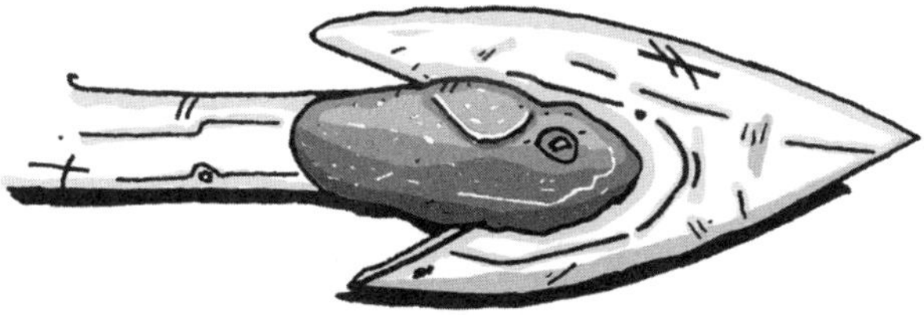

Unser Guide zeigte uns, wie man Pfeilspitzen aus Feuerstein herstellt. Zuerst schlug er mit einem Schlagstein ein breites, dünnes Stück von einer Knolle ab. Dann führte er uns vor, wie man mit der Spitze einer Geweihsprosse die Form noch feiner herausarbeitet. Der fertige Gegenstand war wirklich beeindruckend und wurde erst einmal in der Gruppe herumgereicht, bevor er ihn jemandem zum Aufbewahren gab.

Der Guide erklärte uns auch, wie Menschen in der Steinzeit Feuer machten. Er zeigte uns einen aufgebrochenen Pyritbrocken, der im Inneren ein wunderschönes Strahlenkranzmuster aufwies. Mit diesem Stein in der Hand kniete er sich hin und begann, mit einem kleinen dunklen Stück Feuerstein auf seine Oberfläche zu schlagen. Die winzigen, mattroten Funken, die nach jedem Schlag herabfielen, waren kaum zu erkennen. Einige Zentimeter unterhalb der Steine, die gegeneinandergeschlagen wurden, lag etwas Baumpilz-Zunder auf dem Boden, ein lederähnliches Stück Zunderschwamm, an dem er einen kleinen Abschnitt aufgeraut hatte, so dass an der Stelle ein kleines, flaumiges Bündel entstanden war. Dort sollten, so sagte er, die Funken eigentlich auftreffen. Die meisten jedoch landeten daneben und verglühten sofort. Nach etwa zwanzig Schlägen stieg endlich eine winzig kleine Rauchfahne von dem Bündel auf – ein Funke hatte das Ziel getroffen. Als die Glut kräftiger wurde und der Zunder zu glimmen begann, war ein orangefarbenes Glühen zu erkennen. Der Guide legte den Zunder mit der Glut auf ein Bündel getrocknete Geißblattrinde und erweckte das Feuer pustend zum Leben.

Als ich an jenem Tag heimkam, konnte ich es gar nicht erwarten, einen Feuerstein aufzuklopfen. Und natürlich wollte ich auch einen dieser »magischen Feuersteine« haben, den ich bei der Vorführung gesehen hatte, also einen Pyritbrocken. Wo aber sollte ich ein Stück Pyrit herbekommen? Ich fragte meine Eltern. Mein Vater ist Juwelier und erzählte mir, dass man auch mit einem Karbonstahl, der auf einen Feuerstein geschlagen wird, Funken erzeugen kann. Er versprach mir, am nächsten Tag in seiner Werkstatt nachzusehen, ob er ein Stück Stahl

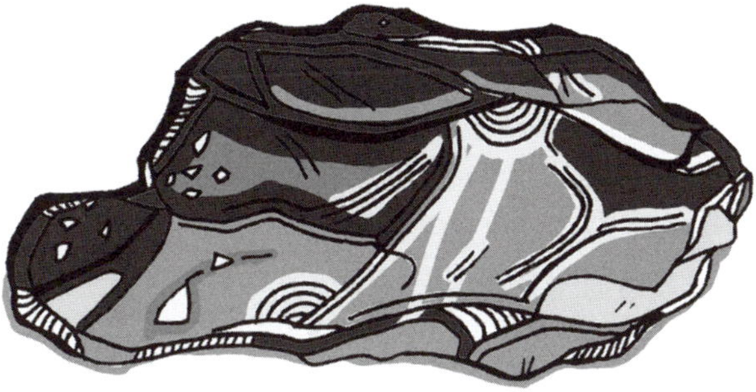

auftreiben könne. Am folgenden Abend rannte ich, sobald ich das Klirren seiner Schlüssel an der Tür hörte, ihm sofort entgegen. Da er schon ahnte, wie ungeduldig ich war, streckte er mir die geöffnete Hand entgegen, in der ein fünf mal fünf Zentimeter großes Stück Karbonstahl lag. Natürlich stürmte ich sofort durch die Hintertür auf die Veranda, um nach einem rasiermesserscharfen Stückchen Feuerstein zu suchen, das ich dort einige Stunden zuvor abgesprengt hatte. Ohne jegliche Kenntnis von irgendwelchen Techniken der Feuersteinbearbeitung, aber begierig darauf, Pfeilspitzen und Messer selbst herzustellen, hielt ich auf Feldern stets nach Feuersteinknollen Ausschau, die vom Pflug an die Oberfläche befördert worden waren, nahm sie mit nach Hause und warf sie auf den Boden, bis sie zerbarsten. Nun schlug ich den Stahl an den Feuerstein und sah erstaunt Funken aufstieben. Es war zwar nicht genau so, wie ich es im Bergwerk von Grime's Graves gesehen hatte, aber ich staunte, dass ich es überhaupt geschafft hatte. Selbst heute noch sind erwachsene Männer völlig aus dem Häuschen, wenn es ihnen erstmals gelungen ist, mit Feuerstein und Stahl Feuer zu machen. Meine Suche nach einem Brocken Pyrit setzte sich jedoch noch eine Zeitlang fort.

FUNKEN

Überall auf der Welt machen Menschen Feuer, indem sie Funken schlagen, und seit Tausenden von Jahren vertrauen sie auf diese Fertigkeit. Auch unter all den tragbaren feuererzeugenden Geräten, die man auf Expeditionen in entlegene Regionen mitnehmen kann, ist ein modernes Instrument, mit dem sich Funken schlagen lassen, das vielseitigste und verlässlichste.

Wenn ich zusehe, wie Angehörige indigener Völker die Technik des Feuerschlagens vor meinen Augen anwenden, ist mir stets bewusst, dass dies nur eine von mehreren ihnen bekannten Techniken ist. Das soll nun nicht heißen, dass es zu den Schlag- oder auch Reibetechniken in jedem Fall eine Alternative gibt. Es ist lediglich eine Beobachtung, die für alle, die die Wildnis erkunden, hilfreich sein kann: Sie sollten immer Vorkehrungen treffen und die Utensilien für mehr als nur eine Methode des Feuermachens mitnehmen. Würde ein San aus der Kalahari im südlichen Afrika seinen Jagdbeutel und Köcher leeren, hätten wir vermutlich ein Quirlbohrer-Set, einige Zündhölzer oder ein Feuerzeug sowie ein Stück Stahl und einige Steine zum Funkenschlagen vor uns. Denn Menschen, die im Busch leben, wissen nur zu gut, wie wichtig es ist, auf alles vorbereitet zu sein.

Ich finde es einleuchtend, dass das Wissen darüber, wie man Funken erzeugt, aus zufälligen Beobachtungen bei der Herstellung von Steinwerkzeugen hervorging. Das Schlagen von Pyrit auf Feuerstein oder ähnliche Gesteinsarten war schon früh eine weitverbreitete Methode, um Funken zu erzeugen. Aber wie kam es, dass man gerade auf diese Kombination verfiel? Feuerstein, Quarz, Hornstein sowie Obsidian und anderes Gesteinsglas waren äußerst wichtige Ressourcen und lieferten das Material für die Herstellung von Schneidwerkzeugen. Doch um diese Gesteine zu bearbeiten, musste man ein Material finden, das sie spalten konnte. Warum Pyrit? Nun, relativ zu seiner Größe ist er schwerer als die meisten anderen Gesteine, was für unsere frühen Vorfahren bei der Suche nach Schlagsteinen für die Herstellung von Steinwerkzeugen eine attraktive Eigenschaft gewesen sein könnte. Tatsächlich ist Pyrit spröde und brüchig und daher für eine solche Nutzung eigentlich völlig ungeeignet; wahrscheinlich wurden seine besonderen Eigenschaften nur deshalb entdeckt, weil man ausprobierte, ob er als Spaltstein taugte – und dabei dann natürlich Funken flogen.

Trotz der Erfindung von Streichhölzern und Benzin- und Gasfeuerzeugen erfreut sich das althergebrachte Feuermachen durch Funkenschlagen noch immer größter Beliebtheit – vor allem unter jenen, die Trips in die Wildnis wagen. Mitten in der Zivilisation lassen sich funktionsuntüchtige Feuerzeuge und feuchte Streichhölzer problemlos ersetzen, doch im Busch ist das anders. Hier gilt das sogenannte »KISS«-Prinzip: *Keep It Simple, Stupid.* Mit anderen Worten: Warum kompliziert, wenn's auch einfach geht? Feuerzeuge haben bewegliche Kleinteile und nur einen begrenzten Benzinvorrat, Streichhölzer werden leicht durch Feuchtigkeit unbrauchbar, benötigen Zeit zum Trocknen und sind nur in begrenzter Menge vorhanden. Auch wenn beide sehr praktisch sind und ich sie bei meinen privaten Ausflügen in die Wildnis am häufigsten verwende, würde ich es mir doch dreimal überlegen, ohne einen modernen Feuerstahl (Cereisen-Stab) in meinem Gepäck einen Fuß dorthin zu setzen.

Es gibt mehrere Möglichkeiten, um Funken zu erzeugen. Manche dieser Techniken werden auch heute noch bei Expeditionen in den Busch verwendet, andere hingegen sind aus der Mode gekommen. Sie dienen nun dem Privatvergnügen, doch lässt sich damit Geschichte wunderbar zum Leben erwecken.

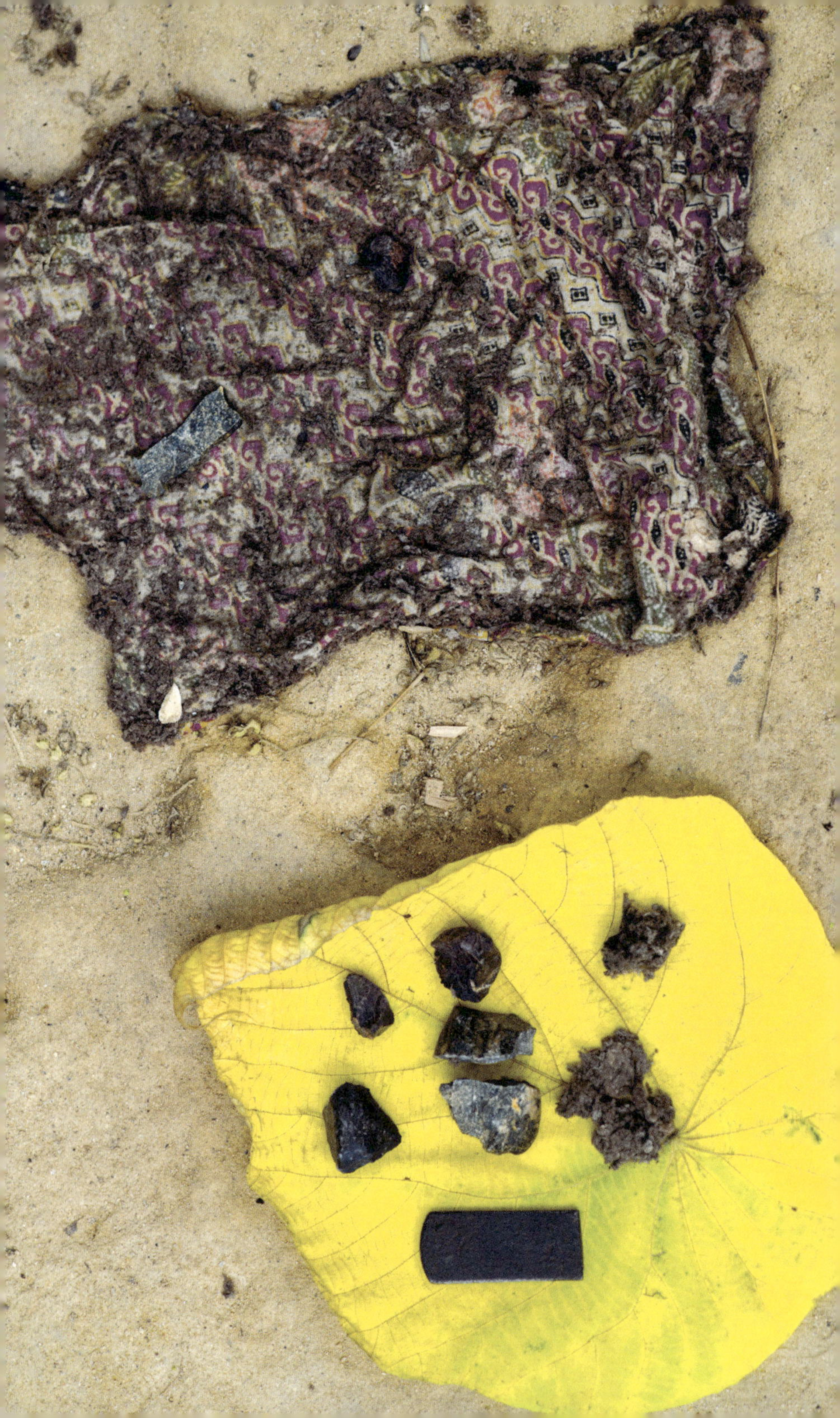

PYRIT

Das Wunderelement Pyrit ist der Vorfahre aller modernen Geräte, die Funken schlagen, und ermöglichte es unseren frühen Vorfahren, auch ohne den bei Reibetechniken nötigen hohen körperlichen Einsatz Feuer zu machen. Schlägt man Pyrit mit einem Stück Feuerstein oder einem anderen der oben genannten Gesteinsarten zusammen, entstehen schwache rote Funken, die ausreichen, um bestimmte Zundermaterialien zu entzünden.

Das Wort »Pyrit« ist vom griechischen »pyrites lithos« abgeleitet, das »Stein, der Feuer schlägt« bedeutet. Im Deutschen kennt man es schon seit dem Mittelalter auch als »Katzengold«. Man findet Pyrit vor allem in Regionen mit Kalkstein-, Schiefer- und Kohlevorkommen. In Großbritannien ist er relativ häufig zu finden, und bestimmte Strände sind bekannt dafür, dass es sich dort lohnt, nach Pyritknollen zu suchen. Dennoch kommt das Mineral nicht überall vor, und so wurde früher zweifellos Handel damit getrieben, weil es das Feuermachen erleichterte. Die besten Funken lassen sich mit dem Steininneren schlagen. Dazu stemmt man den Knollen mit einem Flachmeißel (auch »Kaltmeißel« genannt) auf, wobei das herrliche Strahlenkranzmuster im Inneren sichtbar wird. Mit dieser glatten Oberfläche können nun Funken geschlagen werden. Auch mit der Außenseite des Knollens lassen sich aber Funken erzeugen, vorausgesetzt, man schleift vorher die Oxidschicht ab. Mit einer stumpfen, gerundeten Kante lassen sich die meisten Funken schlagen, mit einer scharfen Kante jedoch deutlich weniger, weshalb Letzteres zeitraubender ist. Ziel sollte eine mög-

GEGENÜBER Set mit Materialien zum Feuermachen durch Funkenschlag, Volk der Batek, Bundesstaat Pahang, Malaysia

OBEN Ein altes Stück Stoff, in dem das Feuermach-Set aufbewahrt wird

UNTEN Eine Auswahl Steine und ein Feuerschläger aus einem Stück Karbonstahl

lichst große Kontaktfläche beider Materialien während des Schlagens sein. Beachten Sie, dass die Funken nicht sehr hell und daher bei Tageslicht eventuell nur schwer erkennbar sind. Wollen Sie etwas herumexperimentieren, um mehr über Menge und Qualität der erzeugten Funken zu erfahren, sollten Sie dies in einem schwach beleuchteten Raum tun.

FEUERMACHEN MIT PYRIT

Damit ein Feuer entstehen kann, muss ein Funke Zunder in Brand setzen, und dies bedarf sehr sorgfältiger Vorbereitung. Mit Pyrit geschlagene Funken sind viel kälter als mit modernen Geräten erzeugte, deshalb eignen sich nur wenige Zundermaterialien für diese Methode. Ein Büschel trockenes Gras oder Ähnliches lässt sich damit ganz gewiss nicht in Brand setzen. In Europa dürften unsere Vorfahren in der Regel ein Stück aus der Tramaschicht eines Zunderschwamms verwendet haben (wie in Kapitel 1 beschrieben).

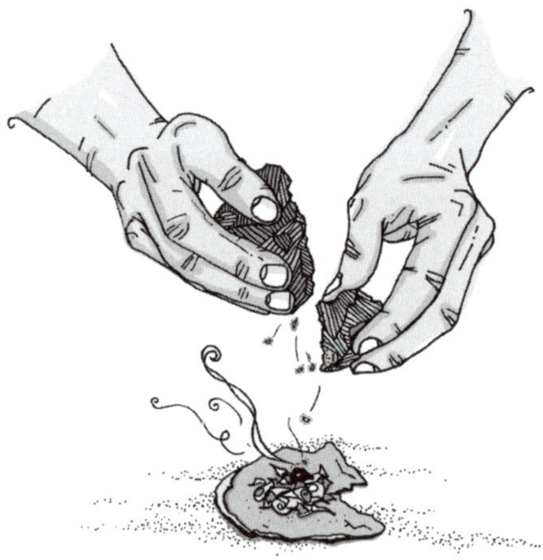

I Will man ein Stück Zunderschwamm zum Glimmen bringen, muss zunächst mit einem scharfen Gegenstand ein etwa murmelgroßes Büschel feiner Fasern von seiner Oberfläche abgekratzt werden.

II Halten Sie nun das Pyritstück mit einer Hand direkt über den Zunder und führen Sie mit dem Schlaggerät einen kräftigen Streifhieb aus. Die entstandenen zarten Funken sollten nun direkt auf den Zunder fallen. Lassen Sie sich nicht entmutigen, wenn es nicht auf Anhieb klappt; probieren Sie es einfach noch einmal und beobachten Sie sorgfältig den Zunder. Irgendwann wird unweigerlich ein Funke direkt darauf landen und ihn zum Glimmen bringen.

III Blasen Sie vorsichtig darauf, damit sich eine ordentliche Glut bildet, die dann auf ein faseriges Zunderbündel übertragen wird. Durch weiteres Pusten lässt sich daraus ein Feuer entfachen.

Auch andere Zundermaterialien wie Kohlen-Kugelpilz, Chaga, »Char cloth« und selbst durchgetrocknetes, verrottetes Holz können in dieser Weise verwendet werden. Verrottetes Holz lässt sich leicht entzünden, da es in großen Stücken gesammelt werden kann, was bedeutet, dass Genauigkeit nicht so wichtig ist – wo auch immer ein Funke landet, bestehen gute Chancen, dass er Nahrung findet und sich entzündet.

Früher trug man einen kleinen Lederbeutel bei sich, in dem sich Pyritknollen, ein Schlaggerät aus Feuerstein (oder einem ähnlichen Material) und etwas vorbereitetes Zundermaterial befanden. Obwohl man Letzteres auch unterwegs sammeln konnte, wurde es in der Regel mitgeführt und bei Bedarf ersetzt, etwa so, wie wir heute Streichhölzer mitnehmen. Wie in Kapitel 1 beschrieben, trug Ötzi, der Mann aus dem Eis, eine solche Ausrüstung bei sich. In dem Zunderschwamm, den er bei sich hatte, fand man zwischen den Fasern Pyritspäne – Zeugnisse früherer Einsätze beim Feuermachen. Eine ganze Knolle war in seinem Feuermach-Set nicht enthalten und wurde auch in der Nähe des Fundortes der Mumie nicht entdeckt.

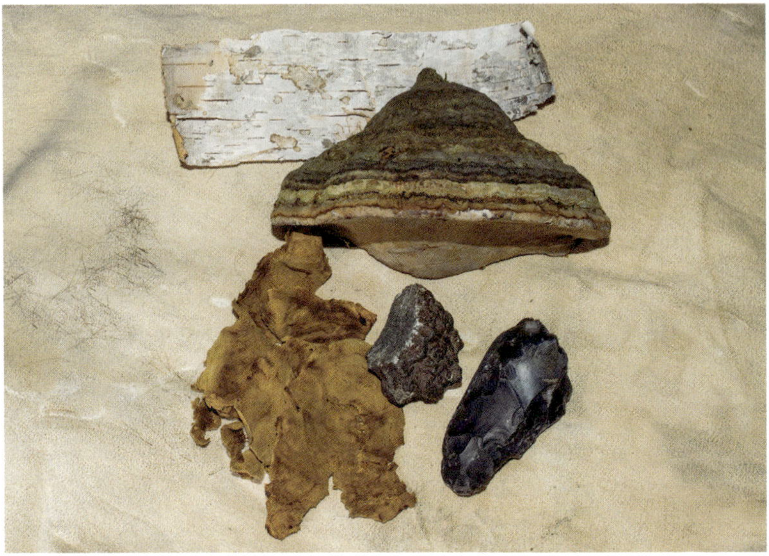

Eiszeitliches Werkzeugset zum Feuermachen
VON OBEN Birkenrinde; Zunderschwamm; vorbereiteter Zunder aus Zunderschwamm-Trama; Pyrit; Feuerstein

Mit Pyrit Feuer zu machen mag heute ein netter Zeitvertreib sein. Für Expeditionen in die Wildnis sind moderne Hilfsmittel zum Funkenschlagen jedoch weitaus besser geeignet, da sie einfacher mitzuführen sind und zuverlässiger funktionieren.

GEGENÜBER Tibetanischer Chuckmuck mit Feuerstein und Zunder aus Weidenkätzchen

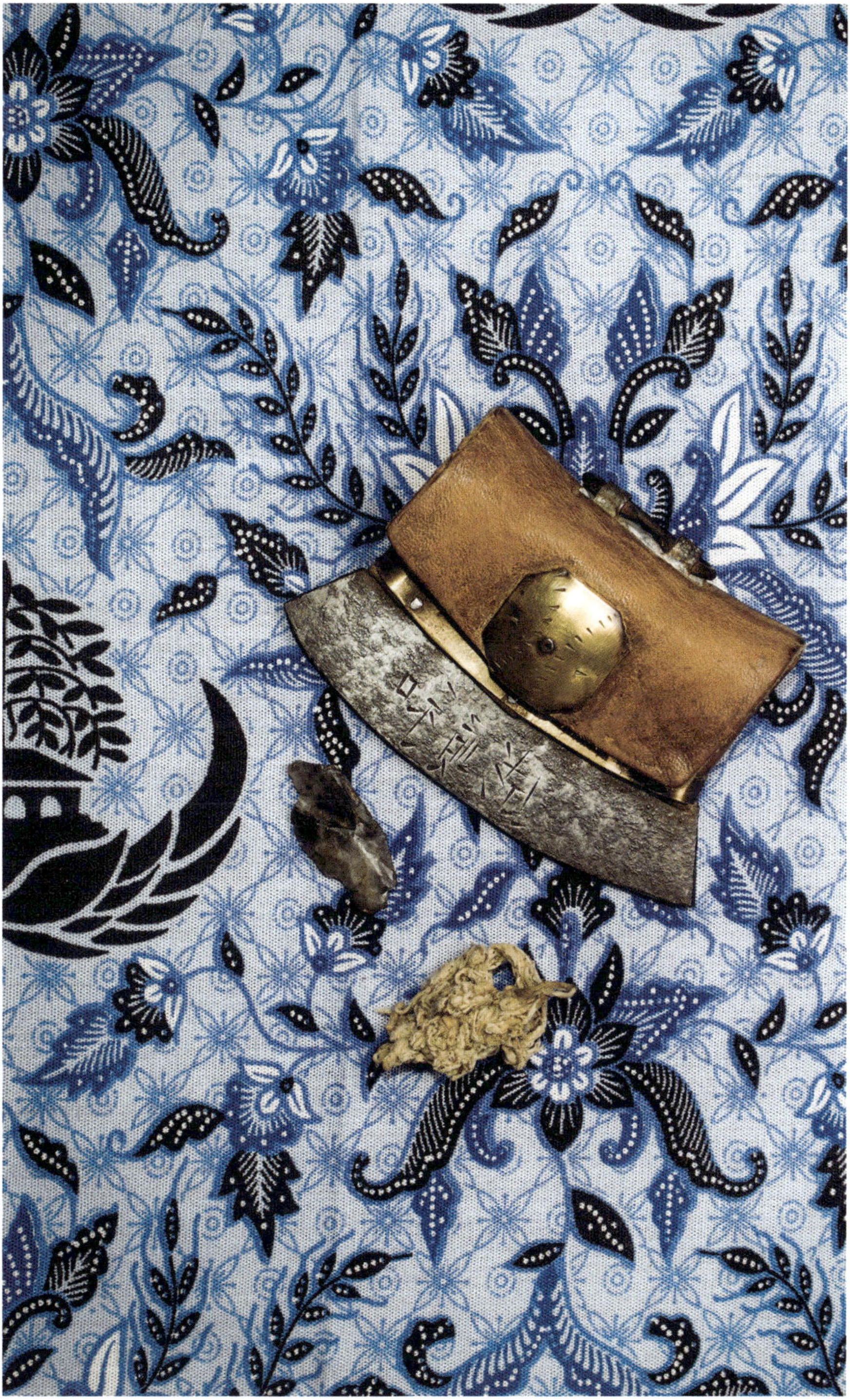

STAHL

Sobald man Karbonstahl herstellen konnte, wurden die Pyritknollen, die bis dahin ein wesentlicher Bestandteil des Anfeuer-Sets im Alltag gewesen waren, durch Feuerschläger aus Metall ersetzt. Diese meist wunderschönen Stücke wurden oft vom örtlichen Hufschmied angefertigt und sind in ähnlicher Form auch heute noch erhältlich. Der wesentliche Fortschritt bestand darin, dass sie heißere Funken in größeren Mengen produzierten, das heißt, sie waren in der Anwendung einfacher, und man konnte damit schneller ein Feuer entfachen. Abgesehen davon boten sie keine weiteren praktischen Vorteile. Doch waren sie ästhetisch sicherlich ansprechender als grobe Pyritknollen, und je nachdem, wo man sich befand, konnte man unter Umständen auch leichter Ersatz beschaffen. Zudem dürften die Menschen damals genauso wie wir heute daran interessiert gewesen sein, etwas Neues, Besseres zu besitzen.

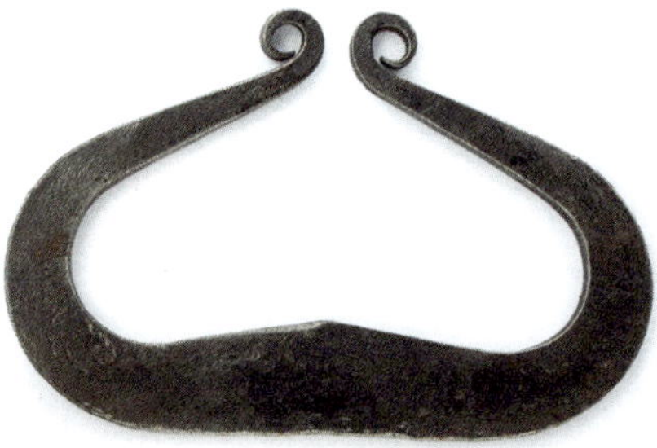

Moderner europäischer Feuerstahl

In Zentralasien, vor allem in Tibet und der Mongolei, wurde das Werkzeugset zum Feuermachen in kleinen Lederbeuteln mitgeführt, an die ein gebogener und oft mit komplizierten Mustern verzierter Feuerstahl genietet war. Diese kleinen Päckchen, in denen sich alle nötigen Utensilien zur Herstellung von Glut befanden – ein scharfkantiger Feuerstein, Zunder und flaumige Weidenkätzchen, die mit etwas Kohlepulver gemischt und zusammengedrückt wurden – nannte man »Chuckmucks«. Die Technik des Funkenschlagens mittels Feuerstahl blieb bis zur Entwicklung der ersten zuverlässigen Streichhölzer Anfang des 19. Jahrhunderts im Wesentlichen unverändert. Heute kann man Feuerschläger kaufen oder sich, wenn einem das Freude macht, selbst einen anfertigen. Im Gegensatz zur Verwendung von Pyrit wird bei der Feuerstahl-Methode der Zunder auf den Stein gelegt, und zwar direkt oberhalb einer scharfen Kante desselben. Schlägt man dann mit dem Stahl darüber, fliegen die Funken nach oben und kommen auf dem Zunder zu liegen. Im Notfall kann man auch den Rücken eines Messers aus Karbonstahl oder ein ähnliches Werkzeug verwenden.

HERSTELLUNG EINES TRADITIONELLEN FEUERSCHLÄGERS AUS STAHL

Alles, was Sie zur Herstellung Ihres eigenen Feuerstahls benötigen, ist eine alte Feile oder ein anderes Werkstück aus Hartstahl. Findet sich in Ihrem Schuppen nichts dergleichen, werden Sie sicherlich auf einem Trödel- oder Flohmarkt fündig.

I Erhitzen Sie den Stahl in der Glut eines sehr heißen Hartholz-Feuers, bis er rot glüht.

II Nehmen Sie ihn nun vorsichtig heraus und lassen ihn am Rand des Feuers komplett auskühlen. Durch diesen einfachen Vorgang verändert sich die Härte des Stahls. Er ist nun viel weicher, was es Ihnen leichter macht, ihn in die gewünschte Form zu bringen.

III Falls es sich um eine alte Feile handelt, können Sie nun mit einer anderen Feile die raue Außenseite glätten und zum Glänzen bringen. Sie können sie auch mit einer Metallsäge kürzen und die Enden wieder zurechtfeilen. Lassen Sie Ihrer Kreativität freien Lauf!

IIII Sobald Sie mit dem Aussehen Ihres Feuerstahls zufrieden sind, erhitzen Sie ihn noch einmal im Feuer, bis er wieder rotglühend ist.

IIIII Nehmen Sie ihn aus dem Feuer und kühlen Sie ihn in einem Eimer Wasser ab, das auf 40 Grad Celsius erhitzt wurde.

IIIII I Der Feuerstahl ist nun rußgeschwärzt. Gehen Sie deshalb, nachdem er ganz ausgekühlt ist, gründlich mit Schmirgelpapier darüber. Dann ist Ihr Feuerschläger einsatzbereit.

CEREISEN-STAB

Unter allen Gerätschaften zum Feuermachen, die für Expeditionen in die Wildnis zur Verfügung stehen, ist der Cereisen-Stab für mich stets die erste Wahl. Ein solcher robuster Metallstab erzeugt, wenn er an der Kante eines Materials mit einem höheren Härtegrad entlanggerieben wird, über 1650 Grad Celsius heiße Funken, die verschiedenste Arten von Zunder sofort in Brand setzen. Auch trockene feine Holzspäne lassen sich damit entzünden. Ein Cereisen-Stab hält sehr lange, weshalb es unwahrscheinlich ist, dass er auf einer Reise aufgebraucht wird. An ihm sind auch keine Kleinteile, die kaputt- oder verlorengehen könnten, und es macht auch nichts, wenn er mal den ganzen Tag im Wasser liegt – einfach am Hosenbein trockenreiben und wie gehabt Funken damit schlagen. Er ist so leicht und kompakt, dass man ihn sich sogar an einer kräftigen Nylonschnur um den Hals hängen und zudem mehrere davon an verschiedenen Stellen des Gepäcks verstauen kann.

Die Legierung, die ursprünglich aus 70 Prozent Cer und 30 Prozent Eisen bestand, wurde 1903 von Carl Auer von Welsbach, dem späteren Begründer der Marke »Osram«, zum Patent angemeldet. Kurz darauf begann er bereits mit der Produktion dieses Werkstoffs, der als »Zündstein« für Feuerzeuge eingesetzt wurde. Mitte des 20. Jahrhunderts begann man, kurze, dicke Stäbe aus diesem Material als wichtiges Instrument für das Feuermachen in die Überlebensausrüstung von Soldaten aufzunehmen. Die auf dieser Legierung basierenden Feuerstäbe, die heute sowohl für Outdoor-Fans als auch für die Armee produziert werden, sind den älteren, notorisch schwierig zu handhabenden Modellen deutlich überlegen. Sic sind robuster und produzieren einen wahren Funkenregen. Doch eine Warnung vorweg: Erwerben Sie lieber ein qualitativ hochwertiges Produkt von einem namhaften Hersteller – es gibt viele billige Kopien, die entweder schnell zerbrechen oder erst gar nicht funktionieren. Ein weiterer wichtiger Hinweis: Feuerstäbe aus Cereisen funktionieren zwar auch noch, nachdem sie gründlich nass geworden sind; liegen sie jedoch mehrere Tage lang im Nassen, beginnt das Metall zu zerbröckeln und wird nutzlos.

FUNKENSCHLAGEN MIT DEM CEREISEN-STAB

Bei den meisten Feuerstäben wird ein Striker (auch: Schleifstück) mitgeliefert, doch damit lassen sich meist nicht jene Funken erzeugen, die man braucht, um manche eher widerspenstigen Zundersorten in Brand zu setzen, die nach dem einen großen, heißen, anhaltenden Funken verlangen. Um einen solchen zu erzeugen, muss ein relativ großer Metallspan vom Eisen abgeschabt werden, wobei man kräftig Druck ausüben muss. Wie immer besteht die Kunst auch hier darin, eine gut eingeübte Technik mit dem richtigen Werkzeug auszuführen. Mit einem Messerrücken nah an der Spitze lässt es sich am besten schaben.

I Legen Sie den Zunder zunächst auf eine feste, gerade Oberfläche. Sind Sie Rechtshänder, halten Sie den Feuerstahl mit der linken Hand so, dass die Spitze direkt über dem Zunder ist.

II Nehmen Sie das Messer in die rechte Hand und legen Sie den Messerrücken (nicht die Schneide) auf den Stab. Nutzen Sie nur die letzten Millimeter des Messerrückens vor der Spitze – dort, wo die Schräge in den Messerrücken übergeht. Mit der rechten Hand wird das Messer fest an den Stab gepresst. Den nötigen Druck, um das Messer über den Stab zu ziehen und ein oder zwei große Funken hervorzubringen, üben Sie allein mit dem linken Daumen aus (siehe Abbildung). Üben Sie die Technik eine Weile, dann sind Sie bald in der Lage, Funken zu erzeu-

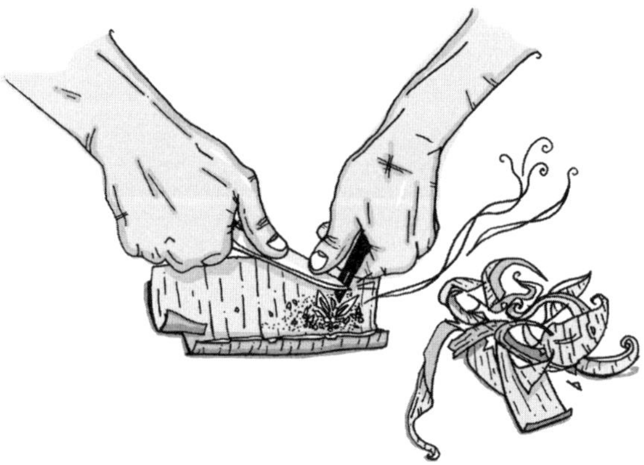

Funkenschlagen in Birkenrinden-Zunder

gen, die alle im ersten Kapitel aufgelisteten Zundermaterialien entzünden können. Lassen Sie sich nicht von dem tollen Funkenregen beeindrucken, den der Striker erzeugt, der beim Kauf des Cereisen-Stabs mitgeliefert wurde, denn diese Funken reichen gerade einmal aus, um den am leichtesten entzündlichen Zunder in Brand zu setzen. Zur oben beschriebenen Technik gibt es wirklich keine Alternative.

BAMBUS

Während meines Aufenthalts auf Waigeo, einer Insel vor der Nordwestküste Neuguineas, stieß ich auf eine recht eigentümliche Methode des Funkenschlagens zum Feuermachen. Wenn Feuerzeuge und Zündhölzer zur Neige gehen, nehmen die Einheimischen oft einfach einen Steinsplitter oder eine Tonscherbe und schlagen damit auf die Außenseite eines Bambusstabs. Während meines Besuchs dort erklärte mir ein Mann die Technik, aber ich musste mehrmals nachfragen, bevor ich erfasst hatte, was er meinte. Erst dachte ich, es läge an der Sprachbarriere und ich hätte vielleicht etwas falsch verstanden, doch dann konnte ich meine Überraschung kaum verbergen, als er aus dem Bambusdickicht hinter seinem Haus mit einem dünnen Stück Bambusrohr zurückkehrte, auf das er mit einer Porzellanscherbe von einem zerbrochenen Teller schlug, um Funken zu erzeugen. Er erzählte weiter, dass man selbst durch das Aneinanderschlagen von Bambus auf Bambus Funken erzeugen könne, wenn gerade weder Stein noch Porzellan verfügbar seien.

Auf dieser Reise las ich *Der Malayische Archipel*, von Alfred Russel Wallace in dem nebenbei erwähnt wird, dass die indigenen Völker auf Ternate, einer Insel 400 Kilometer westlich von Waigeo, sich der Bambus-Technik bedienten. Ich begegnete ihr auch bei den Batak auf der philippinischen Insel Palawan. Nach meiner Rückkehr nach Großbritannien recherchierte ich weiter und fand mehrere Hinweise darauf, dass diese Technik außerdem auch noch in vielen weiteren Regionen angewendet wird: vom nördlichen Borneo über den Norden Sulawesis und die Molukken bis auf das Festland Neuguineas.

Anscheinend lassen sich aber nur mit bestimmten Bambusarten der Gattung Schizostachyum auf diese Weise Funken schlagen. Die Art, die ich auf Waigeo angetroffen hatte, wuchs in der Nähe einer Salzwasserlagune und besaß eine leicht aufgeraute Oberfläche, ähnlich ganz feinem Schmirgelpapier, und die Knoten lagen weiter auseinander als bei anderen Bambusarten.

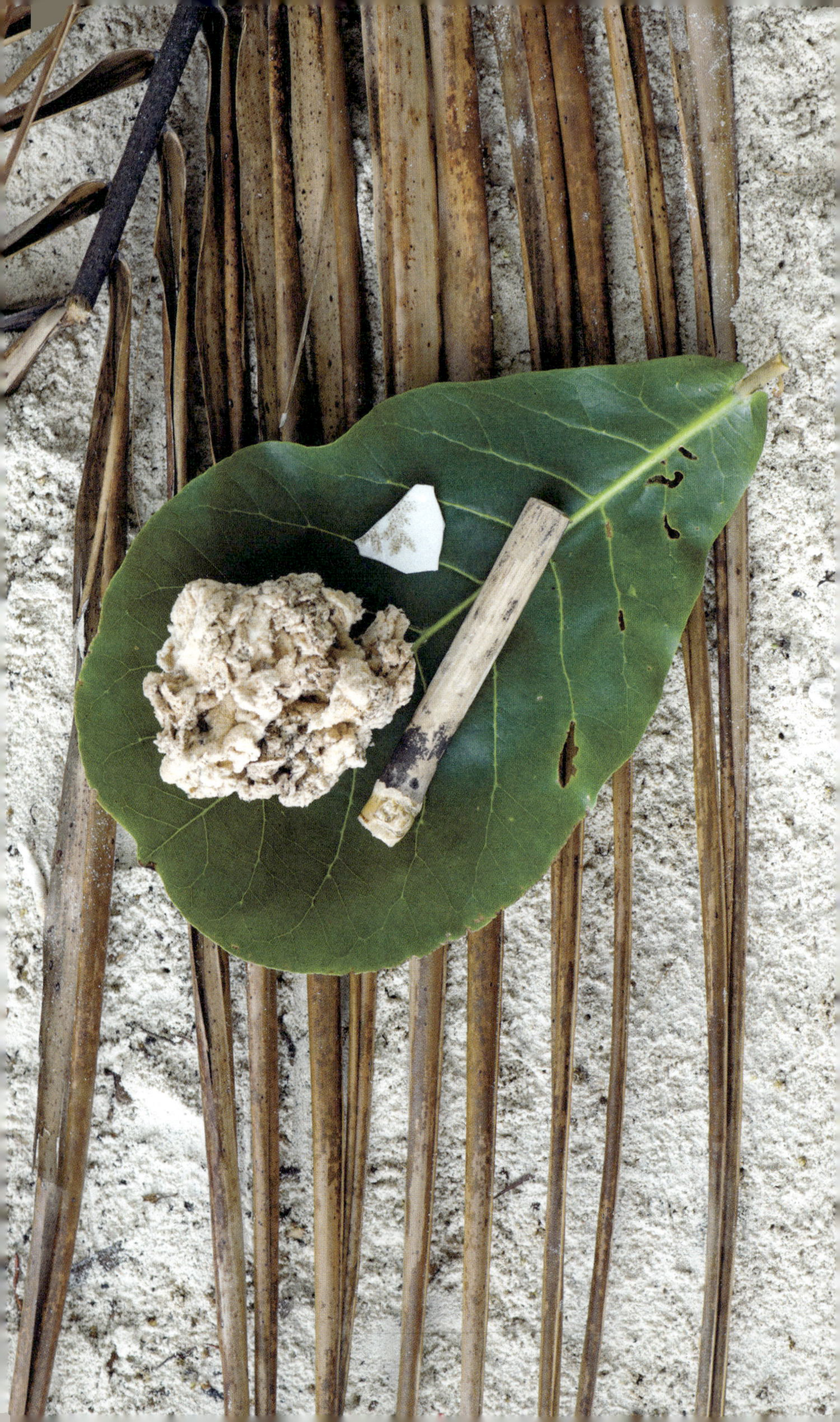

Als Zunder werden die trockenen Schuppen der Fischschwanzpalme verwendet (wie bei der Feuerpumpe). Manchmal wird, um die Entflammbarkeit zu verbessern, noch feinpulverisierte Kohle dazugegeben. Traditionellerweise wird der Zunder zusammen mit einem Stein- oder Porzellanschaber in einer Bambusschachtel mitgeführt, die mit einer Schnur an einem »Schlagbambus« befestigt ist.

FEUERMACHEN MIT BAMBUS

I Suchen Sie sich ein trockenes Stück der richtigen Bambusart, das mindestens 30 Zentimeter lang und etwa zwei Zentimeter dick sein sollte.

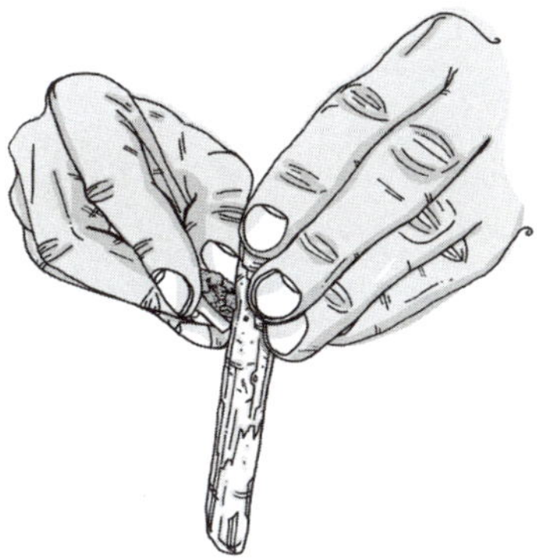

Funkenschlagen an Bambus

II Nehmen Sie eine Porzellanscherbe oder einen Steinsplitter von etwa drei Zentimeter Durchmesser in die Hand und klemmen Sie mit dem Daumen etwas Zunder obenauf; beachten Sie, dass dieser auch nah an der Kante liegen muss.

III Schlagen Sie nun so lange auf den Bambus ein, bis ein Funke auf den Zunder fällt. Dazu kann man entweder einen schnellen Streif-

GEGENÜBER Bambus-Set zum Funkenschlagen. Bambusstängel, ein Stück Porzellan und Zunder aus Schuppen der Fischschwanzpalme, Insel Gam, West-Papua, Indonesien

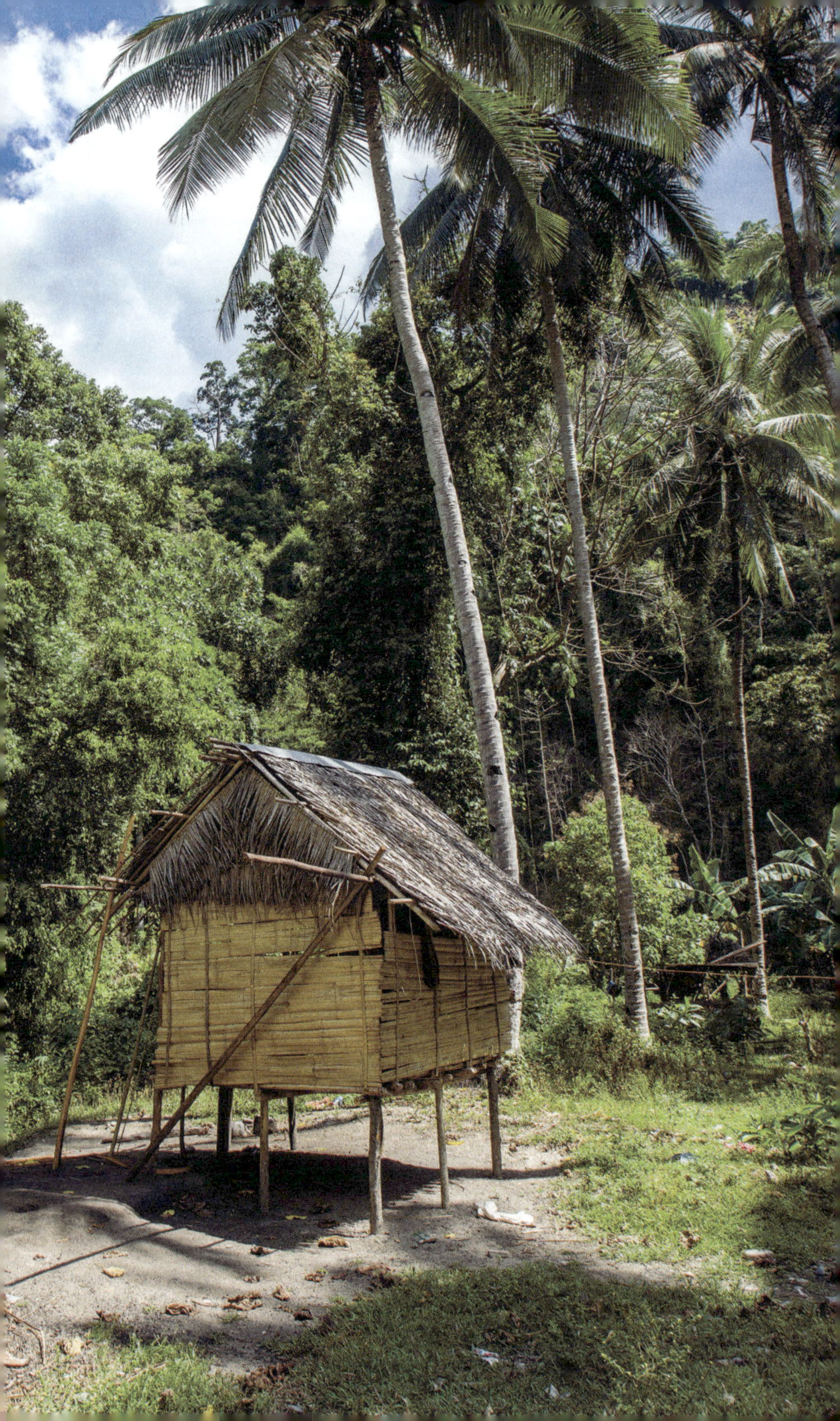

hieb ausführen, oder weiter ausholen, so dass der Kontakt mit dem Bambus länger dauert – etwa so, als würde man ein Streichholz an der Streichholzschachtel anzünden. Nötig sind nur einige wenige Schläge, doch es bedarf schon einiger Übung, bis man den Bogen raushat und die Technik beherrscht. Der glimmende Zunder kann dann auf die Fasern einer trockenen Kokosnussschale gelegt und durch Pusten zum Brennen gebracht werden.

GEGENÜBER Typisches Haus der Batak, Provinz Palawan, Philippinen

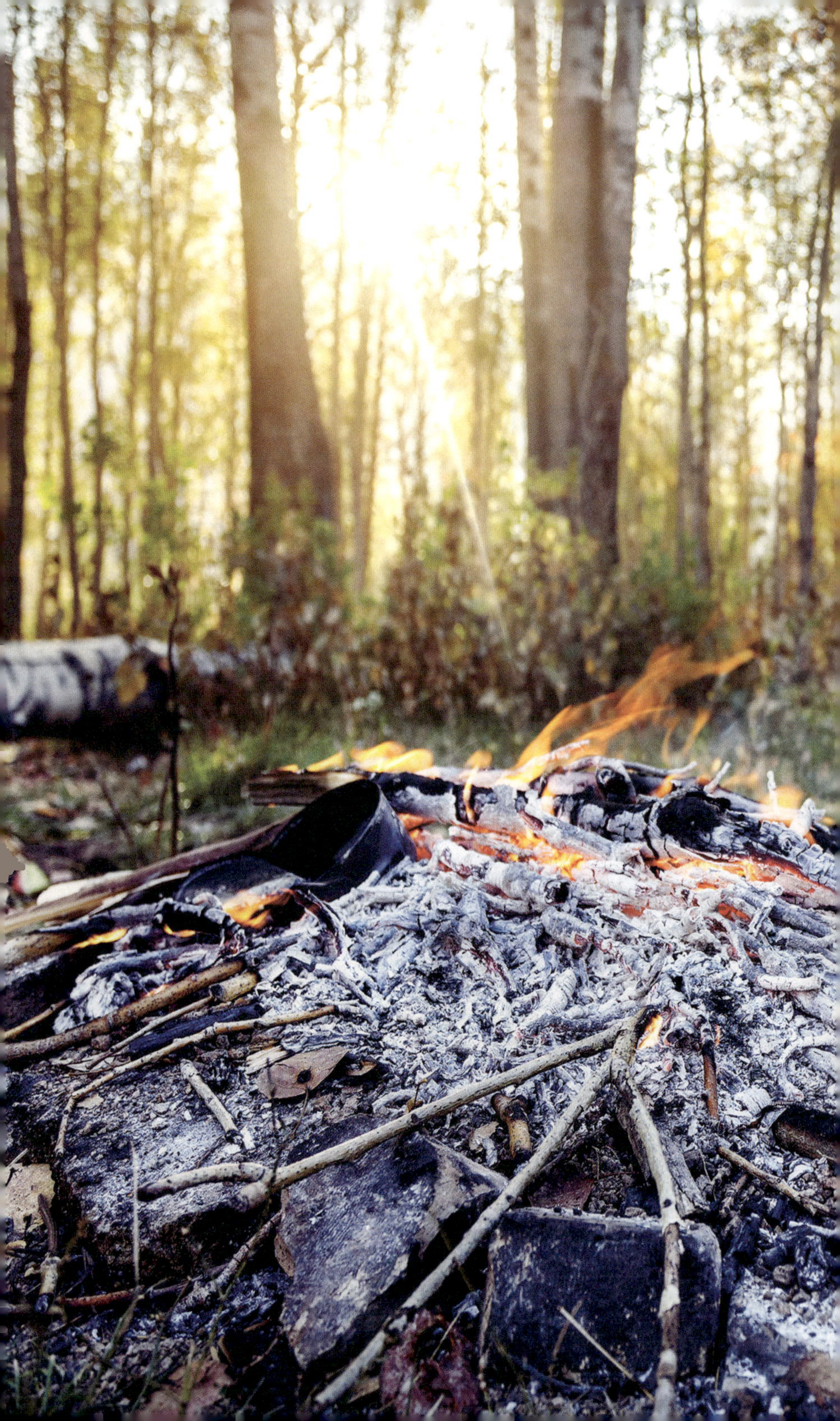

KAPITEL 9

SONNENENERGIE, ELEKTRIZITÄT UND CHEMIKALIEN

HABEN SIE JE ÜBER DIE BRANDGEFAHR NACHGEdacht, die Ihnen zu Hause allein durch die Sonne droht? Das ist keineswegs ein modernes Märchen; die Brechung des Lichts an transparenten Körpern verursacht immer wieder Brände, die nur allzu leicht außer Kontrolle geraten. Von Aquarien über Glastüren bis hin zu Marmeladengläsern – die Energie gebündelter Sonnenstrahlen kann extrem gefährlich werden. Wenn dieses Licht auf entzündliche Gegenstände wie Vorhänge, Kleidung, Papier oder Möbel gelenkt wird, kann das katastrophale Folgen haben. Im Jahr 2015 etwa verursachte im Süden Londons die Sonneneinstrahlung auf ein leeres Nutellaglas, in dem ein Kind seine Freundschaftsbänder gesammelt hatte, einen Großbrand, der ein Wohnhaus zerstörte. Seit diesem Vorfall registrierte die Londoner Feuerwehr bis zum Beginn des Jahres 2017 insgesamt 125 weitere auf ähnliche Weise verursachte Brände. Dabei betonen die Brandschützer ausdrücklich, dass diese Gefahr nicht nur im Sommer, sondern auch im Winter besteht. Jeden Tag ergießt sich ein kontinuierlicher Strom von Wärmeenergie auf jeden von der Sonne beschienenen Quadratmeter der Erdoberfläche. Bei bestimmten Materialien ist diese Einstrahlung zwar normalerweise zu schwach, um sie zu entzünden; doch wenn die Sonnenstrahlen gebündelt werden, steigt das Energieniveau schließlich so weit an, dass der Zündpunkt überschritten wird.

Dieses Phänomen kann tödliche Auswirkungen haben, wenn es ungewollt auftritt. Doch man kann die Strahlen der Sonne auch zu seinem Vorteil nutzen und mit ihnen ganz ohne Zündquelle ein Feuer entfachen. In der Wildnis kann so etwas eine entscheidende Überlebenstechnik sein. Ich hatte schon als Kind rasch begriffen, dass meine Lupe auf allen Erkundungszügen ein äußerst nützliches Werkzeug darstellte, denn ich konnte damit nicht nur Insekten und Pflanzen untersuchen, sondern auch Dinge versengen und einen kleinen Glutherd schaffen, um ein Feuer in Gang zu bringen. Es war gut und beruhigend zu wissen, dass ich diese Technik immer wieder würde einsetzen können, ohne dass mir irgendein Material ausginge.

Mehr über die Möglichkeiten, mittels Sonnenstrahlen Feuer zu entfachen, lernte ich auf meiner ersten Reise nach Namibia. Unsere Exkursion mit den San (von der ich in Kapitel 2 berichtet habe) fand ganz am Ende der Reise statt, aber zuvor hatten wir uns – unter der Anleitung von Ray und Bob – intensiv mit den Gefahren des Buschs und deren Abwehr beschäftigt, mit dem Überleben von Notfallsituationen in der Wüste und mit dem Spurenlesen. Bob hatte unzählige Geschichten aus seiner Kindheit und Jugend in Uganda und Kenia auf Lager, und es war ein Vergnügen, ihm zuzuhören und von ihm zu lernen. Nachdem wir einige Tage lang die zerklüftete Landschaft im Zickzack durchstreift hatten, kamen wir schließlich nach Hobatere. Dies ist ein 9000 Hektar großes Schutzgebiet für eine Vielzahl einheimischer Tierarten, darunter Elefanten, Löwen, Geparden, Giraffen, Elenantilopen und Hartmann-Bergzebras.

Unser Lagerplatz lag diskret in der Landschaft verborgen, wir waren also unter uns. Die Stelle war umgeben von *kopjes*, findlingartigen Felsformationen, die in manchen Gegenden im Busch vorkommen, wo sie nicht selten Löwen oder Leoparden einen Ruheplatz für den Tag sowie einen nützlichen Aussichtspunkt bieten. Unser Plan war, hier fünf Nächte lang zu zelten, um uns die grundlegenden Alltagsfertigkeiten anzueignen, auf die Reisende in dieser Umgebung angewiesen sind. Außerdem wollten wir uns darin üben, wie man im Busch Krisensituationen und Notfälle überlebt. Ich weiß noch, dass ich mein Zelt mit einem gewissen Gefühl von Beklommenheit aufschlug, als mir klar wurde, dass wir keine Zäune oder ähnliche Absperrungen passiert hatten, seitdem wir auf dem Weg einen riesigen Löwen durch die Fenster unseres Geländewagens beobachtet hatten. Er hatte eine tiefdunkle, fast schon schwarze Mähne gehabt und hielt inne, um im Gegenzug *uns* ins Visier zu nehmen, die wir langsam und mit viel Geschaukel über die Piste holperten. Sein Blick war durchdringend, als könne er uns in die Seele schauen. Dann öffnete er für einige Sekunden andeutungsweise das Maul – und setzte seinen Abendspaziergang fort. Kurz darauf war seine Gestalt schon mit dem Graubraun des Dornengestrüpps verschmolzen.

Ich rollte meine Matratze aus, schüttelte mein Kissen auf, kramte meine Stirnlampe hervor und hängte sie mir für später um den Hals. Gerade ging die Sonne unter, und ich wusste, dass schon bald die Dunkelheit hereinbrechen würde – aber nicht irgendeine Dunkelheit, sondern die pechschwarze Finsternis einer Nacht im afrikanischen Busch. Ich zog den Reißverschluss meines Zeltes zu und ging in die Richtung, aus der ich Stimmen hörte. Wir alle versammelten uns um das Feuer und warteten auf unser Abendessen. Unsere Guides, Kalahari-Buschleute, waren phantastische Köche. Sie konnten noch aus den bescheidensten Vorräten die wunderbarsten Speisen zaubern – und das alles über einem Lagerfeuer! Regelmäßig tischten sie auch einheimisches Wild auf wie Oryxantilope, Strauß oder Kudu.

Bob und Ray erzählten von Begegnungen mit gefährlichen Tieren tief im Busch. Gegenüber einigen Spezies sind besondere Taktiken erforderlich, und es ist wichtig, sich in solchen Dingen auszukennen, wenn man längere Fußmärsche plant. Von großem Nutzen ist auch ein Fernglas, weil man damit den Busch bereits aus einiger Entfernung absuchen kann – vielleicht liegt irgendwo im Schatten oder an schlecht einsehbarer Stelle ja ein Rudel Löwen, ein Büffel oder auch ein Flusspferd verborgen. Außerdem muss man unbedingt Utensilien zum Feuermachen, eine Wasserflasche und ein Messer dabeihaben. Falls man sich dann verläuft oder aus anderen Gründen eine Nacht oder zwei außerhalb eines Camps verbringen muss, ist man immerhin in der Lage, mit einem Feuer etwas Wärme und Licht zu erzeugen, um den eiskalten Nächten zu trotzen (auf meinem Zelt lag dort am Morgen meist Raureif), ein wenig Heimeligkeit zu schaffen und gefährliche Tiere auf Distanz zu halten. Das Wasser bewahrt vor Austrocknung, und das Messer dient als Werkzeug für alle möglichen Aufgaben – und im Notfall sogar als Waffe, um sich gegen einen angreifenden Leoparden zu verteidigen.

Unsere erste Aufgabe war, mit Hilfe der Sonne ein Feuer zu entzünden. Außerdem sollten wir zeigen, dass wir in der Lage waren, im Busch Wasser zu finden und mit einem Spiegel Notsignale zu geben, um Hilfe herbeizurufen. Ray zog einen kleinen Metallgegenstand aus der Tasche, einen Parabolspiegel. Er hatte ein wenig getrockneten Elefantendung gesammelt, der sich hervorragend als Zunder eignet, und krümelte ein wenig davon auf seinen Spiegel. Als er diesen dann zur Sonne gedreht hatte, sah ich einen kleinen, gleißend hellen Lichtpunkt, der auf die Rückseite des Dunghäufleins gerichtet war und dort augenblicklich eine dünne, bläuliche Rauchspur aufsteigen ließ. Rasch beförderte Ray den Zunder in einen Haufen trockenes Gras und blies die Glut an, bis die Flammen emporschlugen. Dann sagte er: »Jetzt seid ihr an der Reihe!« Schon nach kurzer Zeit kehrten von überallher Leute in das Camp zurück, mit faserigen Elefantendung-Kugeln und trockenen Grasbüscheln, die sie gesammelt hatten. Ray kam herüber, um mein Material zu begutachten.

In einer Umgebung wie dem afrikanischen Busch ist die Fertigkeit, schnell und zuverlässig Feuer machen zu können, von höchster Bedeutung. Einer der vielen Gründe, die für ein Lagerfeuer sprechen, ist der, dass es unerwünschte Tiere fernhält. Eines Abends hatten Ray und ich das Camp verlassen, um an einem nahegelegenen Wasserloch Tiere zu beobachten, die dort ein wahres Paradies vorfanden. Ich hatte mein Fernglas und eine Wasserflasche dabei, Ray ein Spektiv – ein kleines, bequem tragbares Teleskop – mit dem dazugehörigen Stativ. Man hatte uns gesagt, dass wir uns immer zu zweit und niemals allein aus dem Camp entfernen sollten. Wir beobachteten die diversen Besucher der Tränke ungefähr eine Stunde lang, bis kurz vor Sonnenuntergang. Wir wussten, dass wir jetzt besser in die sichere Umgebung unseres Camps zurückkehren sollten. Je näher man dem Äquator kommt, desto kürzer ist die Dämmerungsphase. Es ist fast, als würde Gott den Lichtschalter umlegen. Zwischen den Schatten des dornigen Unterholzes konnte man am westlichen Horizont zwar immer noch eine Andeutung von Dunkelblau und Rosa ausmachen, aber der Tag ging so schnell in die Nacht über, dass man dabei beinahe zusehen konnte.

Auf dem Rückweg folgten wir dem Wildwechsel, der uns auch zum Wasserloch geführt hatte. Es war gerade noch hell genug, um den Pfad zwischen den Sträuchern und Felsen erkennen zu können. In diesem Moment kam aus dem Gestrüpp unmittelbar vor uns das schrecklichste Geräusch, das man sich vorstellen kann: das tiefe, durchdringende Schnauben und Knurren eines Löwenmännchens. Wie angewurzelt blieben wir stehen. Regungslos warteten wir darauf, dass er zur Markierung seines Reviers noch einmal brüllen würde, damit wir seinen Lagerplatz genauer bestimmen konnten. Ich war so aufgeregt, dass meine Knie zu zittern anfingen. Mir war bekannt, dass Löwen während der Nachtstunden wie ausgewechselt sind und sich ganz anders verhalten als bei Tag. Wenn man sich einem Löwen im hellen Tageslicht nähert, zieht er sich oft schon zurück, bevor man ihn überhaupt zu Gesicht bekommt, oder er stellt sich kurz hin und starrt einen an, knurrt ein wenig, dreht sich um und schleicht davon. Ein Löwe ist keineswegs der allzeit tapfere Kämpfer, den viele sich unter ihm vorstellen – dieser Titel geht eindeutig an die Leoparden.

Der Löwe brüllte erneut, diesmal noch lauter. Oder war er näher herangekommen? Ich konnte es nicht sagen. Er hatte sich aber definitiv bewegt, denn der Laut kam nun aus einer etwas anderen Richtung. Seine tiefe, dröhnende Stimme ging mir durch und durch, und zwischen jedem weiteren Brüllen konnte ich deutlich hören, wie er schnaubte und knurrte. Ich spürte die Furcht in mir aufsteigen und

GEGENÜBER Das weite, wasserarme, dornige Buschland Namibias

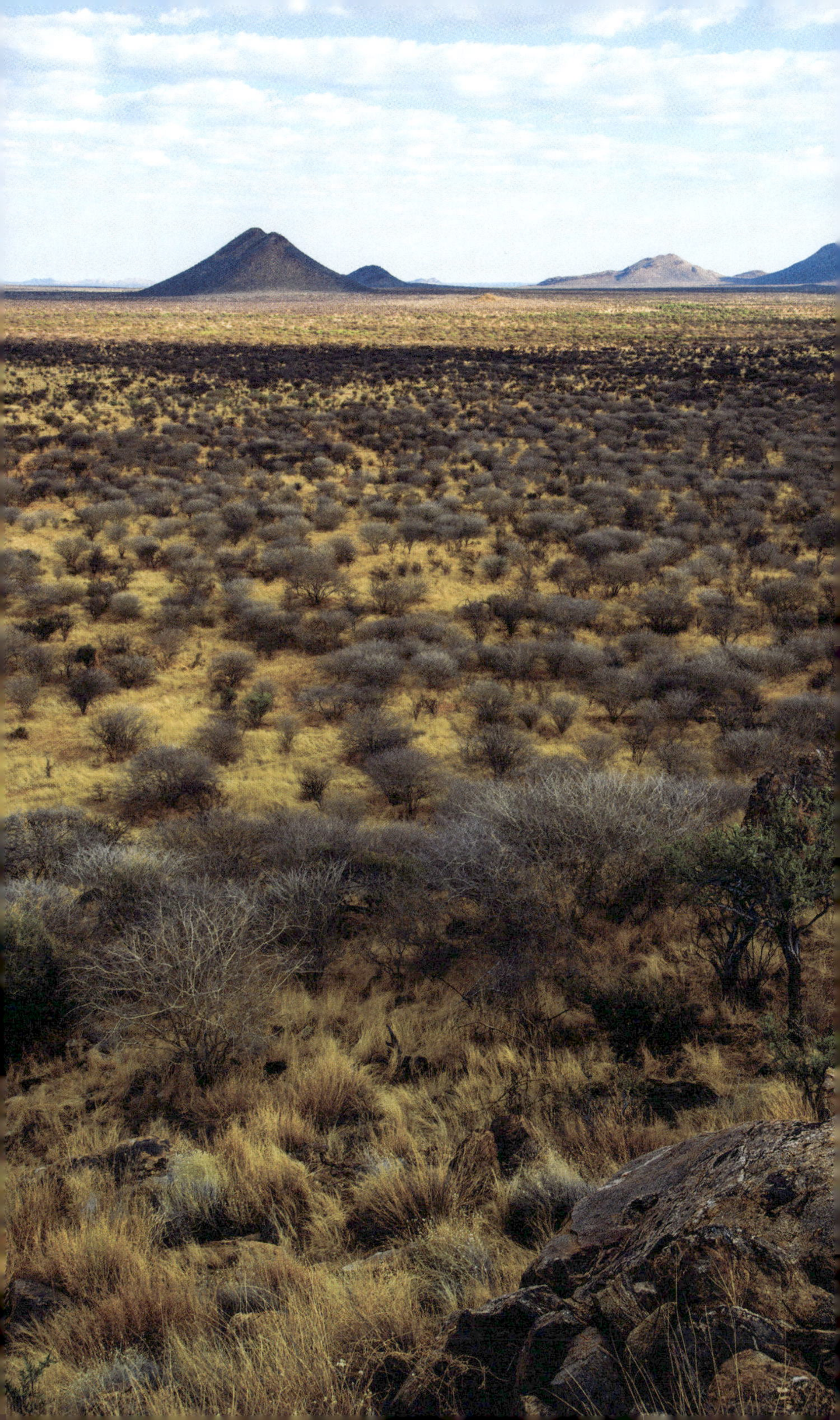

machte einige große Schritte in Richtung Camp. Nichts wie weg! Zu meinem Erstaunen begann Ray an seinem Stativ herumzunesteln, und ehe ich mich versah, hatte er sein Spektiv dorthin gerichtet, von wo uns das Brüllen des Löwen entgegenschlug.

»Ich glaube, wir sollten besser zurückgehen«, sagte er knapp, aber ruhig. Als ob er mich davon noch überzeugen musste! »Er beobachtet uns – beweg dich selbstsicher, aber renn nicht.«

Okay, dachte ich. Unser Camp lag nur rund 400 Meter entfernt. Nach meiner Schätzung sollten wir in etwa fünf Minuten dort sein. Ich konnte sogar schon den Widerschein unseres Lagerfeuers auf den umgebenden Felsbrocken sehen. Dieses Feuer schien verlockend nah und doch so fern wie die Leuchtsignale eines rettenden Hafens. Der kurze Gang zurück war ein wahrer Albtraum: Man will rennen, darf aber nicht, und es fühlt sich an, als ob man bis zur Hüfte in Sirup steckt, der einen zum elenden Schleichen verdammt. Als ich dann endlich neben dem hell strahlenden Lagerfeuer stand und mein Puls sich langsam wieder normalisierte, überkam mich die herrlichste Erleichterung, die ich je empfunden hatte. Am nächsten Morgen fand ich im Sand nur wenige Meter von meinem Zelt entfernt die riesenhaften Tatzenspuren eines ausgewachsenen Löwen. Meine Hand wirkte winzig wie die eines Kindes, als ich sie zum Vergleich über die Abdrücke hielt.

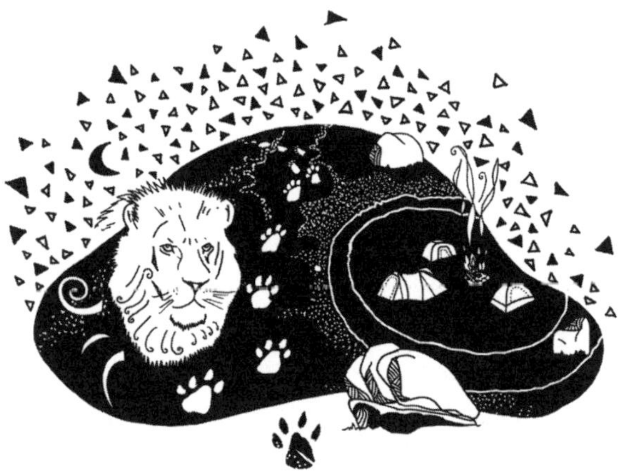

Mit ein wenig Erfindergeist und Improvisation kann man die Eigenschaften von Sonnenlicht, Elektrizität oder Chemikalien nutzen, um schnell und mit geringem körperlichen Aufwand Feuer zu machen. In einer Survival-Situation wird man deshalb zuerst auf diese Mittel zurückgreifen, bevor man es mit einem Reibungsverfahren probiert. Mit ihnen zu experimentieren, ohne dass ein Ernstfall vorliegt, kann aber natürlich auch Spaß machen, und man lernt dabei eine Menge. Außerdem zählen diese Methoden des Feuermachens zu den verblüffendsten, die ich kenne. Wie immer gilt allerdings auch hier: Ohne Respekt vor dem Feuer und ohne verantwortungsbewusstes Handeln geht es nicht.

DIE SONNE

Obwohl die Sonne 150 Millionen Kilometer entfernt ist, kann sie doch hier auf der Erde ein Feuer entfachen, wenn wir ihre Strahlen manipulieren und bündeln, etwa mit einem Hohlspiegel oder einem Brennglas, und auf Zunder treffen lassen. Der Nachteil dieser Techniken besteht darin, dass sie direkte Sonneneinstrahlung voraussetzen; bei Nebel, Dunst oder Bewölkung sind sie nutzlos. Damit stehen sie natürlich nicht immer zur Verfügung. Dennoch sind sie eine wertvolle Ergänzung unseres »Werkzeugkastens«, und man sollte sie zumindest kennengelernt haben.

DAS VERGRÖẞERUNGSGLAS

Sofern man nicht vorhat, in der Wildnis winzigste Bereiche der Natur zu studieren, wird man wohl keine richtige Lupe dabeihaben. Oft aber findet sich in unserem Gepäck eine durchaus hinreichende Linse, die

Teil eines anderen Ausrüstungsgegenstandes ist, aber genauso gut als Brennglas zum Feuermachen genutzt werden kann. Hier einige Beispiele:

KOMPASS: Diesen »Schlüssel zur Wildnis« sollte jeder bei sich tragen, der in den Busch aufbricht – selbst in der Ära von GPS und anderen technischen Spielereien. In manche Kompasse ist auch eine kleine Lupe integriert, mit der sich nicht nur Details auf einer Karte überprüfen lassen, sondern die auch ein durchaus brauchbares Werkzeug zum Feuermachen ist.

FERNGLAS, SPEKTIV ODER ZIELFERNROHR: Unabhängig davon, welches optische Instrument man zum Feuermachen einsetzen möchte, ist eine möglichst kleine Austrittspupille beziehungsweise ein möglichst kleiner Durchmesser des »Gucklochs« am Okular unerlässlich – mehr als vier Millimeter sollten es nicht sein. Stellen Sie den Fokus so eng wie möglich und halten Sie das ganze Instrument mit dem Objektiv in Richtung Sonne. Falls das Gerät über eine Zoomfunktion verfügt, stellen Sie diese so hoch wie möglich ein. Vielleicht sollte ich auch darauf hinweisen, dass es *nicht* notwendig ist, die genannten optischen Instrumente auseinanderzubauen, um damit Feuer zu machen: Nehmen Sie sie, wie sie sind.

LESEBRILLE: Mit einer Lesebrille gehen Sie genauso wie mit einem normalen Vergrößerungsglas vor. Freilich liefern manche Modelle die besten Ergebnisse, wenn man sie nicht im rechten Winkel zur Sonneneinstrahlung, sondern etwas schräg hält. Außerdem muss die Brille in einem größeren Abstand zum Zunder gehalten werden, als dies bei einer handelsüblichen Lupe oder sonstigen Vergrößerungslinse der Fall wäre. Nicht alle Brillenstärken und -arten funktionieren gleich gut, deshalb müssen Sie, falls Sie eine Brille tragen, ein wenig damit experimentieren.

WIE MAN EIN BRENNGLAS IMPROVISIERT

Es ist gar nicht schwer, aus Alltagsgegenständen und Wasser eine Linse zu improvisieren, die zum Brennglas taugt. Wenn keine der oben aufgeführten »echten« Linsen zur Verfügung steht, führt vielleicht eine der nachfolgend beschriebenen Ersatzlösungen zum Ziel. Der Schlüssel zum Erfolg besteht in jedem Fall darin, dass keine Luftblasen oder Knickfalten die Lichtbündelung beeinträchtigen.

FLASCHE: Sie benötigen eine transparente Plastik- oder Glasflasche (oder einen vergleichbaren Behälter mit einer ausgeprägten Rundung). Der »Schulterbereich« einer handelsüblichen Zwei-Liter-Limonadenflasche eignet sich hierfür ausgezeichnet, und dasselbe gilt für alle Flaschen mit einer ähnlichen Form, selbst wenn sie wesentlich kleiner sind. Bis zum Rand mit Wasser gefüllt und zugeschraubt, verwandelt sich die Flasche in eine Linse und kann ganz wie eine solche verwendet werden. Lassen Sie einfach das Sonnenlicht durch den abgerundeten Teil des Flaschenkörpers auf den Zunder fallen.

PLASTIKTÜTE: Auch die Tüte muss transparent sein, damit sie sich zum Feuermachen eignet. Füllen Sie die Tüte etwa zur Hälfte mit Wasser. Drücken Sie dann alle Luft heraus und verdrehen Sie den oberen Teil der Tüte so, dass das Wasser in eine der Ecken hineingepresst wird. Der Druck muss groß genug sein, dass sich eine deutliche Rundung bildet und etwaige Knitterfalten »ausgebügelt« werden. Nun können Sie die Tüte als Brennglas verwenden – aber achten Sie darauf, dass kein Wasser auf Ihren Zunder tropft!

FRISCHHALTEFOLIE: Legen Sie ein Stück Folie locker über eine Schale, einen Napf oder einen anderen kleinen Behälter, so dass es ihn innen auskleidet. Gießen Sie vorsichtig Wasser ein, ziehen Sie die Folie an den Seiten nach oben und verschließen Sie das Ganze durch Drehen. Das weitere Vorgehen ist dasselbe wie bei einer Plastiktüte.

GLÜHBIRNE: Gemeint ist eine handelsübliche, klassische Glühbirne – je runder, desto besser. Bohren Sie vorsichtig ein Loch durch das Metallgewinde und entfernen Sie den Glühfaden. Gießen Sie etwas Wasser in das Innere des Glaskolbens, schütteln und schwenken Sie es ein wenig und leeren Sie es anschließend wieder aus. Damit entfernen Sie etwaige Rückstände und Beschichtungen im Inneren der Birne, die ihre Funktion als Brennglas beeinträchtigen könnten. Füllen Sie die Glühbirne erneut mit sauberem Wasser, verschließen Sie die Öffnung mit einem Tuch oder einem ähnlichen Stopfen – und schon ist Ihr Glühbirnen-Brennglas einsatzbereit.

FEUERMACHEN MIT EINEM VERGRÖSSERUNGSGLAS

Leider ist es nicht möglich, mit den Strahlen der Sonne auf direktem Wege Flammen zu entfachen – es sei denn, man richtet den Brennpunkt seiner Linse auf Schießpulver oder einen ähnlich leicht entzündlichen Stoff. Vielmehr verursacht die gebündelte Sonnenstrahlung nur ein Glimmen oder Schwelen des verwendeten Zunders. Diese feine Glut kann dann angeblasen werden, bis sie Flammen schlägt, entweder aus sich selbst heraus – falls man faserigen Zunder wie etwa Kokosnussschale verwendet – oder nachdem man sie auf ein größeres Zunderbündel gelegt hat. Der Zunder, auf den die Sonnenstrahlen zunächst gelenkt werden, sollte so dunkel wie möglich sein, denn je dunkler ein Material ist, desto besser absorbiert es die Energie des Sonnenlichts.

GEEIGNETER ZUNDER

Dunkelbraune, knorrige Baumrinde, die zu einem feinen Pulver zermahlen und zu einem etwa murmelgroßen Häufchen zusammengeschoben wird; trockener, faseriger Dung von Pflanzenfressern; trockenes, zerstoßenes Laub; der auf totem Holz wachsende Kohlen-Kugelpilz oder andere dunkle Baumpilze; morsches und insbesondere von Pilzmyzel durchsetztes Holz; Kokosnussfasern; alte Holzkohlestückchen oder das angebrannte Ende eines Holzscheits; »Char cloth« (verkohlter Baumwoll- oder Leinenstoff); Papier- oder Pappstücke mit Druckerschwärze; Streichholzköpfe (falls die Reibfläche an der Schachtel abgenutzt oder nicht mehr vorhanden ist).

I Platzieren Sie den Zunder auf einer ebenen, trockenen Oberfläche im direkten Sonnenlicht. Wenn man mit einem faserigen Zunder arbeitet, muss man darauf achten, dass das Material dicht genug gepackt ist; andernfalls »sickert« das Sonnenlicht womöglich durch die Zwischenräume. Eine ebene Unterlage stellt sicher, dass das Licht auf einen bestimmten Bereich gebündelt wird und sich nicht zu weit zerstreut.

II Halten Sie die Linse so zwischen den Zunder und die Sonne, dass das Sonnenlicht hindurchscheint und hell auf den Zunder fällt.

III Die Kunst besteht nun darin, die Linse so lange hin und her zu bewegen, bis Sie den »Sweet Spot« gefunden haben – jenen idealen Punkt, an dem Ihr Zunder den hellsten, schärfsten, intensivsten Lichtfleck abbekommt. Das ist ein wenig so, als wollte man eine Kamera von Hand scharfstellen, doch anstatt am Fokussierring zu drehen, bewegt man die Linse vor und zurück oder ändert ihre Neigung, bis man die beste Position gefunden hat. Bei einer richtigen Lupe ist der ideale Lichtpunkt kreisrund und leicht zu finden. Bei improvisierten Brenngläsern hingegen hat man es oft mit einem Lichtstreifen zu tun; das macht es schwieriger, den idealen Brennpunkt zu identifizieren. Auch mit einem

Lichtstreifen lässt sich Glut erzeugen, aber man braucht ein wenig mehr Geduld. Sobald der »Sweet Spot« gefunden ist, geht es dann genauso schnell wie mit einer Lupe.

IIII Wenn Sie den idealen Brennpunkt gefunden haben, halten Sie die Linse ruhig, damit das Sonnenlicht kontinuierlich auf ein und denselben Bereich des Zunders einwirken kann. Wenn Sie die richtige Art von

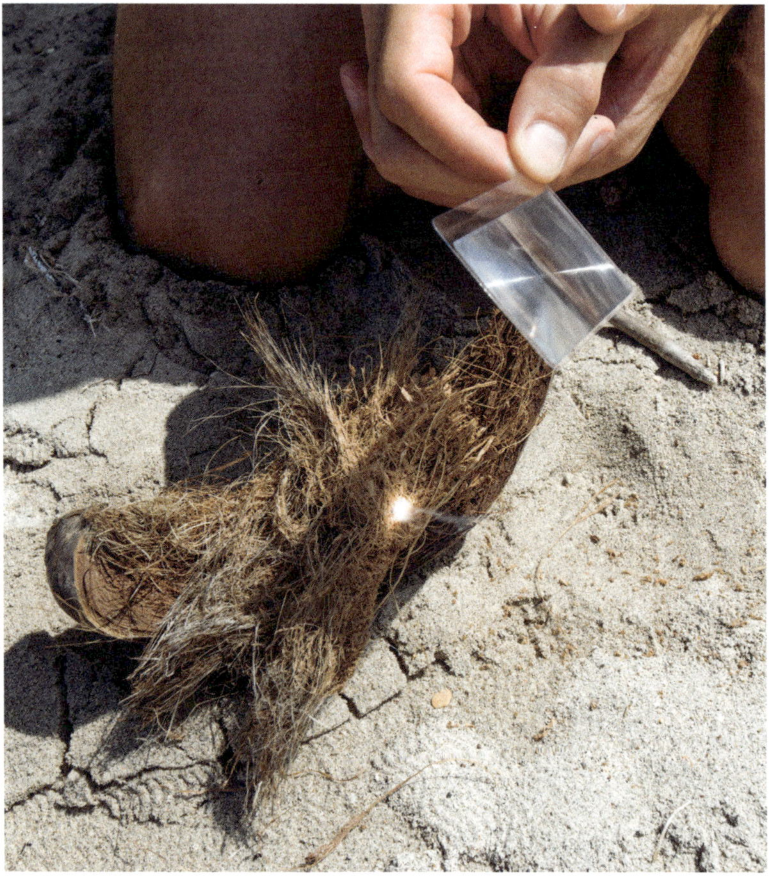

Hier wird Zunder aus Kokosfasern mit Sonnenenergie in Brand gesetzt; als Brennglas dient eine kreditkartengroße Leselupe aus Plastik

Zunder gewählt haben, sollte dieser nach einigen Sekunden leicht zu rauchen beginnen.

卌 Sobald Sie eine Rauchbildung feststellen können, blasen Sie den Zunder an, um den glimmenden Bereich zu vergrößern. Falls es sich um einen faserigen Zunder handelt, blasen Sie ihn so lange weiter an, bis er in Flammen aufgeht. Wenn Sie eine andere Art von Zunder verwenden, etwa nicht hinreichend faserigen Tierdung oder Baumpilz, müssen Sie den glimmenden Zunder erst auf ein größeres Bündel faserigen Zunder legen und dort anfachen, bis Flammen entstehen.

DER PARABOLSPIEGEL

Eine überaus wirkungsvolle Alternative zum Vergrößerungsglas und zu anderen Linsen ist der Parabolspiegel, die effektivste Form eines Hohlspiegels. Einfache, kompakte Varianten sind als Notfallausrüstung für das Überleben in der Wildnis erhältlich; sie dienen einzig und allein dazu, Feuer zu machen. Die besten Modelle verfügen über ein stabiles Gehäuse mit Deckel, in dem man nicht nur eine Portion Zunder für den Notfall verstauen kann, sondern das zudem – was noch wichtiger ist – den Spiegel vor Kratzern und anderen Beschädigungen schützt, die seine Wirkung mindern. Parabolspiegel fangen das Sonnenlicht ein und bündeln es, indem sie es auf einen kleinen Brennpunkt zurückspiegeln. An diesem Punkt muss dann natürlich der Zunder platziert werden.

WIE MAN EINEN BRENNSPIEGEL IMPROVISIERT

Obwohl es leichter sein dürfte, ein Brennglas zu improvisieren, gibt es doch auch Möglichkeiten, sich einen Brennspiegel zu basteln – in einer Notlage könnte also auch das eine Option sein.

GETRÄNKEDOSEN: Die Unterseite der meisten Getränkedosen bietet eine konkave Oberfläche, die sich sehr gut verwenden lässt – vorausgesetzt, man poliert sie zuvor auf Hochglanz. Dazu nimmt man ein klein wenig Zahnpasta oder Lehm, verreibt sie eine Zeitlang mit der Fingerspitze auf dem Aluminium und wäscht sie schließlich ab. Das nimmt zwar einige Minuten in Anspruch, führt aber zu erstaunlichen Ergebnissen.

REFLEKTOREN AUS SCHEINWERFERN ODER TASCHENLAMPEN: Vor allem bei älteren Modellen lässt sich der Reflektor, der hinter der Birne einer Stabtaschenlampe oder eines Fahrzeugscheinwerfers sitzt, relativ einfach ausbauen. Neuere Modelle erschweren dies jedoch zunehmend. Da sie immer komplexer konstruiert sind, wird es nicht nur schwieriger, zweckmäßig geformte Reflektoren zu finden, sondern auch, sie auszubauen.

FEUERMACHEN MIT DEM PARABOLSPIEGEL

Eigens für den Zweck des Feuermachens gefertigte Parabolspiegel besitzen meist einen entweder falt- oder abnehmbaren Zunderarm, der aus dem Mittelpunkt der Schüssel hervorragt.

Dies sind weitgehend dieselben Materialien wie im Fall des Brennglases. Allerdings muss der Zunder in diesem Fall – aufgrund der Konstruktion des Parabolspiegels mit seinem Zunderarm – in fester Form vorliegen, womit pulvrig zermahlene oder geschabte Zunderarten ausscheiden.

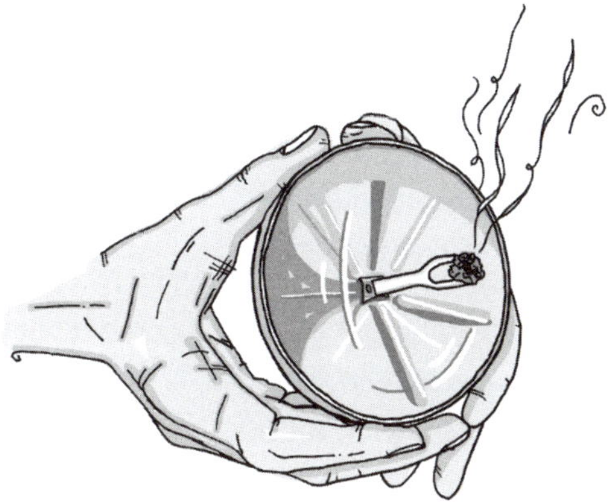

I Wenn Sie einen improvisierten Brennspiegel einsetzen, müssen Sie auch einen Zunderarm dazu basteln. Es mag naheliegen, den Zunder einfach mit den Fingern in den Brennpunkt zu halten, doch werfen Sie dabei zu viel Schatten. Stattdessen sollten Sie den Zunder auf ein dünnes Stöckchen spießen. Ähnlich wie beim Einsatz eines Brennglases müssen Sie ein wenig experimentieren, bis Sie den alles entscheidenden idealen Brennpunkt gefunden haben – nur dass es jetzt eben der aufgespießte Zunder ist, der bewegt wird.

II Stecken Sie ein kleines Zunderstückchen auf die äußerste Spitze des Zunderarms und achten Sie darauf, dass es nicht zu viel Sonnenlicht vom Eintritt in den Spiegel abhält.

||| Richten Sie den Hohlspiegel auf die Sonne aus. Sobald Sie einen kleinen, intensiven Lichtpunkt entdecken, der auf die Rückseite des Zunderstückchens projiziert wird, halten Sie den Spiegel stabil in dieser Position.

|||| Nach einigen Sekunden sollte der Zunder zu rauchen beginnen. Danach gehen Sie weiter genauso vor wie im Abschnitt zum Brennglas beschrieben.

ELEKTRIZITÄT

Um mit Elektrizität Feuer zu erzeugen, braucht man keine Starkstromleitung. Tatsächlich ist es bemerkenswert, was schon mit den kleinsten gewöhnlichen Batterien möglich ist, die es in jeder Wohnung gibt oder die man im Expeditionsgepäck mitführt. Beachten Sie jedoch, dass die im Folgenden beschriebene Verwendung von Batterien deren Lebensdauer reduziert und sie sogar beschädigen kann. Auch sollten Sie be-

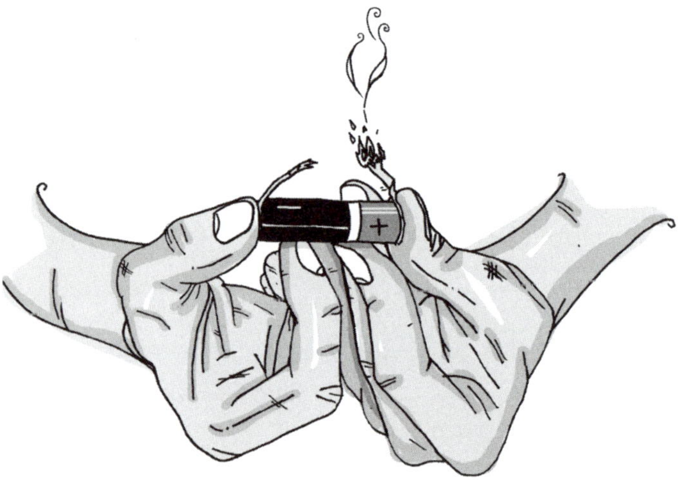

rücksichtigen, dass Batterien sehr heiß werden können, wenn man sie auf diese Weise einsetzt.

Alle gängigen Batterien der Typen Micro (AAA) und Mignon (AA), aber auch 9-Volt-Blockbatterien oder Handyakkus können zum Feuermachen eingesetzt werden. Alles, was Sie zusätzlich brauchen, ist ein leitfähiges Material, um die beiden Pole der Batterie kurzzuschließen.

METALLFOLIE: Das beste Ergebnis erzielen Sie mit einer Folie, die auf Papier aufgebracht ist. Ideal sind die Auskleidung einer Zigarettenschachtel oder ein Kaugummipapier. Die Methode funktioniert nach demselben Prinzip wie eine elektrische Sicherung. Schneiden Sie zunächst einen Streifen von etwa sieben mal einen Zentimeter Größe zurecht und stutzen Sie ihn dann so zu, dass er sich in der Mitte auf eine Breite von etwa zwei Millimetern verjüngt. Verwenden Sie den Streifen, um die beiden Pole der Batterie miteinander zu verbinden. Schon nach wenigen Sekunden sollte der Streifen an seiner dünnsten Stelle reißen und zu brennen beginnen. Übertragen Sie die Flamme nun rasch, bevor das Papier ganz verbrannt ist, auf ein bereitliegendes Zunderhäufchen. Sollten Sie nur Alufolie ohne Papier oder ein Stück dünnen Draht haben, funktioniert die Methode ebenfalls; allerdings müssen Sie den Stromträger dann schon mit dem Zunder in Berührung bringen, während Sie den Kurzschluss herstellen. Anders als etwa bei Stahlwolle reicht dafür schon eine einzelne AA- oder AAA-Batterie.

STAHLWOLLE: Wenn Sie auf einer motorisierten Expedition in eine Notlage geraten, kann es sich lohnen, einen Blick in die Pannenbox oder den Werkzeugkasten zu werfen. Vielleicht findet sich dort ja ein Knäuel Stahlwolle: je feiner, desto besser. Nehmen Sie ein etwa golfballgroßes Stück und zupfen Sie es ein wenig auseinander. Bringen Sie es mit den beiden Polen der Batterie in Berührung, so fängt die Stahlwolle rasch an, orange zu glühen. Sobald Sie das sehen, entfernen Sie die Batterie und bringen die glühende Stahlwolle in Kontakt mit etwas

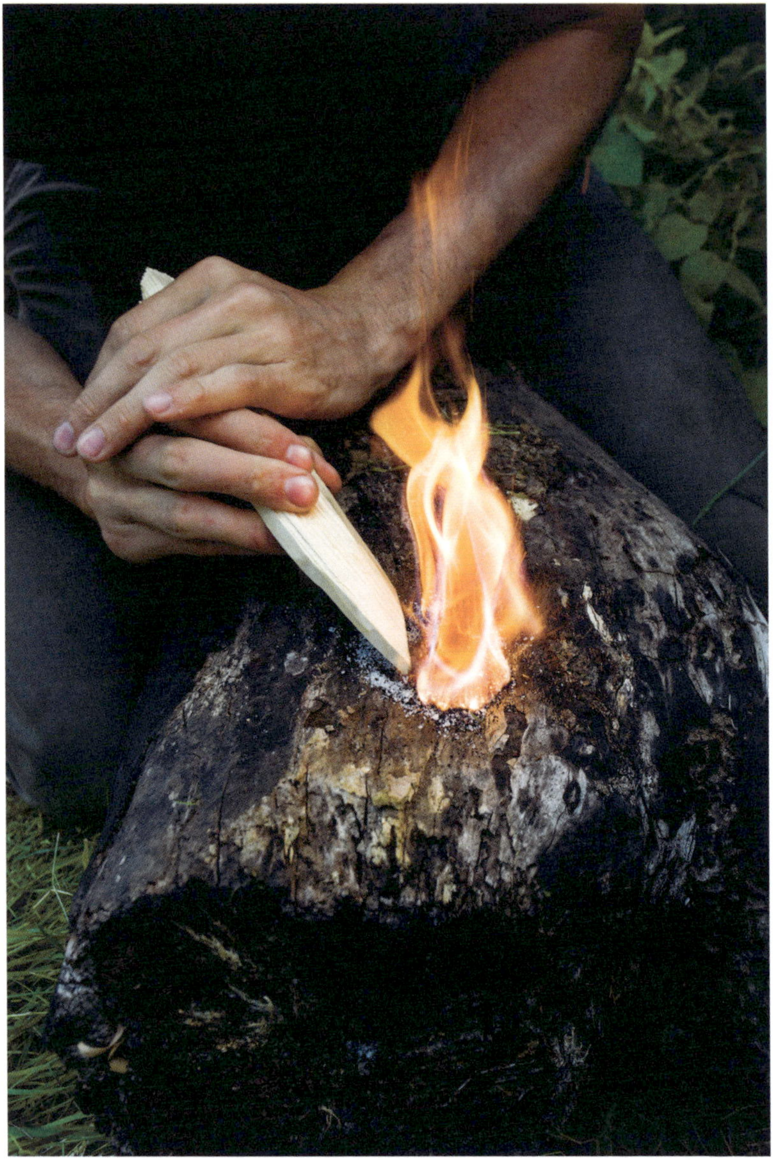

Eine Mischung aus Kaliumpermanganat und Zucker entzündet sich, wenn man mit einem Stück Holz fest daraufdrückt.

feinem Zunder, den Sie dann anblasen sollten, bis er in Flammen aufgeht. Wenn Sie nur AA- oder AAA-Batterien zur Hand haben, wird eine allein nicht ausreichen, um die Stahlwolle zum Glühen zu bringen; man benötigt mindestens zwei, die man aneinanderfügt.

FAHRZEUGBATTERIEN: Größere Batterien, wie man sie etwa in Autos oder Motorrädern findet, können Funken schlagen, die zum Entzünden eines entsprechenden Zunders mehr als ausreichend sind. Klemmen Sie die Batterie ab und schließen Sie Starterkabel an. Nähern Sie die freien Enden der Starterkabel einander an, bis sie sich beinahe berühren. Kurz bevor dies geschieht, springt der Strom über, und Sie sehen einen Zündfunken. Wenn Sie dies direkt neben Ihrem Zunderhäufchen ausführen, wird der Zunder Feuer fangen.

CHEMIKALIEN

Es gibt unzählige Chemikalienmischungen, die genug Hitze erzeugen können, um damit ein Feuer in Gang zu bringen, aber nur zwei davon sind eine brauchbare Option für den Abenteuerreisenden. Die entscheidende Zutat in beiden Mischungen ist Kaliumpermanganat, eine Substanz, die in manchen Erste-Hilfe-Kästen enthalten ist und traditionell als Desinfektionsmittel, zur Wundsäuberung und bei Pilzinfektionen eingesetzt wird. Sogar zur Reinigung von Obst und Gemüse wird es verwendet. Beide der im Folgenden beschriebenen Reaktionen erzeugen eine sehr heiße, aber kurzlebige Flamme; der Zunder muss also schon griffbereit liegen.

KALIUMPERMANGANAT UND ZUCKER

I Geben Sie einen Teelöffel Kaliumpermanganat und einen Teelöffel Zucker auf eine trockene, feste Oberfläche und vermischen Sie beides gründlich.

II Um die Mischung zu entzünden, ziehen Sie einen trockenen, glatten Kiesel oder ein stumpfes, hartes Stück Holz rasch und mit festem Druck über das Pulver. Ziel dieses Vorgehens ist es, einige der Kristalle zu zerdrücken und über die feste Unterlage zu schleifen – stellen Sie sich vor, Sie wollten ein riesiges Streichholz anzünden. Womöglich klappt es nicht gleich beim ersten Mal, aber wenn Sie es richtig anstellen, wird das Pulver zuerst orangene Funken sprühen und dann in Flammen aufgehen. Fügen Sie nun schnell Ihren bereitliegenden Zunder hinzu.

KALIUMPERMANGANAT UND FROSTSCHUTZMITTEL

Diese Reaktion ist ein wenig anders, weil die Mischung sich spontan erhitzt, ohne dass Sie Reibungsenergie zuführen müssen.

I Geben Sie einen Teelöffel Kaliumpermanganat auf eine trockene Oberfläche nahe der Stelle, an der Sie das Feuer entfachen möchten.

II Träufeln Sie einen Teelöffel eines glykolhaltigen Frostschutzmittels darauf und vermischen Sie beides mit einem dünnen Zweig. Halten Sie Ihren Zunder bereit, um ihn sofort auf das Häufchen streuen zu können, sobald Sie erste Flammen sehen. Die Reaktionsgeschwindigkeit hängt auch von den Wetterbedingungen ab: An einem heißen, trockenen Tag wird es eine schnelle Reaktion geben, und schon nach etwa zehn Sekunden erscheinen Flammen. An einem kalten, feuchten Tag dauert das Ganze etwas länger, unter Umständen eine oder sogar zwei Minuten.

Wenn Sie die beiden Komponenten jedoch erst einmal miteinander vermischt haben, sollten Sie wachsam sein und jederzeit damit rechnen, dass sie in Flammen aufgehen. Vorsicht: Die Reaktion ist plötzlich und heftig.

STREICHHÖLZER

Natürlich beruht auch eines der heute gängigsten Hilfsmittel für das Feuermachen, das Streichholz, auf Chemikalien. Obwohl es in den letzten Jahrzehnten eine wahre Flut von immer praktischeren, immer billigeren und immer verlässlicheren Feuerzeugen und Zündwerkzeugen gegeben hat, sind Streichhölzer immer noch sehr weit verbreitet. Tatsächlich werden weltweit jeden Tag weit über eine Milliarde Streichhölzer angezündet. Das erste selbstzündende Reibungsstreichholz erfand 1826 der britische Apotheker und Chemiker John Walker. Zuvor hatte es zwar schon viele unterschiedliche Arten von Zündhölzern gegeben, aber diese waren unpraktisch in der Anwendung, nicht selten auch unberechenbar und damit gefährlich. Im weiteren Verlauf des 19. Jahrhunderts wurde Walkers Erfindung stetig verbessert.

In der Wildnis sind Streichhölzer wegen ihrer Einfachheit ein verlässlicheres Hilfsmittel zum Feuermachen als Feuerzeuge. Das soll nicht heißen, dass Streichhölzer perfekt wären und Feuerzeuge keinen Nutzen hätten: Ich trage auf allen meinen Fernreisen auch ein Feuerzeug bei mir, weil Feuerzeuge praktisch sind und zudem länger halten als eine durchschnittliche Schachtel Streichhölzer. Allerdings haben sie bewegliche Teile und sind störungsanfälliger. Bei den Streichhölzern jedenfalls sind verschiedene Typen im Handel:

ÜBERALLZÜNDHÖLZER: Obwohl die Verwendung dieser Art von Streichhölzern im Alltag aus Sicherheitsgründen stark nachgelassen hat, sind sie in der Wildnis noch immer die beste Wahl. Ihr Vorteil ist, dass man sie durch Reibung an jeder beliebigen rauen Oberfläche entzünden kann – anders als die gängigeren Sicherheitszündhölzer, die auf eine speziell beschichtete Oberfläche angewiesen sind.

SICHERHEITSSTREICHHÖLZER: Diese Art von Streichholz kann nur an einer dafür vorgesehenen Reibefläche entzündet werden. Das verhindert ein Problem, für das die Überallzündhölzer berüchtigt waren, nämlich dass ihre Köpfe sich durch das Aneinanderreiben in der Schachtel selbst entzünden können. Das neue Problem besteht nun darin, dass die Sicherheitsstreichhölzer ohne ihre Reibefläche so gut wie nutzlos sind, denn eine solche Oberfläche lässt sich im Busch nicht einfach improvisieren. Außerdem ist die Reibefläche anfällig für Beschädigungen; selbst das ordnungsgemäße Anzünden von Streichhölzern nutzt die Reibefläche ab, und es ist mir schon mehrmals passiert, dass ich vergeblich versucht habe, ein Streichholz in Brand zu setzen, obwohl erst die Hälfte der Schachtel aufgebraucht war. Wenn die Reibefläche nass oder auch nur feucht wird, ist sie ebenfalls unbrauchbar. Man darf jedoch nicht vergessen, dass sich – sollte die Reibefläche beschädigt sein oder fehlen – Sicherheitsstreichhölzer auch durch direkte Hitzeeinwirkung anzünden lassen (etwa mit einer der bereits beschriebenen auf Sonnenstrahlung beruhenden Methoden).

STURMSTREICHHÖLZER: Sturm- oder Survival-Streichhölzer sind mit einem wasserfesten Überzug versehen und haben zudem einen wesentlich längeren Kopf als die herkömmliche Variante. Letzteres führt dazu, dass sie etliche Sekunden lang heftig brennen. Der Flamme können selbst starker Wind und Regen so schnell nichts anhaben. Sturmstreichhölzer sind – wie der Name schon sagt – eine gute Wahl, wenn man regelmäßig unter stark windigen Bedingungen ein Feuer in Gang bringen möchte, aber ich selbst benutze sie nie: Wenn man bei

GEGENÜBER Der Mount Tavuvur in der Provinz East New Britain, Papua-Neuguinea

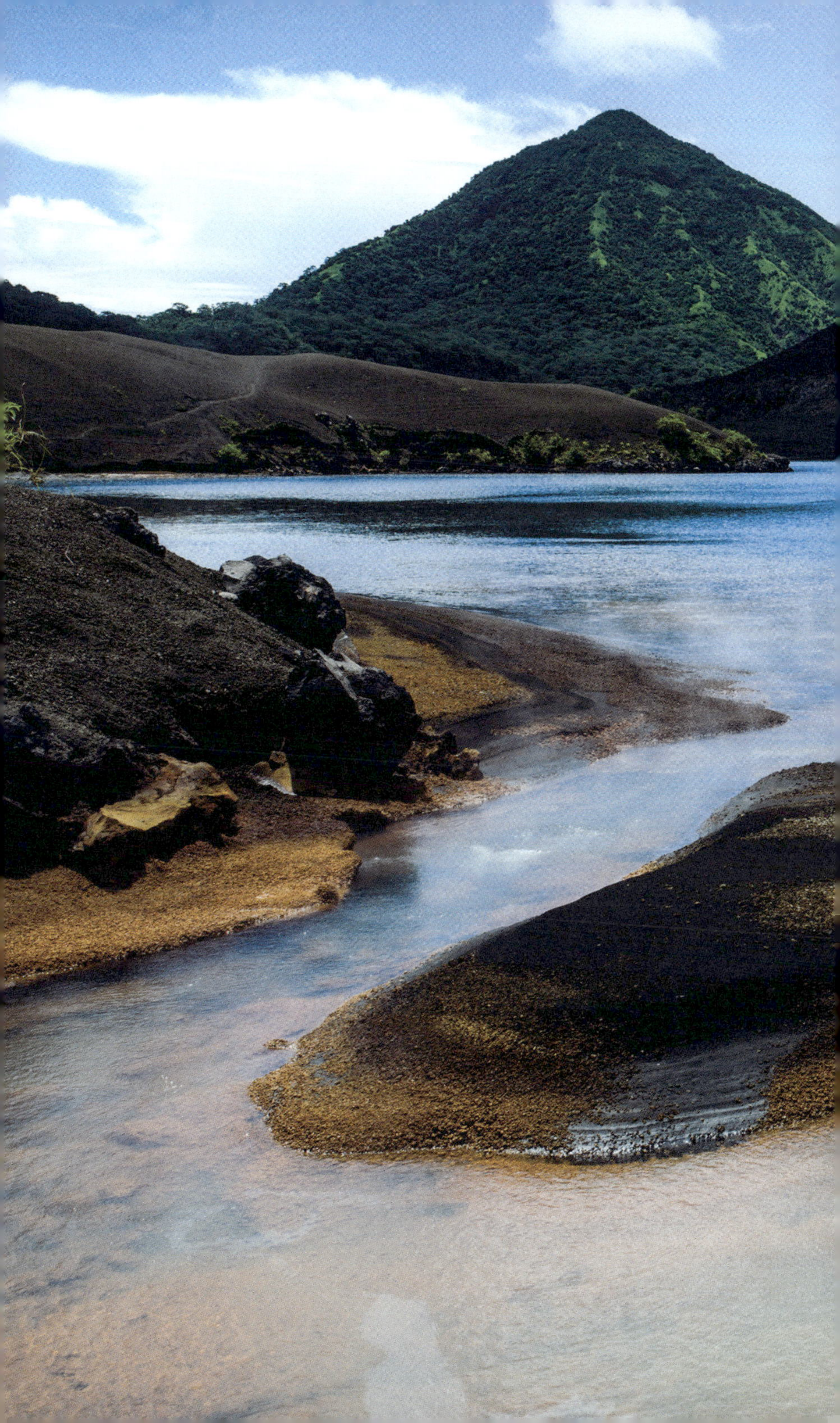

normalen Sicherheitsstreichhölzern die richtige Technik anwendet, kann man Zunder selbst unter extremen Windbedingungen in Brand setzen. Außerdem sind Sturmstreichhölzer wesentlich sperriger und damit platzraubend. Unter den allermeisten Bedingungen – von wirklichen Extremen einmal abgesehen – sind sie schlicht zu viel des Guten.

PAPIERSTREICHHÖLZER: Diese Sicherheitsstreichhölzer bestehen aus Papier und sind in einem Briefchen zusammengeheftet. Die Papierstiele, auf denen die Zündköpfe sitzen, werden sehr schnell feucht, und die Verwendung kann, vor allem mit kalten Händen, zu einer kniffligen Angelegenheit werden. Für echte Abenteuer in der Wildnis sind Papierstreichhölzer ungeeignet.

ANZÜNDRIEGEL: Hierbei handelt es sich streng genommen um Grill- oder Ofenanzünder, die aus Kokosfasern oder Holzspänen gepresst und mit einem streichholzartigen Reibekopf versehen sind. In großen Mengen und zum ständigen Gebrauch will man sie sicher nicht bei sich tragen, aber als Notfallmittel zum schnellen Feuermachen eignen sie sich durchaus (wie übrigens auch andere Arten von Grillanzündern). Vielleicht packen Sie sich einfach zwei oder drei ein, bevor Sie aufbrechen; wenn es schnell gehen soll oder muss, ist ein Feuer damit rasch entfacht.

WIE MAN STREICHHÖLZER TROCKNET

Wenn Ihre Streichhölzer beim Zündversuch krümeln, sind sie vermutlich feucht geworden. Sofern sie nicht völlig durchnässt sind, können Sie sie trocknen, indem Sie ein paarmal damit durch Ihr Haar fahren. Manchmal kann man leicht angefeuchtete Streichhölzer auch zum Zünden »überreden«, indem man es mit einer härteren, kürzeren Zündbewegung versucht anstelle eines lang ausgezogenen Streichens.

Wenn Ihre Streichhölzer völlig durchnässt wurden, die Köpfe aber noch nicht völlig breiig geworden sind, können Sie sie vielleicht noch einmal durchtrocknen lassen und damit retten. Ein probates Mittel ist es, die Hölzer (nicht die Köpfe!) mit etwas Abstand zueinander auf einem Stück Klebefilm oder Paketband zu befestigen. Dieser Streifen kann dann an einem trockenen, luftigen Ort oder unter der warmen Hütten- oder Zeltdecke aufgehängt werden. Sollten Sie kein Klebeband dabeihaben, befestigen Sie die Hölzer an einer Stelle, an der sie Sonne und Wind ausgesetzt sind, ohne dass sie davongeweht werden.

WIE MAN STREICHHÖLZER ENTZÜNDET

Wenn man sich weit entfernt von jeder Rettungsstation in der Wildnis befindet, können sich die Auswirkungen selbst kleinster Fehler – nach dem Schneeballprinzip – zu lebensbedrohlichen Szenarien entwickeln. Es mag überflüssig erscheinen, für eine so triviale Handlung wie das Anzünden eines Streichholzes eine Anleitung zu geben. Doch gibt es eine richtige und eine falsche Methode, dies zu tun, und leider hat Unwissenheit in dieser Sache immer wieder schlimme Folgen gehabt, ja in der Vergangenheit sogar Leben gekostet. Wenn uns kalt ist, verlieren wir das Gefühl in unseren Fingern und werden ungeschickter (wie jeder weiß, der einmal nach einer Schneeballschlacht seine Jacke zuknöpfen oder einen Schuh zubinden wollte). Das führt dazu, dass wir uns bei der Kraftausübung leicht verschätzen – und schon ist das Streichholz abgeknickt.

Die meisten Leute entzünden Streichhölzer, indem sie diese mit Daumen und Zeigefinger etwa in der Mitte des Holzes packen und kräftig über die Reibefläche drücken. Mit kalten Fingern wird man auf diese Weise – beinahe unter Garantie – ein Streichholz nach dem anderen zerbrechen, ohne dass es zur Zündung käme. Und mit tauben Fingern ein abgeknicktes Streichholz aufzuklauben und anzuzünden, könnte sich dann als fast unmöglich herausstellen.

I Die Lösung dieses Problems besteht darin, das Streichholz an seinem äußersten Ende anzufassen, und zwar zwischen Daumen und Zeigefinger, den Streichholzkopf dabei aber mit dem Mittelfinger zu stützen. Auf diese Weise verteilt sich der aufgebaute Druck entlang des Streichholzkörpers und konzentriert sich nicht auf eine Stelle des dünnen Stiels.

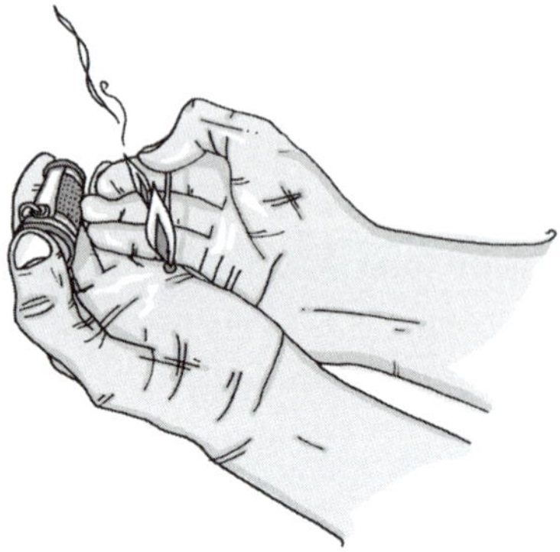

II Wenn sich das Streichholz dann entzündet, den Mittelfinger augenblicklich beiseitenehmen (allerdings dürfen Sie dabei die Streichholzschachtel nicht fallen lassen) und die Flamme mit Ihren zu einer Höhlung zusammengelegten Händen schützen, damit sie nicht Wind und Wetter ausgesetzt ist. Ihr Ziel sollte sein, das brennende Streichholz »wetterfest« gemacht zu haben, bevor der Brennstoff des Kopfes ganz aufgebraucht ist.

III Warten Sie einige Sekunden, bis auch der Streichholzstiel Feuer gefangen und die Flamme sich stabilisiert hat, bevor Sie das Streichholz auf Ihren Zunder zubewegen.

IIII Halten Sie das Streichholz bis unmittelbar vor dem Anzünden des Zunders mit Ihren Händen umschlossen. Bei sehr starkem Wind hilft allerdings auch das manchmal nichts, und die Flamme wird ausgeblasen, wie sehr man sich auch bemüht. Unter solchen Umständen reiße ich das Streichholz manchmal an und stecke es noch in derselben Bewegung zu meinem Zunder – mit dem Ziel, diesen in Brand zu setzen, bevor das erste Aufflackern des Streichholzkopfes vorbei ist.

𝍸 Ein weiterer Trick zur Erzeugung einer besonders intensiven Zündflamme ist es, zwei Streichhölzer auf einmal zu verwenden.

𝍸 | Sobald das Feuer in Gang ist, verwahren Sie die Streichholzschachtel an einem sicheren Ort. Legen Sie angebrannte Streichhölzer *niemals* in die Schachtel zurück, sondern verbrennen Sie sie im Feuer.

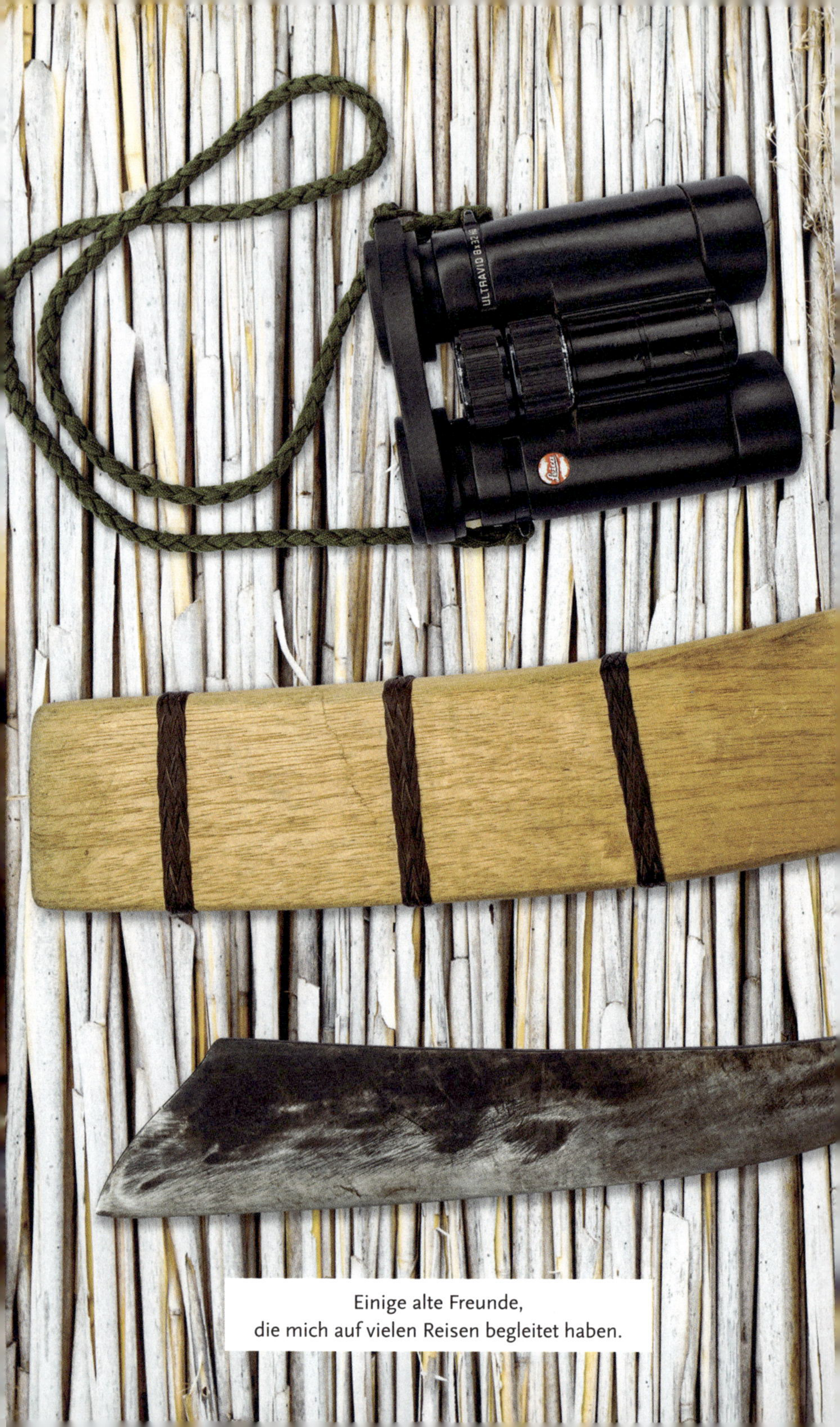

Einige alte Freunde,
die mich auf vielen Reisen begleitet haben.

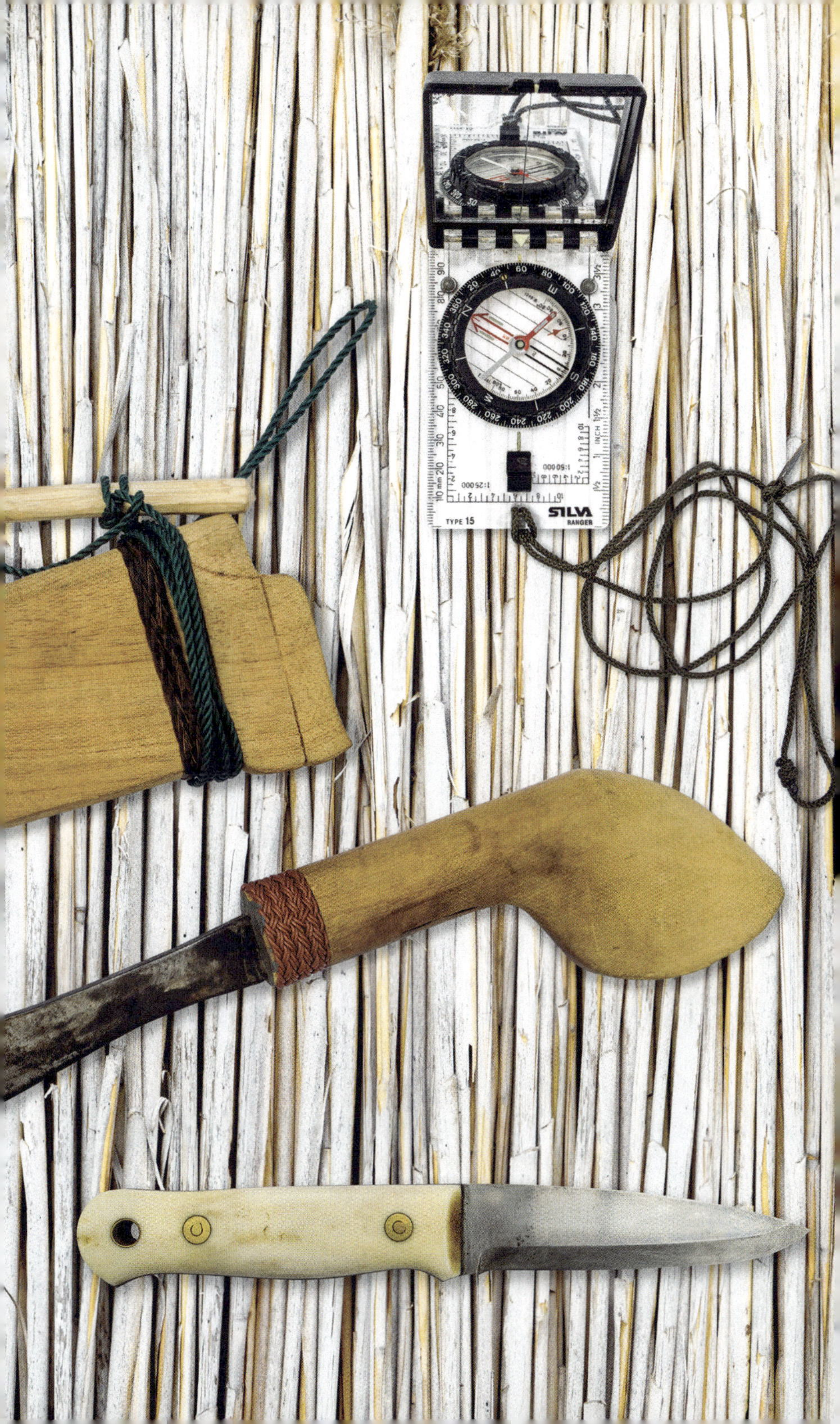
SILVA
RANGER
TYPE 15

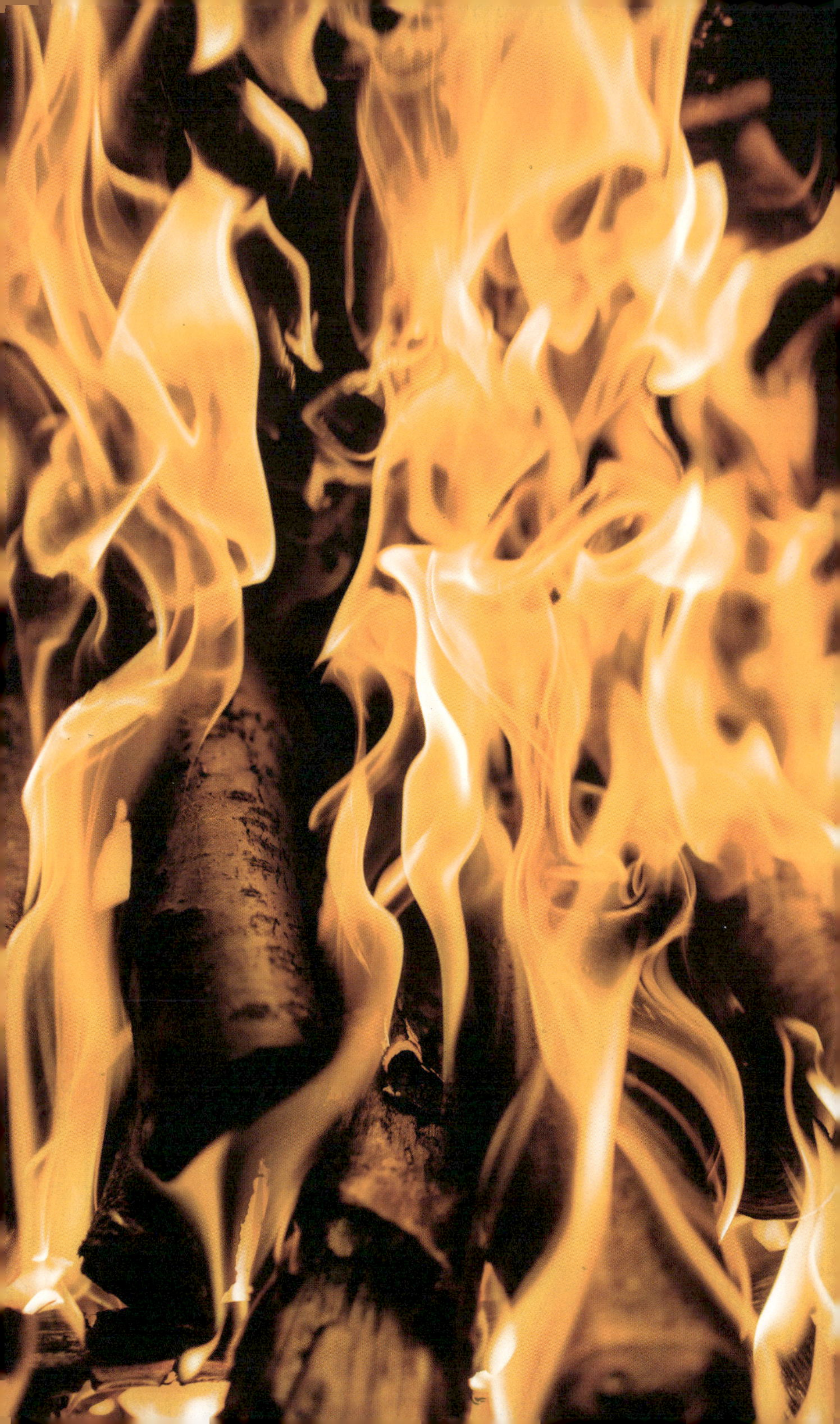

KAPITEL 10

VON DER FLAMME ZUM FEUER

FEUER IST EIN GRUNDLEGENDER BESTANDTEIL UNseres Universums. Es wird oft als eine freundliche, schützende Macht aufgefasst, was jeder, der schon einmal mitten in der Nacht dichtgedrängt um ein Lagerfeuer gesessen hat, bestimmt nachzuvollziehen vermag. Doch kann die Kraft des Feuers auch bedrohlich sein, gefährlich, sogar tödlich, und alles verzehren, was sich ihr in den Weg stellt. Auch deshalb spielt das Feuer eine zentrale Rolle in vielen Mythen, Erzählungen und Legenden aus aller Welt.

Der Donnervogel ist ein übernatürliches Wesen von gigantischen Ausmaßen und Riesenkräften, das – mit leichten Variationen – in den indigenen Mythologien ganz Nordamerikas auftaucht. Der Donnervogel, heißt es, rufe mit seinem Flügelschlag den Donner hervor; die Blitze hingegen entstünden aus seinem Blinzeln. Auf diese Weise habe der Donnervogel dem Land das Feuer gebracht. In alter Zeit nahm man an, dass der Donnervogel und ähnliche Wesen das Wetter steuerten, wilde Stürme, Gewitter und Waldbrände – das »Feuer des Donnervogels« – hervorriefen. Brände, die, wie es hieß, das Land verjüngten, Tiere anzogen und für neues Wachstum sorgten. In Pikangikum, einem Indianerreservat im nordwestlichen Ontario in Kanada, gibt es merkwürdige, wie zufällig über die Landschaft verteilte Steinhaufen, von denen es heißt, sie seien die Nisthügel des Donnervogels.

Ich kann mich noch gut erinnern, wie ich vor einigen Jahren Ray Mears dabei half, eine Gruppe von zwölf Kanuten dorthin zu führen; die bekannte kanadische Kanutin Becky Mason war auch mit von der Partie. Wir befanden uns auf dem Weg in die Wildnis, wo wir eine Tour von vierzehn Tagen geplant hatten. Über Stunden waren wir in unseren Geländewagen langsam und mit einigem Schaukeln über die steinige Piste geholpert. Endlich erreichten wir das Ende der Straße. Weiter kamen unsere Fahrzeuge nicht: Wir waren in eine Gegend gelangt, in der das Kanu allen anderen Transportmitteln weit überlegen ist. Nach dem Abladen vertraten wir uns die Beine, machten eilig die Kanus und unser Gepäck fertig und trugen alles hinunter zum nahegelegenen Seeufer. In der letzten größeren Stadt waren wir später aufgebrochen, als uns lieb gewesen war, aber das Tageslicht sollte noch ausreichen, um die etwa einen Kilometer lange Strecke bis zu einer Insel zu paddeln, die uns als Lagerplatz geeignet schien. Nach unserer Ankunft dort, so unser Plan, würden wir einen guten Standort für unsere Zelte suchen, den Kessel aufs Feuer stellen und erst einmal Abendessen kochen.

Kaum hatten wir jedoch das letzte Kanu zum Ufer gebracht, da zogen die dunklen Wolken, die sich schon seit einer Weile am Horizont zusammengebraut hatten, mit einem Mal in unsere Richtung. Dann brach der Regen los. Der Donnervogel hatte uns gefunden. Gleißende Blitze leuchteten rings um uns auf, der Donner über unseren Köpfen war ohrenbetäubend und hallte bis weit in die Ferne. Dass wir unter solchen Bedingungen sicher auf unsere ersehnte Insel gelangen würden, war völlig ausgeschlossen. Wir warteten ab und überlegten. Sobald der Sturm eine Atempause einlegte, würden wir in die Kanus springen und mit höchster Schlagzahl Kurs auf die Insel nehmen. Kurz hatten wir auch erwogen, die Kanus ganz einfach umzudrehen, um damit an Ort und Stelle einen Behelfsunterstand zu errichten. Allerdings deutete einiges darauf hin, dass Schwarzbären in der Nähe waren: So hatten wir etwa frischen Kot voller Beeren gefunden, dazu die tiefen Kratzspuren von Bärenklauen an den umstehenden Bäumen, aus denen noch das frische Harz troff. Wir wussten, dass es unklug wäre zu bleiben. Mit dem Paddel in der Hand blickten wir zum Himmel und versuchten, die nächste Laune des Wetters vorherzusehen. So hielten wir Ausschau und warteten auf das leiseste Anzeichen einer Atempause.

Plötzlich wurde der Himmel ein wenig heller, die Wolken teilten sich, und der Regen, der zuvor heftig heruntergeprasselt war, ließ langsam nach – das war unser Signal zum Aufbruch! Alle packten an und schoben die Boote ins Wasser, sprangen hinein und begannen, in gleichmäßigen Zügen zu paddeln. Blitz und Donner hatten zwar aufgehört, aber ihre Gegenwart war noch immer spürbar. Es war, als wollten wir quer durch einen Garten zum Hoftor rennen, ohne den Wachhund aufzuwecken. Wie wir unsere Paddel tief in das dunkle Wasser stachen und energisch zurückzogen, sahen wir aus wie eine Flottille auf Feindfahrt. Als wir auf die Insel zusteuerten, schaute ich über die Schulter und sah in den Gesichtern unserer dichtgedrängten Gruppe, dass alle jetzt nur zu gern an Land gehen und sich ein wenig entspannen wollten.

Etwa auf der Hälfte unseres kurzen Weges, auf dem unsere Gruppe so dicht wie möglich in der Nähe des Seeufers blieb, zogen die Wolken sich abermals zusammen und raubten uns auch noch das letzte bisschen Tageslicht. Die Heftigkeit des Regens nahm zu; am Boden unseres Kanus standen gut zweieinhalb Zentimeter Wasser, das um meine Knie schwappte und langsam meine Hosenbeine hinaufkroch. Wie aus dem Nichts stieß plötzlich ein Blitz herab und schlug in einiger Entfernung in die Bäume. Sekunden später krachte der Donnerschlag, auf den wir alle gewartet hatten, so kraftvoll hinterher, dass er wie der Peitschenhieb des Antreibers auf einer Galeere unsere Schlagzahl auf das Doppelte ansteigen ließ – und unsere Pulszahl ebenso. Der Sturm war zurückgekehrt, und wir alle spürten, dass wir uns in großer Gefahr befanden. Ohne Zögern nahmen Ray und ich mit unseren Booten Kurs auf den nächstgelegenen Zufluchtsort, eine kleine Insel mitten im See, zu der wir unsere Gruppe führten. Das war tatsächlich die sicherste Option. Da wir nur ein paar hundert Meter entfernt gewesen waren, erreichten wir das Inselufer rasch. Von sanften Stränden war jedoch weit und breit keine Spur: Vor uns lag der felsige Saum des kleinen Eilands, der noch dazu von einem struppigen Gewirr umgestürzter Fichten gesäumt war. Wir zogen unsere Kanus so weit an

Land, wie es eben ging, und vertäuten ihre Fangleinen fest an dem jeweils nächstbesten Halt. Das Gepäck wurde entladen; eine Kette durchnässter Schatten reichte es, Stück für Stück, in Richtung des Inselinneren weiter. Die grellen Strahlen umhergeschwenkter Taschenlampen blendeten mich und ließen den Regen, den sie wie Suchscheinwerfer anleuchteten, noch wilder erscheinen.

Ich brüllte allen zu, dass wir einen möglichst geschützten Platz für die Zelte finden mussten, und sie machten sich an die Arbeit. Für Sekundenbruchteile tauchte ein Blitz die ganze Insel in helles Licht, kurz darauf ein zweiter. Das Eiland maß kaum mehr als 70 Meter im Durchmesser und war vollständig von einem Durcheinander aus umgestürzten Bäumen bedeckt, die in den Stürmen des vergangenen Winters entwurzelt worden waren. Wohin der Lichtkegel meiner Taschenlampe auch fiel, ich sah nichts als triefend nasse Bäume, die etwa auf Kniehöhe kreuz und quer herumlagen. Es schien aussichtslos, einen Platz für ein Feuer finden zu wollen – von Zelten ganz zu schweigen. Bis auf unser Schlafzeug war alles vollkommen durchnässt: der Wald, unsere Taschen, unsere Kleidung. Aber wir wussten mit Sicherheit, dass das Feuermachen nun oberste Priorität hatte. Wir mussten die Gruppe beisammenhalten und selbst unter den widrigen Bedingungen, in denen wir uns plötzlich wiederfanden, so etwas wie ein Gefühl von Geborgenheit erzeugen. Aber wie? Die meisten wären wohl davon ausgegangen, dass es in diesem Wald kein einziges Stück trockenes Feuerholz mehr gab. Dennoch waren wir durchaus in der Lage, eine kleine Flamme zu entzünden – schließlich hatten wir Streichhölzer und Feuerzeuge in unseren Taschen. Das Wichtigste war es nun, mit dieser einen Flamme ein prasselndes Feuer zu entfachen, das so schnell nicht wieder ausgehen würde.

Ray räumte an einer ebenen Stelle ein paar Äste zur Seite und spannte zwischen einigen Bäumen, die stehen geblieben waren, eine Plane auf. Währenddessen sägte ich ein dürres und abgestorbenes, aber noch aufrecht stehendes Bäumchen ab. Dann schleifte ich es unter die schützende Plane, zerlegte es mit der Säge in astfreie Stücke

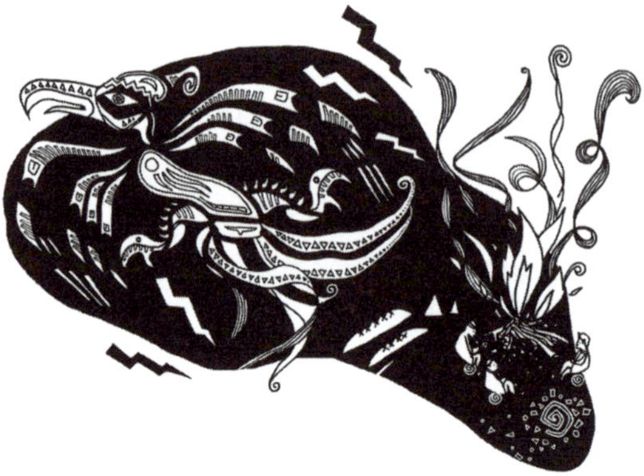

und spaltete diese mit meiner Axt in dünne Scheite. Jetzt arbeiteten Ray und ich Hand in Hand, während der Regen auf das dünne Dach über unseren Köpfen prasselte. Wir schabten das absolut trockene Holz im Inneren der Äste auf und schon bald trug etwa ein halbes Dutzend von ihnen ein »Gefieder« aus enggedrehten, breiten Spänen. Wir bauten eine Unterlage aus Holzscheiten auf dem nassen, moosbedeckten Boden und stellten darauf vorsichtig die bearbeiteten Äste, unsere »Federstöcke«. Ray zauberte eine Handvoll trockener Birkenrinde hervor und gab sie auf die Unterlage. Weil ich es nicht riskieren wollte, meine Streichhölzer nassregnen zu lassen, schlug ich mit meinem treuen Feuerstahl Funken auf die Birkenrinde und schob diese, nachdem die zunächst zarte Flamme etwas stärker geworden war, unter den Stapel. Vor unseren Augen wuchs die Flamme immer weiter, und als sie regelrecht auflioderte, legten wir besonders trockene Scheite obenauf.

Bald waren auch die Zelte aufgeschlagen, und der Wasserkessel tanzte über den Flammen. Endlich konnten wir uns entspannen, im beruhigenden Wissen, dass alle in Sicherheit waren und es bald Abendessen geben würde. Durch eine einfache Handlung – das Feuermachen – hatten wir ein Lager eingerichtet und einen düsteren und abweisenden Ort in ein vergleichsweise komfortables Zuhause für eine Nacht verwandelt. Der Donnervogel wird seinen Augen wohl kaum getraut haben, als er unser munteres Feuer sah, das inmitten der kanadischen Wildnis Wärme, Licht und Behaglichkeit verbreitete. Ich war noch immer recht zufrieden mit mir selbst, als ich meine Tasche nach einigen Beuteln für heiße Schokolade durchsuchte, die ich eingepackt hatte. Stattdessen stieß ich auf eine Tüte, die halbvoll mit Wasser war. Ich leerte sie aus und fand – zur großen Erheiterung meiner Gefährten – meinen Reisepass, der nun allerdings eher an einen vollgesogenen Schwamm erinnerte. Daran war ganz allein ich selbst schuld; bis tief in die Nacht saß ich am Feuer und trocknete mit Hilfe der Flammen Seite um Seite des völlig durchnässten Dokuments.

DIE KUNST DES FEUERMACHENS

Mit den in diesem Buch bislang beschriebenen Techniken schnell und sicher eine Flamme »herbeizuzaubern« ist die eine Sache. Etwas ganz anderes hingegen ist es, die Flamme zu schützen und zu nähren, damit sie weiter Gutes wirken kann. Die erste Flamme, diese noch etwas kraftlose Vorbotin richtigen Feuers, zeigt sich möglicherweise nur für ein paar kurze Augenblicke, bevor sie wieder verschwindet und nicht nur die Umgebung erneut in Dunkelheit taucht, sondern auch die Moral der Gruppe sinken lässt. In keiner anderen Phase des Feuermachens trennt sich so deutlich die Spreu der bloßen Zündler von denen, die das Naturgeschenk des Feuers tatsächlich verstanden haben: Letztere wissen nicht nur, wie sie ein Feuer *in Gang setzen* können, sondern auch, wie man es auch sicher *in Gang hält*.

Natürlich ist es hier wie mit allen Dingen: Wenn man sich erst einmal intensiv damit befasst hat, verschwindet alles Rätselhafte, und letztlich kann jeder es lernen. Doch ein Feuer in Gang zu halten ist eine Kunst, in der sich Gewandtheit und Geschick in einer Weise zeigen, die der Neuling gar nicht wahrzunehmen vermag. Die meisten Feuer, die von unerfahrener Hand entfacht werden und dennoch gelingen, sind

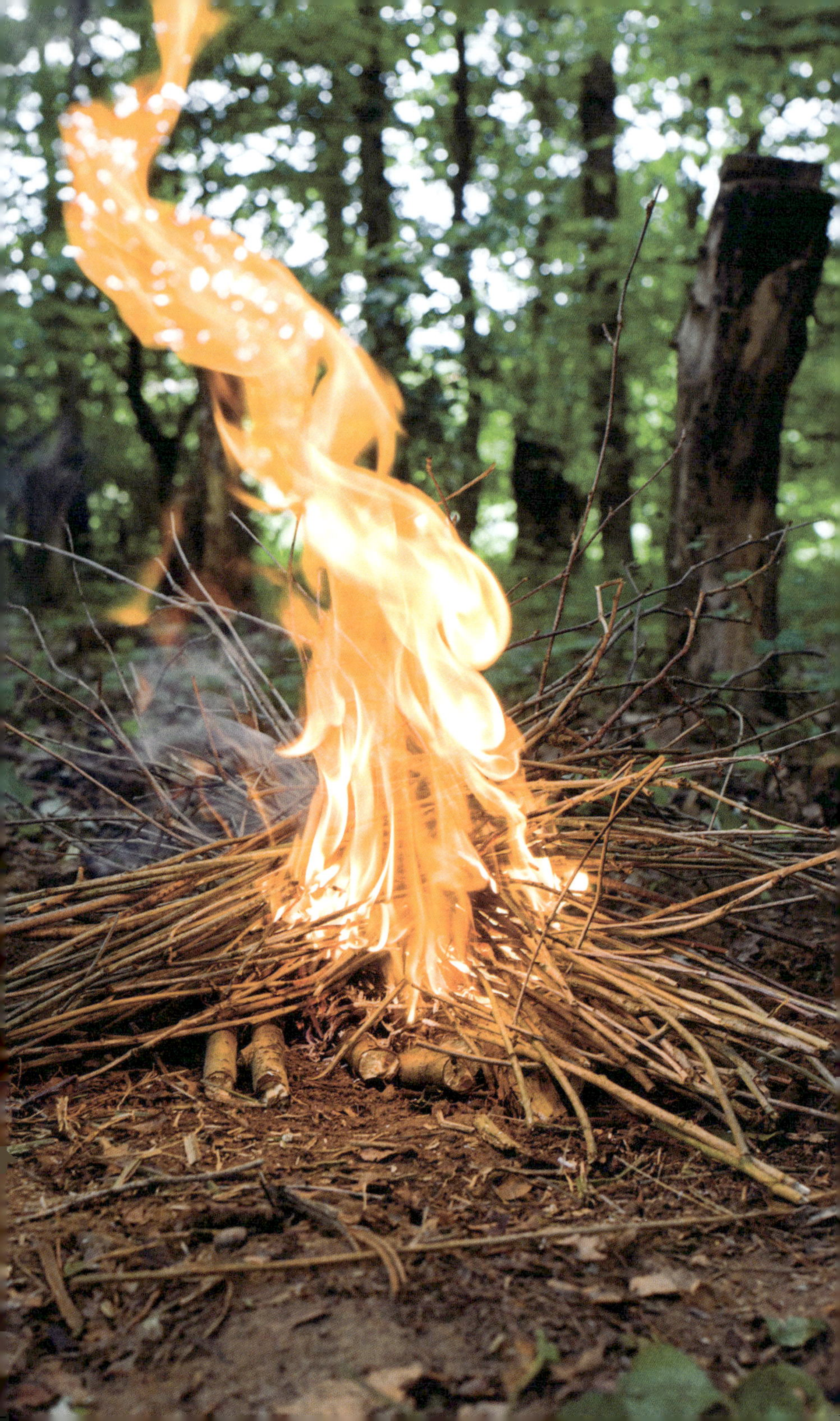

nur knapp dem Scheitern entgangen; der Erfolg verdankt sich oft nicht einer bewussten Abfolge von Entscheidungen, sondern guten Wetterbedingungen sowie einer zufällig richtigen Materialauswahl. Wer lernt, Feuer zu machen, wird häufiger scheitern als Erfolg haben – das ist völlig normal –, aber Neulinge übersehen leider oft, dass *sie* es sind, die einen Fehler gemacht haben. Ihnen kommt es oft so vor, als liege die Entscheidung in den Händen des Schicksals: Wird das Feuer brennen oder wird es ausgehen? Anleitung allein ist nicht die Antwort; wie so oft machen Übung und Wiederholung den Meister. Am besten darin, Feuer zu entfachen und zu unterhalten, sind neugierige Menschen – die Art von Leuten, die nachfragen (und dann noch einmal nachfragen, wenn die Antwort sie nicht zufriedenstellt).

Ganz unabhängig von der Erfahrung gibt es bestimmte Menschen, die besser mit Lagerfeuern umgehen können als andere: Man erkennt sie etwa daran, dass sie gern mit der Glut herumspielen oder – tief ins Gespräch vertieft – das Feuer auflodern lassen, indem sie mit der Stiefelspitze ein brennendes Scheit nur einen Zentimeter von seinem Nachbarscheit wegschieben und damit eine eingesperrte Flamme befreien. Solche Leute können in der Regel Situationen gut einschätzen und haben ein gutes Augenmaß. Man sollte außerdem nie vergessen, dass man sich zwar zu Hause, beim Training oder beim Feuermachen »zum Spaß« Fehler leisten darf, dieselben aber in der Wildnis, weit entfernt von jeglicher Hilfe, schwerwiegende Folgen haben können.

GEGENÜBER Der flüchtige Moment, in dem die Flammen auf das Anfeuermaterial übergreifen

DER RICHTIGE ORT FÜR EIN FEUER

Wenn Sie beschlossen haben, ein Feuer zu machen, gilt die nächste Überlegung der Frage, wo man es am besten platziert. Eine richtige Entscheidung macht das Ganze nicht nur sicherer, sondern erleichtert auch die Unterhaltung des Feuers. Der Sicherheit halber und um möglichst wenige Spuren zu hinterlassen, sollten wir darauf achten, dass wir nicht auf Torf oder einer Unterlage aus vermodernden Pflanzenresten arbeiten. Andernfalls wird unser Feuer sich in den Boden hineinfressen und von dort ausbreiten. Im besten Fall lassen wir dann eine unansehnliche Narbe in der Landschaft zurück, die sich nur schwer beseitigen lässt; im schlimmsten Fall wird die Glut sich jedoch unterirdisch weiter voranfressen, zu einem späteren Zeitpunkt – und womöglich weit entfernt – wieder an die Oberfläche treten und dort einen unkontrollierten Flächenbrand auslösen, was andere Menschen – und auch die Landschaft selbst – gefährden könnte.

Errichten Sie Ihr Feuer nach Möglichkeit immer auf vorwiegend mineralischem Untergrund: auf Erdboden, Sand, Fels oder dem freiliegenden Teil eines kiesigen Flussbettes. Bei Pflanzenbewuchs roden sie den Platz zuerst, und zwar bis auf den blanken Grund. Achten Sie darauf, den gerodeten Bereich so groß anzulegen, dass das Feuer sich nicht unkontrolliert ausbreiten kann.

Außerdem ist es sinnvoll, das Lagerfeuer – und damit auch das gesamte Lager – nahe bei allen sonstigen Ressourcen zu platzieren, die man möglicherweise brauchen wird. Zu den Notwendigkeiten eines jeden Camps gehören ein ausreichender Vorrat an Brennholz sowie eine Wasserquelle, wobei das Wasser sowohl für Essen und Trinken als auch für das spätere Löschen und Abkühlen der noch heißen Feuerstelle nötig ist. Wenn man die Möglichkeit hat, sein Feuer bei niedrigem Wasserstand in dem freiliegenden Teil eines steinigen Flussbetts zu entzünden, muss man sich um die »Nachsorge« keine Gedanken machen: Sobald der Fluss wieder ansteigt, wird die Feuerstelle restlos weggespült.

In der tiefen Wildnis werden zumindest manche unserer Feuer an Orten brennen, an denen noch nie zuvor ein Feuer entfacht wurde. In anderen Gegenden – etwa in Nationalparks – gibt es womöglich bereits Feuerstellen, die frühere Besucher hinterlassen haben.

WIE MAN EIN FEUER IN GANG BRINGT

Ein Feuer, das nur aus einer einzigen Flamme oder einer Handvoll brennendem Zunder besteht, ist vergleichsweise schwach und kurzlebig. Man muss sich das Entzünden eines Feuers in etwa wie den Start eines Flugzeugs vorstellen: In beiden Fällen haben wir es mit dem kniffligsten und heikelsten Moment des ganzen Vorhabens zu tun – aber auch mit einer notwendigen Phase auf dem Weg zum angestrebten Ergebnis. Und genau so, wie das Können und die Erfahrung des Piloten zu diesem Ergebnis beitragen, zählen Können und Erfahrung natürlich auch beim Feuermachen.

Damit ein Feuer wachsen kann, muss die Flamme von einem Stück Brennmaterial auf das nächste übergreifen, und hierbei können vielerlei Probleme auftreten. Eine Faustregel ist, dem Feuer nie mehr Brennstoff hinzuzufügen, als dem dreifachen Durchmesser des bereits brennenden Materials entspricht. Denn außer bei sehr großen Feuern sorgt dies dafür, dass die Flammen ihre Dynamik verlieren oder sogar ganz erlöschen; der kleinere Brennstoff wird aufgezehrt, bevor er die Flammen auf den neuen, größeren Brennstoff übertragen kann. Man braucht viel Zeit und Übung, um die Potentiale des Feuers richtig lesen zu lernen und seine Launen und Verhaltensmuster zu verstehen. Wenn Sie sich jedoch an die folgenden Schritte halten, werden Sie mit Sicherheit in der Lage sein, die erste Flamme nach ihren Bedürfnissen zu steuern, selbst wenn Sie noch nie zuvor Feuer gemacht haben. Alles Weitere sollten Sie dann mit der Zeit selbst herausfinden können.

Denken Sie immer daran: Der Schlüssel zum Erfolg liegt in einer sorgfältigen Vorbereitung. Wenn Sie unerfahren sind und versuchen, eine Abkürzung zu nehmen, um sich Arbeit zu sparen, werden Sie sehr wahrscheinlich scheitern.

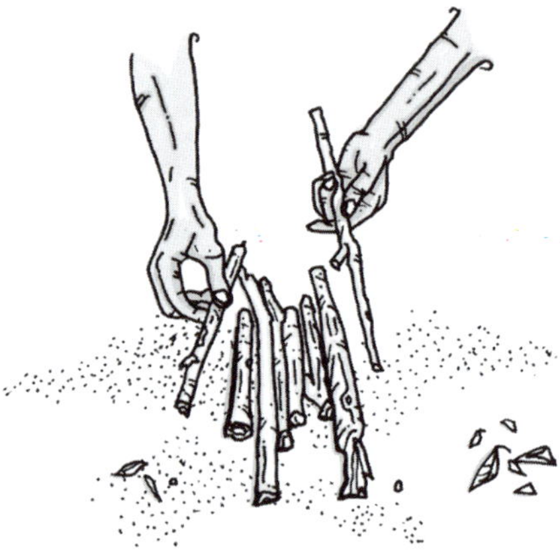

DER ERSTE SCHRITT: DIE UNTERLAGE

Ganz gleich, wo und wann Sie ein Feuer im Freien machen wollen: Bauen Sie auf dem Boden als Allererstes eine feste Unterlage aus trockenem Totholz. Das Feuer wird auf dieser Plattform entzündet und sie schon nach wenigen Minuten verzehren, also brauchen Sie sich nicht allzu viel Mühe damit zu geben. Es reicht aus, wenn Sie etwa ein Dutzend gut 30 Zentimeter lange, fingerdicke Stöcke (oder entsprechend dicke Holzspäne von einem größeren Scheit) dicht an dicht nebeneinander auslegen. Für dieses Vorgehen gibt es drei gute Gründe: Erstens isoliert die Unterlage das anfangs noch schwache Feuer vom Untergrund, dessen etwaige Feuchte und Kälte die beiden größten

Feinde des Feuers sind. Zweitens erlaubt sie eine Luftzirkulation auch unter dem Feuer, was zu einem schnelleren und effektiveren Verbrennungsvorgang führt. Drittens wird, wenn das Feuer erst einmal ein paar Minuten gebrannt hat, die Unterlage selbst in Brand geraten, was dem Feuer als Ganzes einen soliden heißen Kern verschafft. Diese drei Punkte können unter widrigen Bedingungen über Erfolg oder Scheitern entscheiden. Wenn man sich natürlich in einem warmen, trockenen Umfeld befindet, wo der Boden nicht feucht ist, schafft man es vielleicht auch ohne Unterlage. Sie herzurichten kostet aber nur wenig Mühe, und es kann nicht schaden, sich das zur Gewohnheit zu machen.

Entgegen der verbreiteten Vorstellung von einem Lagerfeuer ist es nicht nötig, das Feuer mit einem Ring aus Steinen zu umgeben. Dadurch werden die Steine geschwärzt, und man hinterlässt unnötige Spuren in der Landschaft – ein typischer Fall von rücksichtslosem Kampieren. Wenn man also nicht zufällig eine bereits vorhandene Feuerstelle mit Steinring nutzen kann, sollte man keine neue anlegen.

FEUERMACHEN MIT DÜNNEN ZWEIGEN

Wenn man sich nicht gerade in einer Region befindet, in der es ständig regnet, dürfte es in den meisten Fällen am einfachsten sein, ein Feuer mittels Reisig, das heißt mit dünnen, trockenen Zweigen in Gang zu bringen. Ist man in einer waldigen Gegend unterwegs, gibt es natürlich Holz im Überfluss – Holz in allen Stadien seines Werdens und Vergehens, wozu immer auch dürre, abgestorbene Zweige gehören. Die einzige Ausnahme stellt tropischer Regenwald dar, denn dort verrottet totes Holz derart schnell, dass es schwer sein kann, brauchbare Zweige zu finden.

Halten Sie Ausschau nach den dünnsten verfügbaren Zweigen, die idealerweise nicht dicker sind als ein Streichholz. Wenn Sie in die Bäume ringsum hinaufschauen, werden Sie jede Menge alte, trockene Zweige bemerken, die bei ihrem Sturz Richtung Waldboden in größeren Ästen hängen geblieben sind. Diese Zweige sind gerade deshalb ideal, weil sie eben nicht am feuchten Boden gelegen haben, sondern stattdessen gut belüftet durchtrocknen konnten: Trockeneres Holz als dieses werden Sie kaum finden. Eine andere gute Quelle sind die untersten Äste von Nadelbäumen; nicht selten findet man dort die dürrsten Zweige der ganzen Umgebung. Bei trockenem Wetter kann man sie oft sogar mit einem Streichholz in Brand setzen. Das schont Ihren Zundervorrat.

I Nehmen Sie Zweige, die so spröde sind, dass sie sich ohne Mühe zerbrechen lassen; vermeiden Sie grünes oder gerade erst abgestorbenes Holz. Sammeln Sie die Zweige nicht direkt vom Boden auf, es sei denn, es war mehrere Tage hintereinander warm und sonnig.

II Sammeln Sie bevorzugt Zweige von mindestens 40 Zentimetern Länge; das Bündel sollte am Ende so dick sein, dass Sie es gerade noch mit beiden Händen umfassen können.

III Teilen Sie das Bündel in zwei gleich große Hälften und legen Sie diese – über Kreuz – unmittelbar auf die Unterlage.

IIII Platzieren Sie ein wenig Zunder an der Stelle, an der die beiden Reisigbündel sich kreuzen (siehe Abbildung rechts) und setzen Sie ihn in Brand.

~~IIII~~ Warten Sie ab, bis die Bündel kräftig brennen und die Flammen bereits hindurchschlagen; legen Sie dann ein ähnlich bemessenes Bündel etwa bleistiftdicker Zweige auf.

~~IIII~~ I Sobald diese etwas dickeren Zweige zuverlässig brennen, legen Sie ein Bündel daumendicker Stöcke auf.

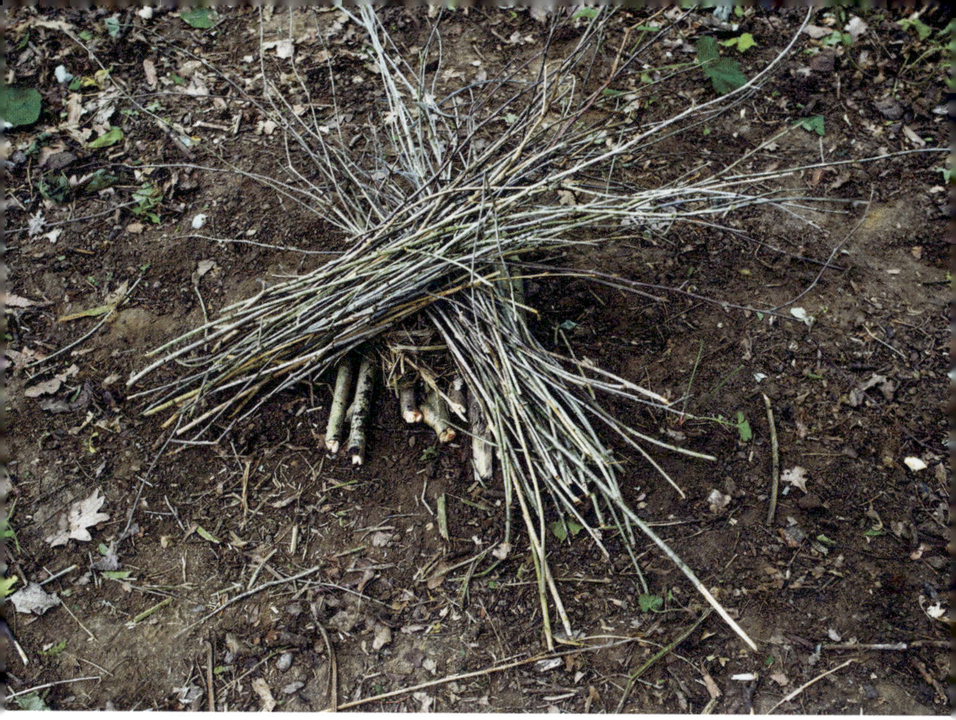

卌 II Wenn diese brennen, können Sie das beschriebene Verfahren weiter fortsetzen, indem Sie immer etwas gröberen Brennstoff auflegen, und das Feuer nach Ihren Bedürfnissen gestalten.

Sollte es geregnet haben und der Wald nass sein, heißt das nicht, dass die beschriebene Methode von vornherein ausscheidet. Denn selbst nass gewordener Reisig brennt erstaunlich gut (vorausgesetzt, die Zweige sind nicht durch und durch vollgesogen). Schütteln Sie die gesammelten Reisigbündel mehrmals kräftig aus, um das überschüssige Wasser loszuwerden. Außerdem werden Sie mehr Zunder brauchen als gewöhnlich, da dessen Flammen das Brennmaterial erst einmal durchtrocknen müssen, bevor es seinerseits Feuer fangen kann.

FEUERMACHEN MIT SPALTHOLZ

Wenn reichlich Birkenrinde zur Verfügung steht und Sie eine Axt oder ein Beil dabeihaben, gibt es eine gute Alternative zum Reisigsammeln:

I Spalten Sie einige Dutzend etwa fingerdicker Späne von einem trockenen Stück Holz ab. Falls Sie einen finden können, nehmen Sie einen alten, vom Wind getrockneten, aber harzigen Kiefernstumpf – so erhalten Sie die besonders begehrten Kienspäne.

II Platzieren Sie zwei dieser Holzstücke so auf der Unterlage, dass sie ein »V« ergeben; die Öffnung sollte zu Ihnen hin zeigen.

III Streuen Sie reichlich Birkenrinde (eine gute Handvoll Späne) in das V hinein und zünden Sie sie an.

IIII Legen Sie weitere Stücke auf; dabei sollten Sie darauf achten, dass Lücken bleiben, die für eine gute Belüftung sorgen und den Flammen genügend Raum lassen.

~~IIII~~ Legen Sie die verbleibenden Holzstücke übereinander, indem Sie von Schicht zu Schicht jeweils eine Drehung um 90 Grad einbauen. Zwar funktioniert diese Methode auch im Freien, aber ihre Vorteile kommen erst in einem Holzofen wirklich zur Geltung, wo für große Reisigbündel kein Platz ist.

FEUERMACHEN MIT HOLZSPÄNEN

Unter bestimmten Umständen steht das übliche dünne, trockene Anfeuermaterial nicht zur Verfügung, entweder weil das Holz zu nass oder gar nicht erst zu finden ist. Insbesondere in zwei Situationen kann dieses Problem auftreten: erstens, wenn Sie in den Bergen oberhalb der Baumgrenze oder an einem anderen Ort, an dem keine Bäume wachsen, unterwegs sind und möglicherweise in einer Hütte, in der Sie übernachten, nur einen Stoß Holzscheite ohne Anfeuermaterial vorfinden; oder zweitens, wenn Sie sich zwar in einer bewaldeten Region befinden, heftiger und anhaltender Regen jedoch alles verfügbare Holz bis ins Innerste durchnässt hat. Unter solchen Bedingungen kommt man oft am schnellsten an Zunder und Anfeuermaterial, indem man sie aus dem trockenen Inneren größerer Holzstücke herausschält (manchmal ist das sogar die einzige Möglichkeit, überhaupt an trockenes Kleinholz zu kommen). Dabei handelt es sich um eine der am häufigsten missverstandenen und falsch dargestellten Methoden des Feuermachens überhaupt – und gerade deshalb wohl auch um eine der am meisten (und zu Unrecht!) unterschätzten. Wenn sie jedoch korrekt ausgeführt wird, kann es kaum eine andere Technik mit ihr aufnehmen, wenn es darum geht, widrige Umstände zu meistern, bevor sie zu lebensbedrohlichen Notfallsituationen werden.

Es gibt verschiedene Möglichkeiten, die Technik des Holzschabens an ihre jeweiligen Umstände anzupassen, aber ganz gleich, für welche dieser Varianten Sie sich entscheiden: Sie brauchen zunächst einen aufrecht stehenden, durchgetrockneten, abgestorbenen Ast oder ein ganzes totes Bäumchen. Beide sollten jeweils nicht dünner als Ihr Arm und so lang wie irgend möglich sein. Alles überschüssige Holz, das Sie nicht unmittelbar zum Herstellen des Anfeuermaterials benötigen, können Sie später als Brennstoff verwenden. Achten Sie auf alle bereits erwähnten Anzeichen, an denen sich ablesen lässt, ob das Holz trocken ist oder nicht, und verwenden Sie nur das trockenste, das Sie finden können. Wenn Sie in einer Hütte sind, liegt vielleicht schon ein Stoß brauchbares Holz parat; in diesem Fall brauchen Sie natürlich keines zu sammeln.

SPANBÜSCHEL

Das Schöne an Spanbüscheln ist, dass man kein Holz hacken muss. Das bedeutet, man kann sie ohne Probleme aus einem dicken Holzscheit herstellen, selbst wenn man nur ein kleines Messer hat. Sie sind auch sehr praktisch, um einen Holzofen oder -kamin im Inneren einer Behausung anzufeuern, wo meist nur wenig Platz ist. Gerade Anfängern fällt das Herstellen von Spanbüscheln oft leichter als das von Federstöcken, weil bei Ersteren die Späne nicht ganz so lang sein müssen.

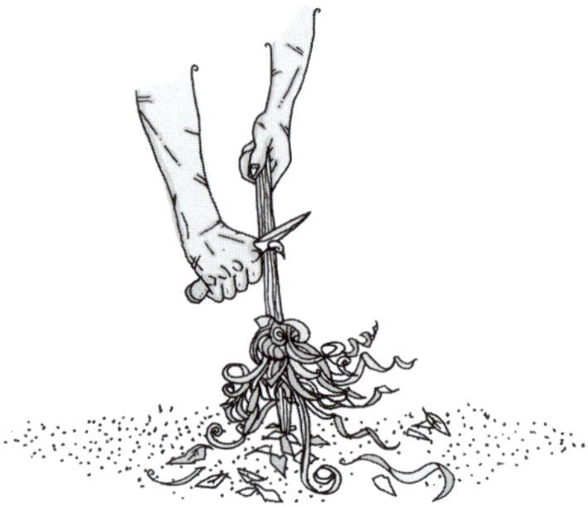

I Halten Sie das Holzstück so, dass die Fasern vertikal verlaufen. So lässt sich am einfachsten daran schnitzen.

II Nehmen Sie Ihr Messer zur Hand und schneiden Sie an derselben Stelle mehrmals hintereinander flach in die Oberfläche des Holzes hinein, bis Sie ungefähr ein halbes Dutzend etwa zehn Zentimeter langer Späne beisammenhaben, die an einem Ende jedoch noch mit dem Scheit verbunden bleiben sollten.

III Nun müssen Sie das Spanbüschel so vom Scheit abnehmen, dass es nicht auseinanderfällt. Dazu stoßen Sie mit der Messerspitze tief unter den letzten Span und klopfen dann mit einem Stück Holz vorsichtig von oben auf den Messergriff, bis Sie das Büschel herausgehebelt haben. Legen Sie die Spanbüschel nach und nach auf einen Haufen; sobald Sie glauben, genug beisammenzuhaben, geben Sie Ihr nächstgröberes Brennmaterial darauf und zünden Sie die Spanbüschel an.

FEDERSTÖCKE

Federstöcke ähneln Spanbüscheln, aber für ihre Herstellung benötigt man in jedem Fall eine Axt oder ein vergleichbares Werkzeug, um das Holz zunächst zerteilen und aufspalten zu können. Federstöcke tragen eine größere Menge Spanlocken, die noch am Stock hängen.

I Zerteilen Sie das Holz in gerade, saubere und astfreie Stücke von etwa 45 Zentimetern Länge. Spalten Sie diese Stücke wiederum in etwa daumendicke Teile. An diesen Stöcken können nun mit einem scharfen Werkzeug (in der Regel ist das ein Messer) Späne geschabt werden, die am einen Ende noch daran hängen bleiben.

II Stützen Sie das untere Ende des Stocks auf einem Holzscheit oder auf festem Boden ab, und knien Sie sich daneben.

III Überprüfen Sie noch einmal Ihr Messer – ist es wirklich scharf? Setzen Sie am oberen, freien Ende des Stocks an und schälen Sie in einer möglichst fließenden Bewegung auf ganzer Länge einen dünnen Span ab, der am unteren Ende jedoch mit dem Stock verbunden bleibt. Das gelingt am besten, wenn Sie den Arm mit dem Messer etwas anspannen und gerade halten.

IIII Wiederholen Sie Schritt III, bis sich am unteren Ende ein »Schopf« von Spanlocken gesammelt hat oder der Stock so dünn geworden ist, dass er dem Druck Ihres Messers nicht mehr ausreichend standhält. Wenn Sie im Umgang mit dem Messer ungeübt sind, werden Sie vermutlich die meisten Späne absäbeln, bevor Sie am Ende des Stocks angelangt sind, aber lassen Sie sich nicht entmutigen: Auch diese Späne werden später nützlich sein. Außerdem gilt auch hier: Übung macht den Meister. Entscheidend ist, wie gut Sie Ihr Messer beherrschen – ich würde sogar behaupten, dass man einer Person bei der Herstellung nur eines einzigen Federstocks zusehen muss, um einigermaßen präzise einschätzen zu können, wie gut diese Person generell schnitzen und mit Holz umgehen kann. Wer einen guten Federstock herstellen kann, der kann fast alles schnitzen.

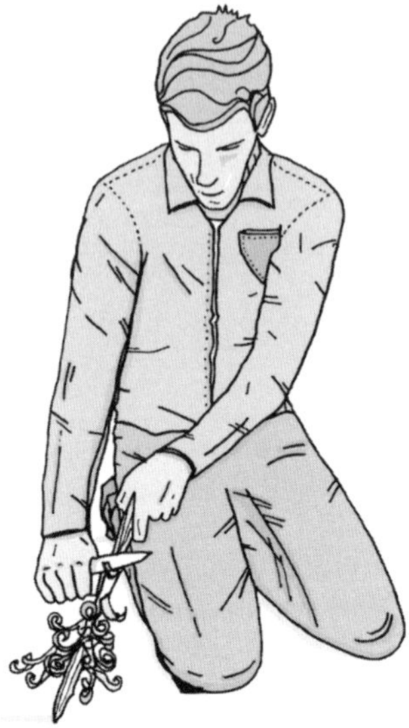

Eine sichere, effiziente Methode zur Herstellung von Federstöcken

Schneiden Sie nicht zu tief in das Holz. Ihr Ziel ist es, hauchdünne, lange Locken zu schaben – und nicht etwa, dicke Stummel und »Nasen« in das Holz zu arbeiten, mit denen Ihr Werkstück am Ende aussieht wie ein Weihnachtsbaum.

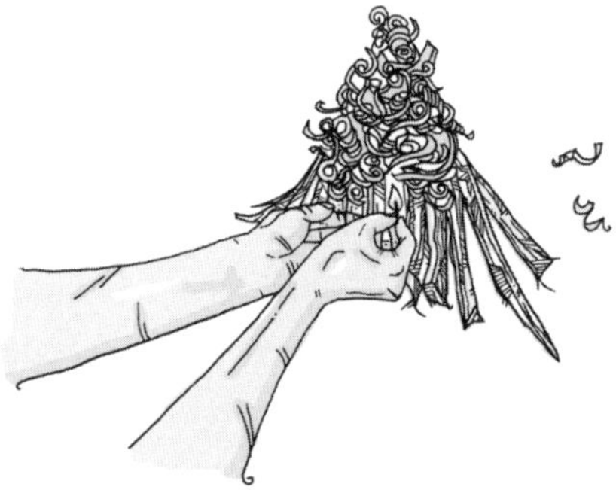

Anzünden von Federstöcken, um ein Feuer in Gang zu bringen

Eine andere Möglichkeit wäre, die Hand mit dem Messer vor dem Knie zu platzieren und das Holzstück mit der freien Hand über die waagerecht gehaltene Klinge zu ziehen.

𝍸 Wenn Sie etwa ein halbes Dutzend gute Federstöcke beisammenhaben, legen Sie sie V-förmig auf die übliche Holzunterlage – und zwar so, dass die Spanbüschel am Kopf der Stöcke in der Spitze des »V« zusammentreffen. Anzünden können Sie sie, indem Sie einige der unteren Späne in Brand setzen. Sobald die Köpfe Feuer gefangen haben, legen Sie weiteres Holz nach.

HINWEIS: Im Notfall lassen sich Federstöcke auch mit Funken eines Cereisen-Stabs in Brand setzen. Dazu kratzen Sie noch einmal am Stiel eines der Stöcke, um direkt neben dem letzten Span ein etwa murmelgroßes Nest aus feinsten Holzspänchen zu erzeugen. Darauf schlagen Sie nun einen Funken. Halten Sie den Federstock ruhig, bis die Flamme kräftig genug ist.

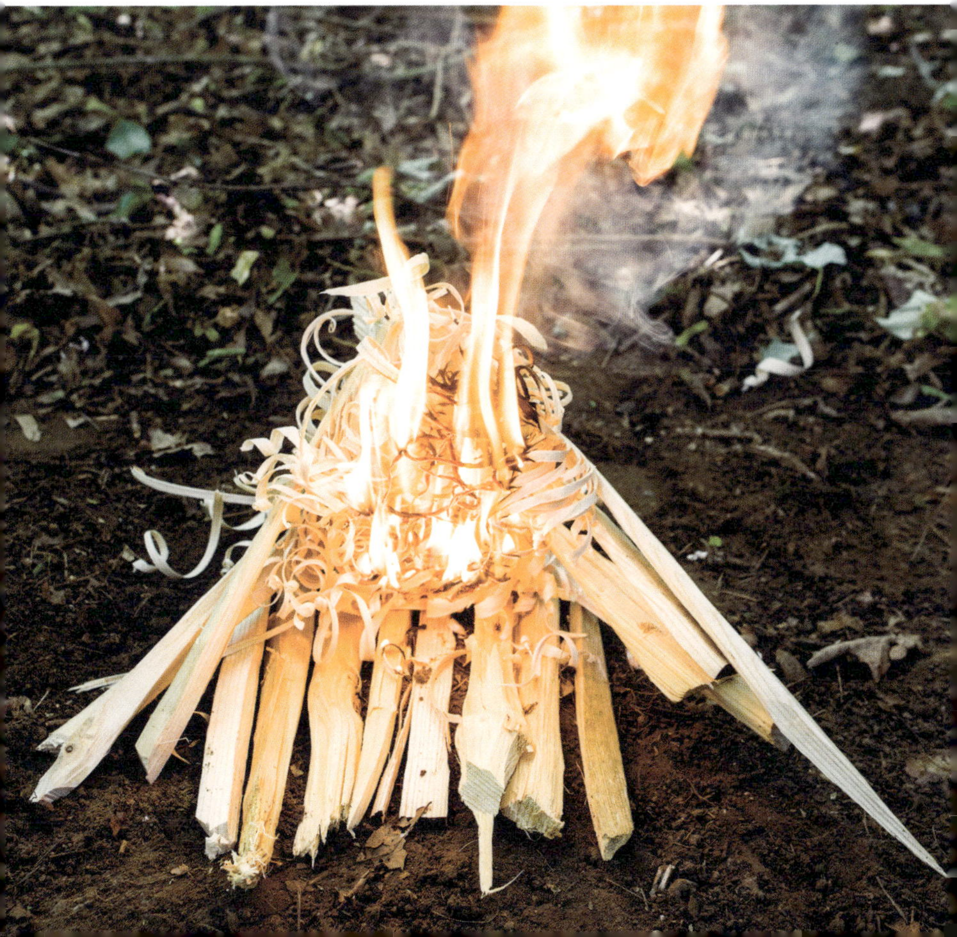

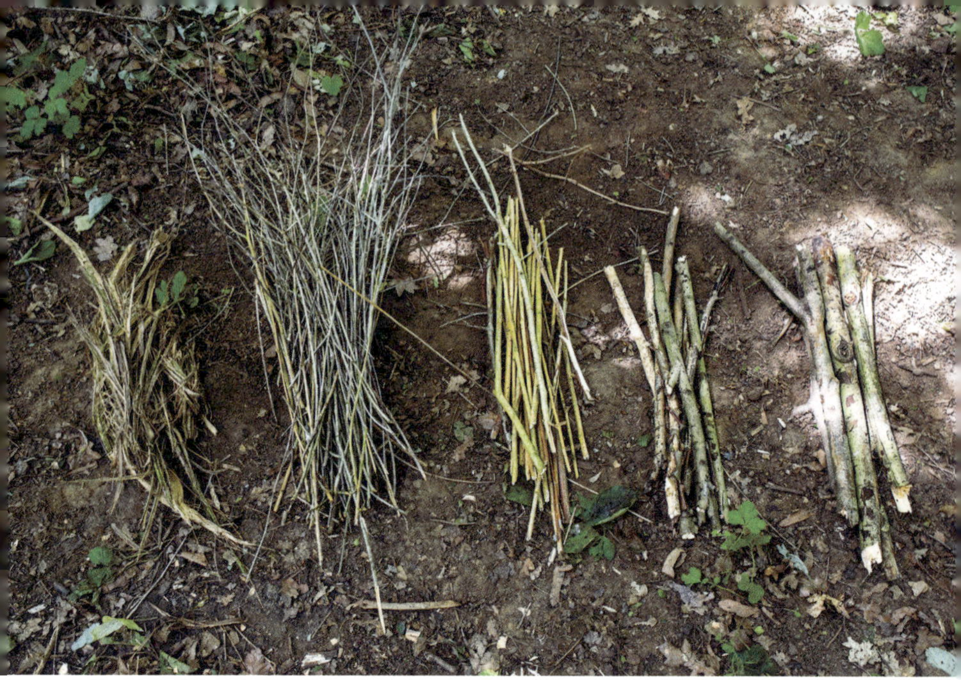

Wenn Sie Zunder, Anfeuermaterial und Brennholz vor dem Feuermachen sortieren, haben Sie später in jeder Arbeitsphase das richtige Material zur Hand.

SO VERMEIDEN SIE BEIM FEUERMACHEN GÄNGIGE FEHLER

UNPASSENDES BRENNMATERIAL

Bei der Auswahl des Brennmaterials geschehen leicht Fehler, wenn es Ihnen noch an Erfahrung fehlt oder wenn Sie unter Stress und widrigen Bedingungen Feuer machen müssen. Stellen Sie absolut sicher, dass das gesammelte Holz abgestorben und vollkommen durchgetrocknet ist und nicht bloß von einem Baum in Winterruhe stammt oder vor kurzem erst geschnitten wurde. Denken Sie immer daran: Wenn Sie Brennholz sägen, sollte das Sägemehl aus dem Kernholz fein rieseln und auf keinen Fall klumpen. Zur Orientierung: Ein Stück trockenes Holz ist in der Regel leichter, als man aufgrund seiner Größe vermuten würde. Oder noch knapper: Trockenes Holz sieht schwerer aus, als es ist.

ZU LANGSAMES NACHLEGEN

Wenn Sie mit dem Nachlegen von neuem Brennmaterial zu lange warten, brennt Ihre Flamme womöglich herunter, bevor sie sich ausbreiten konnte. Sie müssen in diesem Punkt die richtige Balance finden: Einerseits wollen Sie das Feuer ja nicht ersticken, indem Sie zu viel Material auflegen und damit die Sauerstoffzufuhr abschneiden. Doch andererseits sollten Sie Ihre Zweige auch nicht nach dem Mikado-Prinzip auflegen, also einen nach dem anderen. Gehen Sie ruhig, aber bestimmt vor.

ZU VIEL SPIELEREI

Viele gutbrennende Feuer werden sozusagen zu Tode geliebt. Sie gehen aus, weil andauernd an ihnen herumgespielt wird – vor allem während der Anzündphase. Bereiten Sie alles vor wie beschrieben, setzen Sie den Zunder in Brand und widerstehen Sie ansonsten der Versuchung, das Feuer zu beeinflussen. Es *will* ja brennen! Wenn Sie die Stöcke in der Frühphase des Feuers zu sehr umherschieben und die Glut verteilen, nehmen Sie dem Feuer seinen Kern, und es wird ausgehen. Halten Sie Ihre Glut beisammen!

ZU FLACHES FEUER

Flammen brennen gern nach oben. Wenn Sie Feuerholz nachlegen, es dabei aber zu flach platzieren, wird es nur vor sich hin schwelen und lästigen Qualm produzieren. Zünden Sie ein Streichholz an und halten Sie es horizontal. Dann senken Sie den Streichholzkopf steil nach unten: Sie werden sehen, dass es heftiger und heller zu brennen beginnt. Denselben Effekt gibt es auch bei größeren Feuern. Legen Sie Brennholz deshalb immer in einem leicht ansteigenden Winkel auf.

ZU STEILES FEUER (TIPI-FEUER)

Das extreme Gegenteil von zu flachem Feuer ist ein steil geschichtetes Gebilde in der Form eines Indianerzelts (Tipi). Viele Leute glauben leider immer noch, *so* müsse ein richtiges Lagerfeuer aussehen. Man sieht das oft in Illustrationen. In Wahrheit ist das Ganze jedoch weder einfach zu bauen, noch brennt es verlässlich. Zwar brennt das Tipi-Feuer aufgrund seiner Form hell (wenn es denn brennt), aber empfehlen würde ich es trotzdem nicht. Die Stöcke werden beim Tipi-Feuer so gegeneinandergelehnt, dass sie nicht in das Feuer fallen können. Das führt oft dazu, dass das Innere des Feuers ausbrennt, während die außen angelehnten Stöcke lediglich angesengt werden.

ZU ENG GEPACKTES BRENNMATERIAL

Wenn das Brennmaterial zu eng gepackt wird, kann dies ein Feuer entweder am sauberen, intensiven Abbrennen hindern – oder es sogar völlig ersticken und zum Erlöschen bringen. Wenn Sie Holz nachlegen, achten Sie darauf, dass den Flammen genug Luft bleibt, um zwischen den einzelnen Scheiten hindurch und um sie herum zu züngeln. Ein schlagendes Beispiel für dieses Problem ist das Verbrennen von ganzen Bündeln alter Zeitungen oder Zeitschriften in einem Lagerfeuer. Selbst wenn man sie in ein wahres Höllenfeuer hineinwirft, das noch mehrere Stunden tobt und wütet, findet man nach dem Verlöschen des Feuers in der Asche nicht selten noch einzelne Seiten, die kaum beschädigt und einwandfrei lesbar sind, weil sie wegen der mangelnden Sauerstoffzufuhr im Bündel nicht verbrennen konnten.

BUSCHFEUER

DAS FEUER BEI DEN ABORIGINES

In der Kultur der australischen Aborigines ist Feuer ein bedeutendes Symbol. Sie nutzen das Feuer seit Tausenden von Jahren, um sich zu wärmen und zu kochen, aber auch für die Jagd und zur Bewirtschaftung des Landes. Kinder werden schon sehr früh dazu ermutigt, mit Feuer zu spielen und Pflanzen in Brand zu setzen, denn solchen Dingen kommt im Leben der Aborigines eine wichtige Rolle zu. Mit Feuer bahnen sie einen Weg durch dichtes, dorniges Unterholz, fördern neues Pflanzenwachstum und locken Jagdwild an. Aborigines kennen die richtige Jahreszeit für den Einsatz eines Feuers und wissen, wie man richtig damit umgeht. Wie oft und zu welchen Zeitpunkten sie kontrollierte Brände legen, richtet sich nach dem Einfluss, den dies auf die Lebensmittelvorräte und auf weitere lebenswichtige Faktoren hat. Die Auswirkungen einer solchen Nutzung des Feuers fasst man unter dem Begriff »fire-stick farming« (etwa: Feuerstock-Landwirtschaft) zusammen. Es entsteht dabei ein lichtes, regelmäßiges Mosaikmuster aus Brandflächen mit vielfältigen aneinander angrenzenden Lebensräumen, die sich in jeweils verschiedenen Regenerationsstadien nach dem letzten Brand befinden.

Feuer ist außerdem ein unverzichtbares Hilfsmittel bei der Jagd, wo es dazu dient, Tiere so zu lenken, dass man sie leichter mit dem Speer töten kann. Kängurus, Wallabys, und Emus fliehen vor den Flammen, und manchmal arbeitet eine ganze Stammesgemeinschaft bei solchen Treibjagden zusammen, um Fleisch für die gesamte Gruppe zu erlegen. Einige Jäger entzünden mehrere Feuer, andere lauern den Tieren auf der windabgewandten Seite auf. Feuer werden außerdem als Signale genutzt. Die Außenposten der Aborigines liegen weit über das riesige Land verstreut, und die Menschen entfernen sich oft Tausende von Mei-

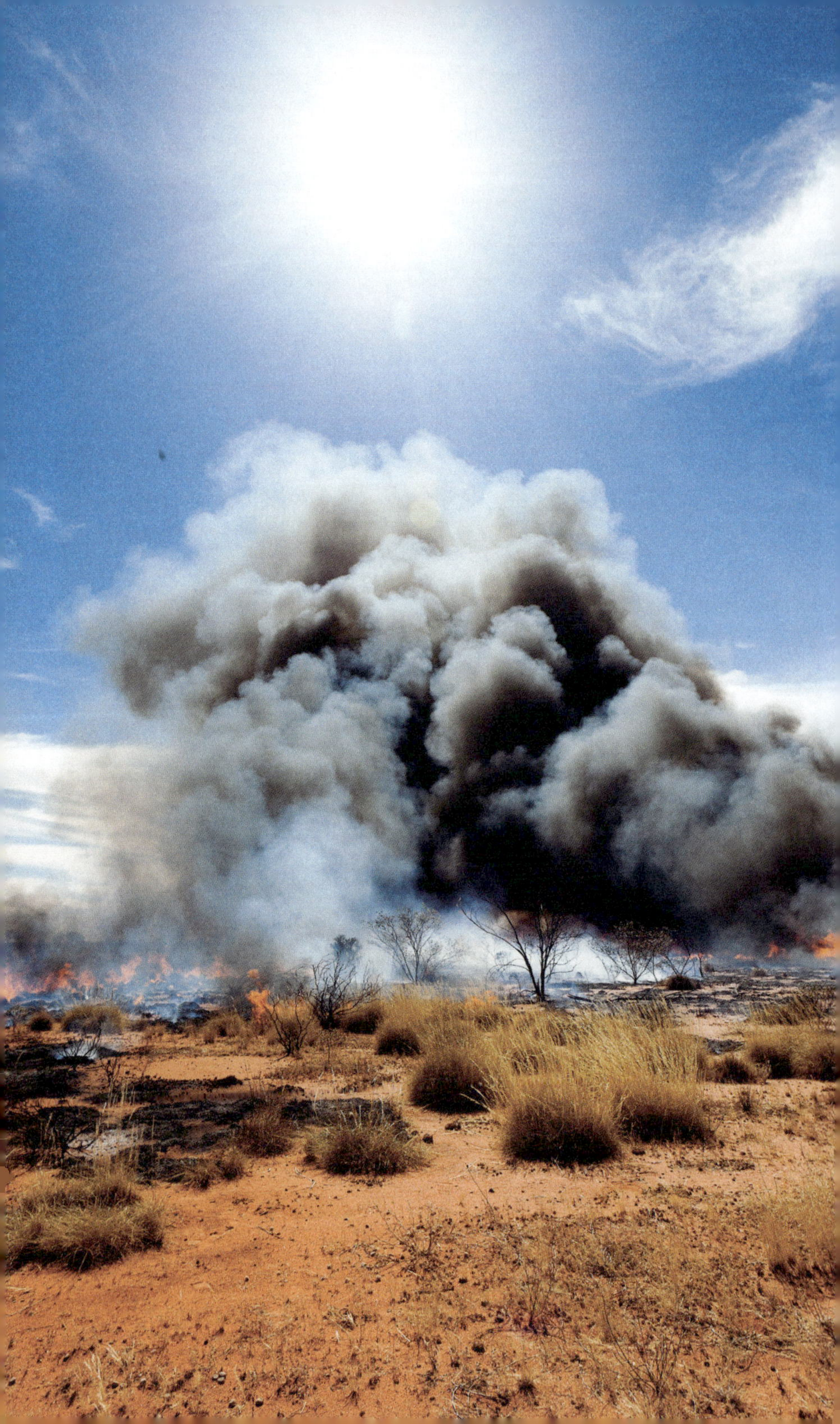

len von ihren Lagern, um zu jagen und Pflanzen zu sammeln. Rauchwolken zeigen an, wer sich gerade an welcher Stelle aufhält, so dass keine Region überjagt wird.

Feuer hat zudem eine bedeutende zeremonielle und symbolische Funktion. Bei einer sogenannten »Rauchzeremonie«, die zu wichtigen Anlässen wie Geburten oder Todesfällen durchgeführt wird, verbrennen die Ureinwohner heimische Pflanzen, um einen besonderen Rauch zu erzeugen, dem heilende und reinigende Kräfte sowie das Fernhalten böser Geister zugeschrieben werden.

FEUERÖKOLOGIE

Ein Buschfeuer wirkt auf den ersten Blick leicht so, als werde alles ringsum davon verschlungen, doch sind Ökosysteme auf wiederkehrende Brände angewiesen. Vom Blitz entfachte Buschfeuer sind in vielen Gegenden Australiens und in den Waldgebieten der USA und Kanadas

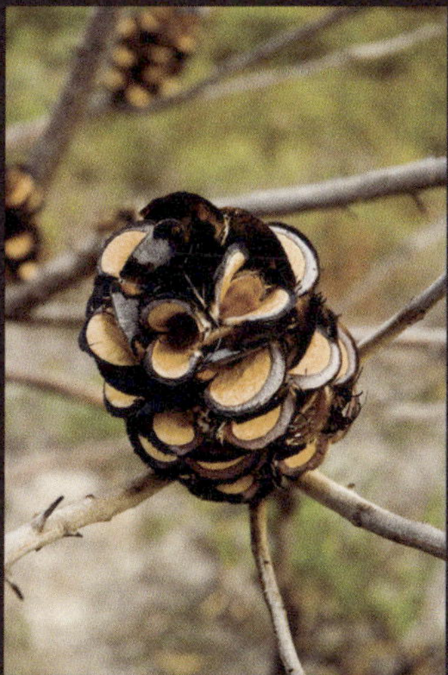

Vom Feuer geschwärzter Fruchtstand einer Banksie,
Bundesstaat Western Australia, Australien

keine Seltenheit und bedeuten für das jeweilige Habitat nicht unbedingt einen Nachteil. Einige Pflanzen haben sich evolutiv an diese Phänomene angepasst und können sie überstehen. Eine der interessantesten Anpassungsleistungen der Natur sind Pflanzen- und Baumarten, die das Feuer sogar brauchen, damit ihre Samen zu keimen beginnen. Zu den pyrophilen (von Feuer profitierenden) Pflanzen Australiens zählen der Eukalyptus und die Banksien; sie haben von festem Harz umhüllte Zapfen entwickelt, die den Samen nur dann freigeben, wenn die Hitze des Feuers das Harz schmilzt.

Das Gleiche gilt für die Zapfen von Drehkiefer und Banks-Kiefer, die im kanadischen borealen Nadelwald beheimatet sind. Auch für ihre Samen schafft ein Feuer ideale Keimbedingungen, bereitet die Saatfläche vor und verringert die Konkurrenz durch andere Pflanzen. Sowohl Banks- als auch Drehkiefer brauchen Feuer, um sich zu erneuern. Die Samen der Banks-Kiefer sind nachgewiesenermaßen selbst nach einer Hitzeeinwirkung von bis zu 535 Grad Celsius noch keimfähig. Einige andere Pflanzenarten sind auf chemische Marker aus verkohlten Pflanzenfasern oder auf Rauch angewiesen, um die Keimruhe zu beenden. So reagiert etwa ein Strauch aus der Familie der Kreuzdorngewächse namens Säckelblume (Ceanothus) auf die Hitze des Feuers und gibt dann seine Samen frei. Einige Iris- und Wyethia-Arten speichern viel Energie in ihren unterirdischen Zwiebeln und Wurzeln, denen die Hitze nichts anhaben kann, so dass sie als Erste von dem fehlenden Bewuchs und der nährstoffreichen Asche nach einem Feuer profitieren.

DAS FEUER ZUM EIGENEN VORTEIL NUTZEN

In Australien gibt es mindestens zwei Greifvogelarten – Schwarzmilan und Habichtfalke –, die von verheerenden Buschfeuern geradezu entzückt scheinen. Sobald die Flammen sich ein wenig zurückgezogen haben, stoßen sie hinab, um ihre vom Feuer verängstigte Beute zu schlagen, zum Beispiel große Insekten, kleinere Säugetiere oder Frösche. Da

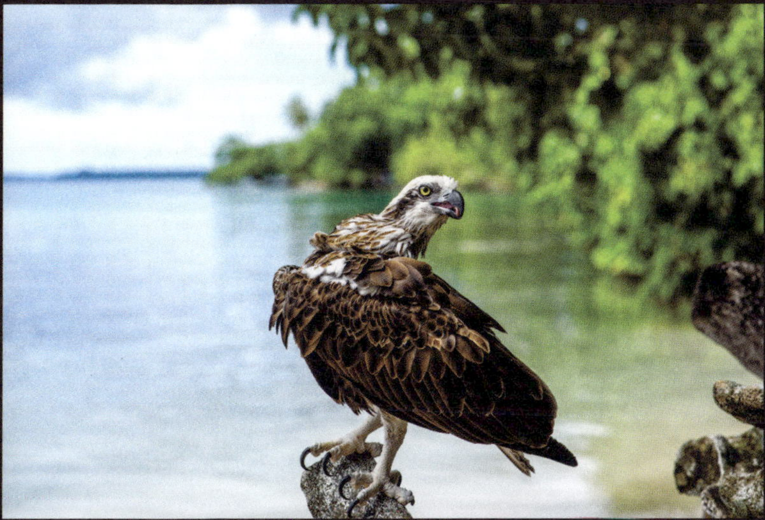

Fischadler, Provinz Neuirland, Papua-Neuguinea

die Konkurrenz um Beutetiere erbittert ist, nehmen manche Vögel sogar brennende Stöcke vom Boden auf und fliegen damit zu einer noch unversehrten Stelle, um ihre tödliche Fracht abzuwerfen. So fördern sie absichtlich die weitere Zerstörung und müssen weniger um ihre Nahrung kämpfen. Wissenschaftler glauben, dass die Vögel ein dritter Auslöser für Buschbrände sein können (neben Blitzeinschlägen und dem Menschen).

Einige Schwarzmilane und Habichtfalken wurden schon dabei beobachtet, wie sie mit Hilfe dieser Methode den Busch zu beiden Seiten einer Straße entzündeten, woraufhin etliche Tiere vor der Bedrohung auf die vom Feuer verschonte Fahrbahn flohen und dort von den Vögeln einfach vom Asphalt gepflückt und gefressen wurden. Obwohl man die Räuber noch nie bei diesem Vorgang gefilmt hat, gibt es zahlreiche Zeugen, darunter viele Aborigines, Feuerwehrleute und Ranger, die erzählen, dass die Vögel glimmende Stöcke bis zu 50 Meter weit tragen können, ohne dass die Glut dabei erlischt oder der Vogel sich versengt. Derzeit werden weitere Belege zur Erforschung des Phänomens gesammelt.

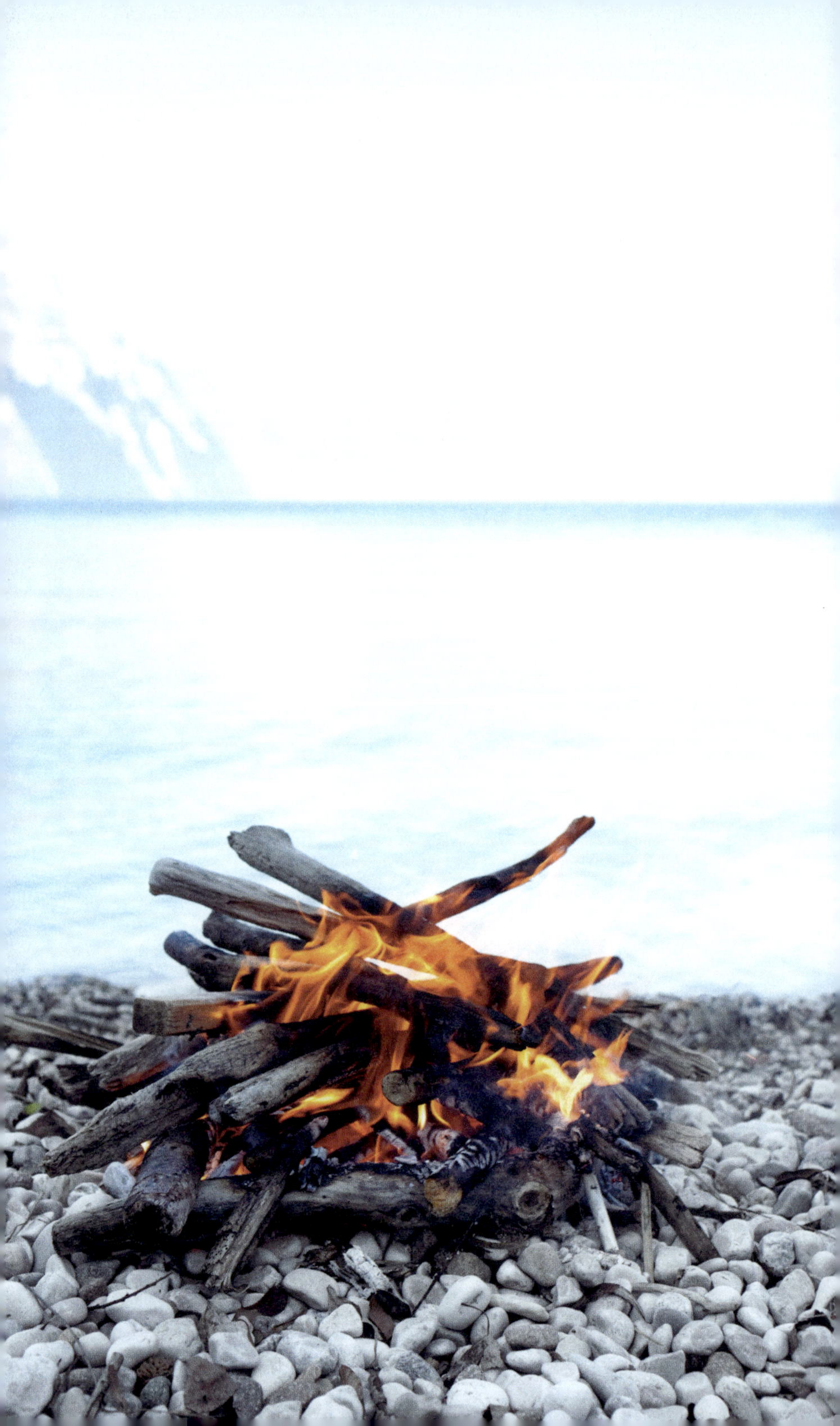

KAPITEL 11

EIN FEUER ANLEGEN, UNTERHALTEN UND ENTSORGEN

MIR IST KLAR, DASS ICH WIE ALLE MENSCHEN IMmer dazulerne. Bei jeder Reise wird man mit Rückschlägen und Problemen konfrontiert. Entscheidend ist, wie man damit umgeht. Wissen und innere Stärke entstehen aus unserem Vermögen, in schwierigen Situationen Lösungen zu finden, neuen Mut zu fassen und durchzuhalten, selbst dann, wenn sich alles gegen uns zu verschwören scheint. In der Welt der Survival-Fertigkeiten ist Selbstzufriedenheit ein böser Feind. Ich eigne mir ständig neue Kenntnisse und Fertigkeiten an, selbst an Orten, an denen man dies überhaupt nicht erwarten würde – und es macht mir riesigen Spaß, diese dann in der Praxis zu erproben.

Die Möglichkeit, zu Abenteuern an die entlegensten Orte auf diesem Planeten aufbrechen zu können, gehört zu den großartigsten Dingen in meinem Leben. Mein Freund und Kollege Rob teilt diese Begeisterung, und als er mich fragte, ob ich Lust auf einen Trip in den Wald bei Tampere (der zweitgrößten Stadt Finnlands) hätte, musste ich nicht lange überlegen. Sein Plan war, zwei Paar Langlaufskier zu mieten und einfach loszuziehen. Rob und ich hatten schon viele Expeditionen zusammen unternommen; wir waren in den schottischen Highlands gewandert und auch schon einmal zusammen Ski gelaufen, in den Bergen Südnorwegens. Wir hatten zudem beide ein Winter-Überlebenstraining in der Hocharktis absolviert und wussten, worauf es unter extremen Kältebedingungen ankommt. Rob musste mich also nicht zweimal fragen – ich stürzte mich geradezu auf diese Gelegenheit, meine Winterausrüstung auszupacken und mich wieder einmal in die klare, beißend-kalte Luft des skandinavischen Winters zu stürzen.

In unsere Rucksäcke packten wir zunächst einmal die Standard-

Winterausrüstung: Handschuhe, Mützen, mehrere Lagen Wollkleidung, winddichte Jacken, Schneeschaufeln, Beile, Messer, Taschenlampen und Kochgeschirr, dazu noch einiges Kleinzeug. Wir wollten so wenig Gepäck wie möglich mitnehmen, deshalb verzichteten wir auf ein Zelt, eine Plane und einen Gaskocher. Stattdessen wollten wir in »Laavus« übernachten, das sind einfache, zu einer Seite hin offene Unterstände aus Holz, die man in den finnischen Nationalparks und anderen Wandergegenden überall findet. Außerdem hatten wir Biwaksäcke mit Goretex-Membranen, aufblasbare Isomatten und Winterschlafsäcke dabei. Kochen wollten wir – schlicht und einfach und wie wir es gewohnt waren – über einem offenen Feuer. Das ersparte uns weiteres Gepäck.

Als wir am Flughafen von Tampere das Terminal verließen, setzte ich meine Kaninchenfellmütze auf und sah zu einem Digitalthermometer hinauf, das an der Außenwand eines Gebäudes angebracht war: minus 11 Grad Celsius. Während wir auf dem vereisten Gehweg auf einen Bus zu unserem Hotel warteten, spürte ich, wie sich an meinen Nasenlöchern Eiskristalle bildeten. Im Fahrtwind des vorüberdonnernden Verkehrs wirbelten und tanzten Eispartikel wie Rauchschwaden über den trockenen Asphalt.

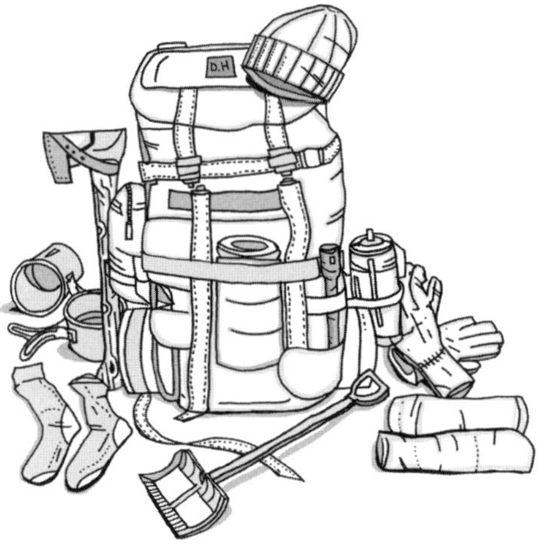

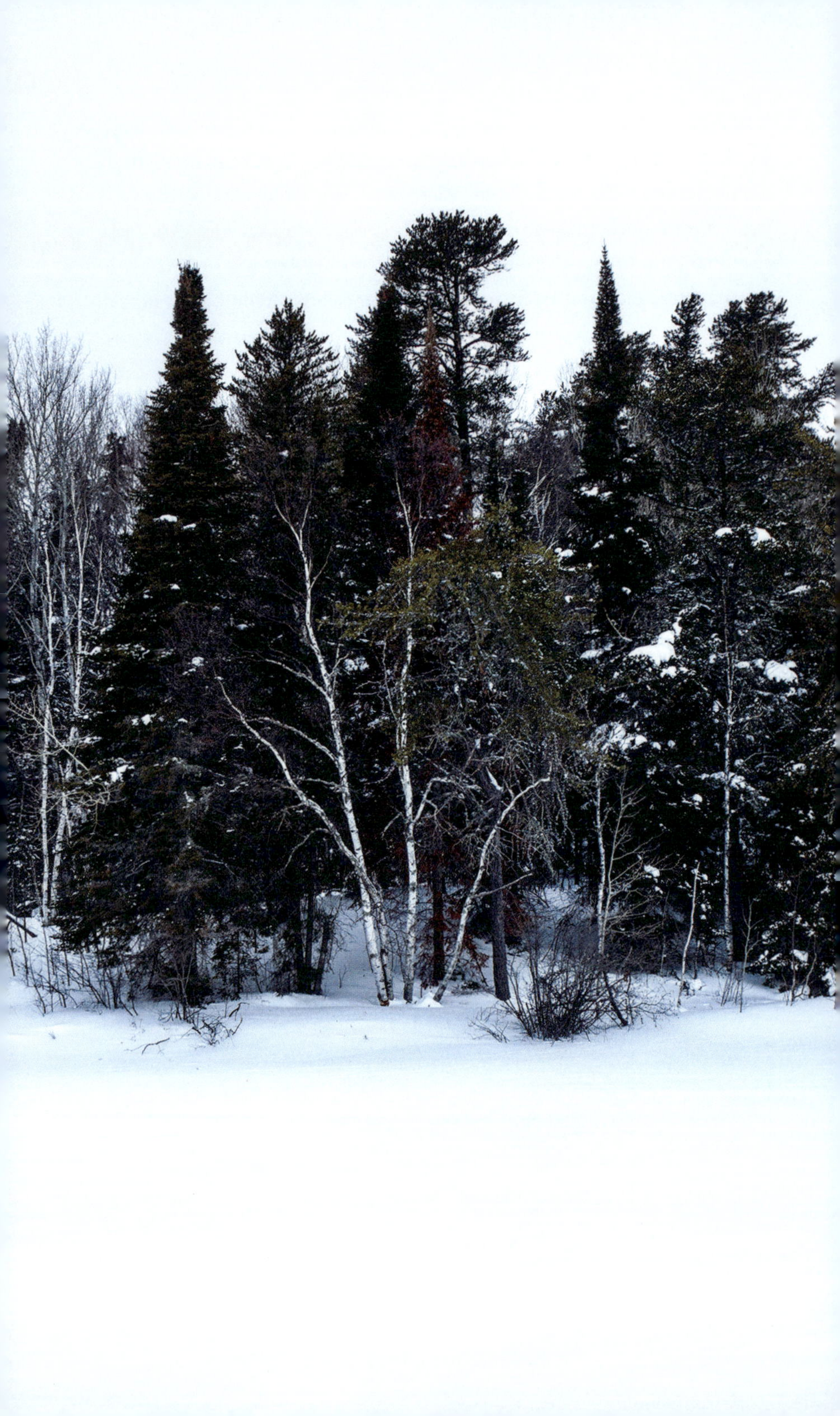

Unsere mitgebrachte Karte hatte den Maßstab 1:100 000 und war weniger detailliert, als wir es uns gewünscht hätten, also ging Rob am nächsten Tag, nachdem er einiges an Proviant eingekauft hatte, auf Kartenjagd. Aber es war leider aussichtslos: Kein Geschäft führte eine Karte der gewünschten Gegend in dem Maßstab, den wir uns vorstellten. Die Karte, die wir hatten, schien aber halbwegs brauchbar, und wir waren zuversichtlich, dass wir uns mit ihrer Hilfe schon zurechtfinden würden, zumal wir vorhatten, einem der Hauptskiwanderwege zu folgen, der zumindest an größeren Wegkreuzungen und -gabelungen ausgeschildert sein würde.

Nach einer wunderschönen Fahrt durch schier endlose Wälder erreichten wir unser vorläufiges Ziel. Wir schnallten unsere Skier an und machten uns auf den Weg. Es fühlte sich wunderbar an, über den dichten, festen Schnee zu gleiten, der auf allen Straßen lag und unter unseren Füßen quietschte wie Styropor. Binnen kurzem hatten wir uns wieder »eingefahren«. Nach etwa einem Kilometer verließen wir die Straße und bogen in den dichten Wald ab. Vor uns lag die Loipe im tiefen Pulverschnee. Bald bemerkten wir, dass unser Weg von Zeit zu Zeit durch rote Farbflecken markiert wurde, die etwa in Kopfhöhe an die Bäume gesprüht waren. Das war überaus hilfreich, da der recht grobe Maßstab unserer Karte es schwierig machte, die Geländeformen richtig zu interpretieren. Wir kamen gut voran und befanden uns weniger als einen Kilometer von unserem ersten Laavu entfernt, als der Verlauf des Weges plötzlich unklar wurde. Seit unserem Aufbruch aus der Stadt hatte es heftig geschneit, und alle Spuren früherer Langläufer waren nun entweder zugeschneit oder zweigten in andere Richtungen ab.

An einem markierten Baum hielten wir an, konnten aber nirgends einen weiteren roten Fleck entdecken. Wir orientierten uns anhand der Karte und suchten in der Richtung, in der wir die nächste Wegmarke vermuteten, fanden jedoch noch immer keine Spur unseres vorgesehenen Weges. Dann begannen wir, uns andere Lücken zwischen den Bäumen genauer anzusehen, die wirkten, als könnte dort ein Weg hindurchführen, ja wir kratzten sogar Eis und Schnee von etlichen Baumstämmen, um nachzusehen, ob dort nicht die ersehnte rote Markierung verborgen lag. Fehlanzeige. Im weiten Umkreis gab es keinen Orientierungspunkt, den wir hätten ansteuern können – keinen See, keinen Fluss. Wir markierten unseren letzten sicheren Wegpunkt und versuchten es dann von dort aus in mehreren Richtungen, erprobten mögliche Wegverläufe und hielten Ausschau nach Hinweisen. Nach einer halben Stunde hatten wir immer noch nichts gefunden. Das war unglaublich frustrierend, weil wir ja genau wussten, dass wir unserem Ziel schon ganz nahe waren. Inzwischen war es stockdunkel geworden, die Temperatur fiel rasch, wir waren hungrig, müde, durstig und kämpften gegen die aufsteigende Panik an. In solchen Situationen fällt es zwar leicht, einfach weiterzugehen und sich einzureden, schon hinter der nächsten Kurve werde sich das Problem in Wohlgefallen auflösen. Aber aus »hinter der nächsten Kurve« wird dann unausweichlich »hinter der übernächsten Kurve« und immer so weiter – und schließlich hat man sich komplett verlaufen, wenn nicht noch Schlimmeres passiert.

Wir setzten unsere Stirnlampen auf und zogen die warmen Jacken an. Rob schenkte uns heißen Tee aus einer Thermoskanne ein, ich kramte ein paar Schokoriegel hervor. Wie wir so auf unseren Rucksäcken saßen und Tee schlürften, konnten wir den Eiskristallen zusehen, die in der Luft wie Diamanten funkelten. Allmählich machte sich an meinen Ohren ein stechender Schmerz bemerkbar. Es müssen mindestens 20 Grad unter null gewesen sein, und auf dem Boden lag fast ein Meter Schnee. Wir wussten, dass wir nun nach der Devise *STOP* vorgehen sollten: *Stop, Think, Observe and Plan* – innehalten, nachdenken, beobachten und planen. Flüssigkeitsmangel führt nicht selten zu gravierenden Fehlentscheidungen. Oft muss man nur anhalten, sich ausruhen und etwas trinken – dann sieht man schon wesentlich klarer. Wenn man sich dann dafür entscheidet, sein Nachtlager aufzuschlagen, kann das die Situation zusätzlich entspannen: Der Fleck, auf dem man festsitzt, wird damit zu einem Zuhause für eine Nacht. Und das ist ein Gefühl, das einem sehr viel Kraft verleiht.

Wir beschlossen, uns für die Nacht einzurichten. Dazu war ein

Feuer unverzichtbar: Ohne Feuer konnten wir weder an Wasser kommen und es abkochen noch Essen machen oder uns aufwärmen. Während unserer Survival-Ausbildung hatten wir gelernt, wie man im Wald übernachtet, wenn es sein muss. Aber ein wenig mulmig war mir trotzdem. Wir schnallten die Skier ab und zeichneten die vier Ecken eines rechtwinkligen Grabens in den Schnee, der groß genug war, dass wir uns beide hineinlegen konnten, und an einem Ende genug Raum für ein Feuer bot. Dann begannen wir zu schaufeln und den staubfeinen Schnee auf der Seite zu einem kleinen Wall aufzuhäufen, der unserem Unterschlupf noch ein wenig mehr Windschutz geben sollte. Wir gruben, bis wir auf den moosbedeckten Boden stießen.

Dann stapfte ich ein paar Meter durch den Tiefschnee und fällte mit meinem Beil eine dicke, tote (aber noch aufrecht stehende) Kiefer. Wir brauchten eine ordentliche Menge Brennholz und wollten ja nicht nur kochen, sondern auch selbst ein wenig von der ausstrahlenden Wärme abbekommen. Rob hatte inzwischen einige Fichtenzweige gesammelt und in unserem Graben ausgelegt; so hatten wir eine gute, federnd weiche Isolierung gegen die Bodenkälte. Mit der Säge zerteilten wir den Kiefernstamm in mehrere Teilstücke von jeweils etwa zwei Metern Länge, das dünne Ende verarbeiteten wir zu Kleinholz. Zwei der großen Stücke legten wir parallel nebeneinander, füllten den schmalen Spalt dazwischen mit Federstöcken und Birkenrinde und zündeten das Ganze an. Rob schnitt einen dünnen, aber belastbaren Ast samt Astgabel von einer nahen Birke und rammte ihn unmittelbar neben unserem Feuer in den Schnee. Dann füllte er eine unserer hochrandigen Stahlpfannen mit Schnee und hängte sie an dem Ast direkt über die Flammen. Bald würden wir genug Wasser haben, um damit unser Essen zubereiten zu können. Da wir kein Zelt, Planen oder Ähnliches dabeihatten, improvisierten wir ein kleines Dach über dem Kopfende unseres Grabens. Dazu steckten wir unsere Skier und Skistöcke in den Schnee am Rand des Grabens, und zwar so, dass sie darüber ragten und sich in der Luft kreuzten. Über dieses Gestell zogen wir unsere Jacken: Fertig war das Dach.

Unser Feuer brannte mittlerweile munter vor sich hin. Wir bliesen unsere Isomatten auf und schoben sie, zusammen mit unseren Schlafsäcken, in die Biwaksäcke, die wir anschließend auf den Fichtenzweigen ausbreiteten. Dann konnten wir uns endlich ans Feuer setzen und uns ein wenig entspannen, wobei wir regelmäßig weiteren Schnee in die Pfanne gaben. Da das Feuer heiß und hell prasselte, konnten wir einige Lagen Kleidung ablegen, unsere Handschuhe zum Trocknen ausziehen und die Batterien in unseren Lampen schonen.

Schon bald war die Pfanne bis oben hin mit Wasser gefüllt, das – inzwischen köchelnd – immer wieder über den Rand schwappte und zischend in der Glut verdampfte. Wir gossen ein wenig davon in unsere gefriergetrockneten Rationspäckchen, machten uns heiße Schokolade und hatten noch genug übrig, um eine unserer Trinkflaschen zu füllen. Nachdem wir die Pfanne erneut mit Schnee gefüllt hatten, warteten wir darauf, dass unser Essen gar wurde. Währenddessen studierten wir die Karte und besprachen unser Vorgehen für den nächsten Morgen. Wir waren uns sicher, dass wir – nach einer ordentlichen Mütze Schlaf und im Licht des neuen Tages – unseren Weg schon finden würden.

Nach dem Essen füllten wir auch die anderen Wasserflaschen auf und krochen dann in unsere Schlafsäcke, das kleine, improvisierte Dach über unseren Köpfen. Nach den Anstrengungen des Tages fühlte es sich beinahe gemütlich an, wie wir erschöpft und mit geschlossenen Augen dalagen. Das Feuer brannte bis in die Nacht hinein, es hielt uns warm und trocken. Als wir am Morgen aufwachten, war es schon nach neun Uhr. Bald nach dem Frühstück standen wir wieder mit gepackten Rucksäcken auf unseren Skiern. Schon nach wenigen Minuten fanden wir, in nur etwa 500 Metern Entfernung, den Laavu. Obwohl wir am Abend nicht weit weg von der Zivilisation gewesen waren, wäre die Sache vielleicht anders ausgegangen, wenn wir uns nicht mit dem Feuermachen ausgekannt und gewusst hätten, wie wir ein Feuer unseren Bedürfnissen anpassen können. Ich habe gelernt, dass es sich lohnt, das nie aus dem Blick zu verlieren.

WIE MAN MIT FEUER UMGEHT

»Feuer ist ein guter Diener, aber ein schlechter Herr.« An diesem Sprichwort ist viel Wahres: Wenn man ihm gewisse Grenzen setzt, hat man im Feuer den treuesten Verbündeten. Wer Feuer aber falsch gebraucht oder es im Umgang mit ihm an Respekt fehlen lässt, der sieht sich bald mit einem Raubtier konfrontiert, das immer wilder wird und keine Grenzen kennt. Ein außer Kontrolle geratenes Feuer ist der zerstörerischste aller Feinde. Feuer hat keine Absichten, keine Ziele, keine Ambitionen und kennt keine Gnade: Es *existiert* ganz einfach und verzehrt, ganz unparteiisch, was es kann. Dennoch muss man ihm nicht mit Furcht begegnen – Respekt reicht völlig aus. Ein Feuer zu unterhalten und es zielführend einzusetzen, bedeutet, seine Eigenarten und Neigungen zu verstehen und sie zum eigenen Vorteil zu gebrauchen, um das zu erreichen, was man will.

In Gesellschaften, in denen die meisten Menschen nicht mehr tagtäglich mit ihm zu tun haben, wird Feuer verständlicherweise oft missverstanden. So gilt es häufig als ein ziemlich primitives Werkzeug, das nur zwei Einstellungen kennt – »an« und »aus« –, während die Wahrheit viel komplexer ist. Feuer ähnelt eher einem alten Radio, das umso mehr Sender empfängt, je feinfühliger man es zu bedienen weiß. Feuer kann alles sein: vom leichten Schwelen bis zur glühend heißen Flammensäule. Aber es ist nicht nur die Temperatur des Feuers, die sich regeln lässt; auch seine Form, Größe und Brenndauer sind Variablen, die sich durchaus gezielt beeinflussen lassen.

Wer heute in die Wildnis reist, benötigt in seinem Camp in der Regel für einige zentrale Zwecke Feuer. Ganz gleich, wo man sich befindet, behält die folgende Liste ihre Gültigkeit, auch wenn sich die Prioritäten je nach Umweltbedingungen und Art der Reise verschieben mögen. Feuer liefert Wärme und Licht, dient zum Kochen (und zum Abkochen von Wasser); man kann damit Trinkwasser aus Schnee gewinnen, nasse Kleidung trocknen sowie Insekten und wilde Tiere fernhalten. Diese Liste gilt im Übrigen auch für jene Menschen, die dort leben, wo wir Abenteuerurlaub machen. Weil sie jedoch langfristig auf die Wildnis als Lebensgrundlage angewiesen sind, erfüllt das Feuer bei ihnen noch manche anderen Zwecke, die uns bloßen Besuchern meist fremd bleiben. So wird Feuer in vielen Gesellschaften eingesetzt, um Fisch und Fleisch zu trocknen und zu räuchern und sie damit für magere Zeiten haltbar zu machen. Auch bei der Herstellung von Werkzeugen und anderen traditionellen Gegenständen wird Feuer eingesetzt, um die Materialien, aus denen sie gefertigt werden – Blätter, Holz, Stein oder Knochen – zu behandeln und zu bearbeiten. Durch kontrolliertes Abbrennen lassen sich in kurzer Zeit große Flächen von Unterholz oder Gestrüpp befreien. Außerdem gibt es noch jene seltenen Notsituationen (in die jeder geraten kann), in denen man mit Feuer die Aufmerksamkeit von Rettungskräften erregen oder Holz ohne Säge bzw. Axt zerkleinern muss. Und natürlich sollten wir nicht vergessen, dass man ein Feuer manchmal auch im heimischen Kamin (siehe Abbildungen) oder in einem Holzofen anzünden möchte.

Jenseits all dieser praktischen Vorzüge halte ich jedoch etwas anderes für die wichtigste Wirkung eines menschengemachten, kontrollierten Feuers: ein tiefes Gefühl der Zufriedenheit. Ums Feuer zu sitzen, in helle Flammen zu schauen oder die Hände über der Glut zu wärmen, hebt sowohl das persönliche Wohlbefinden als auch die Stimmung einer Gruppe enorm. Wenn ich mich irgendwo im Nirgendwo befinde, Hunderte Kilometer wegloser Wildnis von der Zivilisation entfernt, dann ist es einzig und allein mein Feuer, das mir ein Gefühl von Zuhause gibt. Ohne diese Erfahrung würde mein Naturerleben zumindest ein wenig von seiner Magie einbüßen, und bei der Abreise würde mich das Gefühl beschleichen, ich sei nie so richtig angekommen.

Feuer lässt sich zu fast unendlich vielen Zwecken einsetzen, daher habe ich im Folgenden einige der häufigsten Szenarien zusammengestellt. Eines darf man niemals vergessen: Feuer braucht immer ein gewisses »Management« – im Sinne von Aufsicht und Pflege –, um den gewünschten Zweck zu erreichen. Wie bei allen Dingen, so kann

SO ENTZÜNDEN SIE EIN FEUER IM KAMIN ODER HOLZOFEN

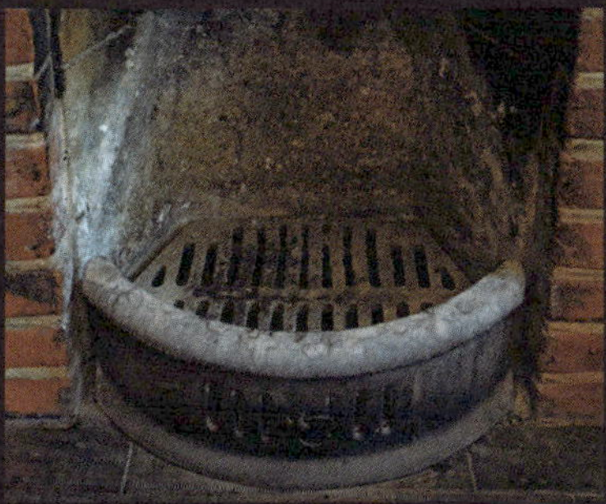

I Die leere Feuerstelle sollte besenrein sein.

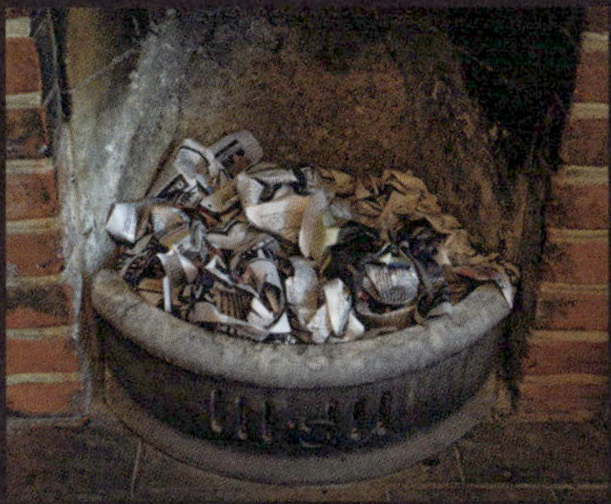

II Ganz unten liegt eine Schicht aus zerknülltem Zeitungspapier.

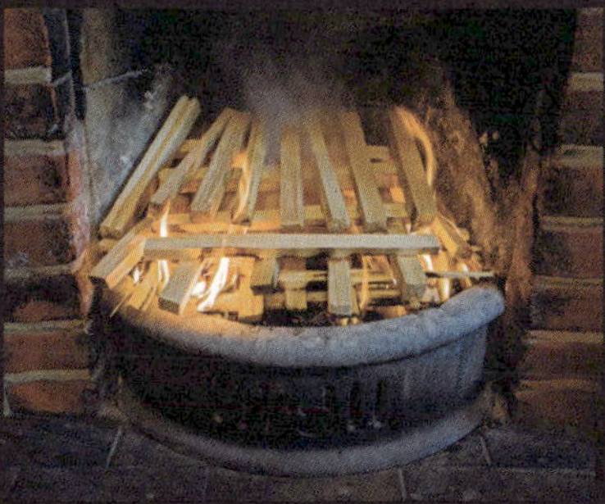

III Darüber kommt – über Kreuz – das Kleinholz.

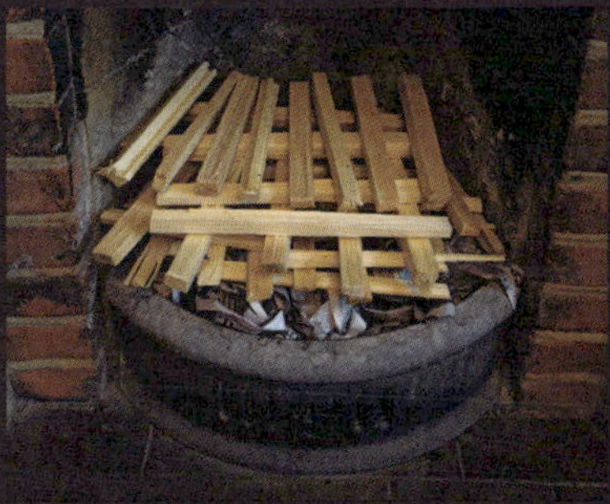

IIII Die Zeitung brennt, das Kleinholz fängt Feuer.

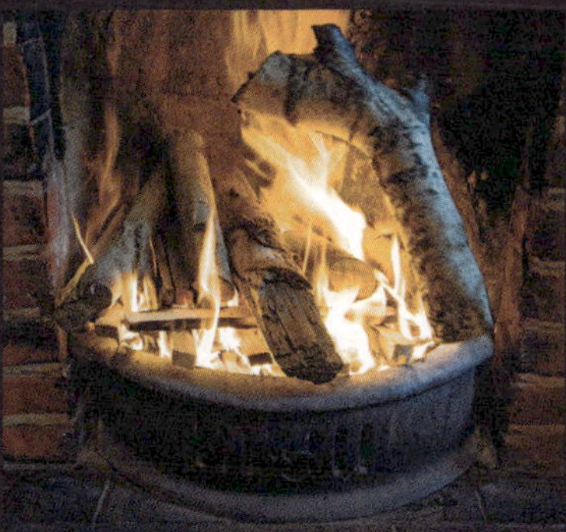

~~IIII~~ Größeres Brennholz kommt hinzu.

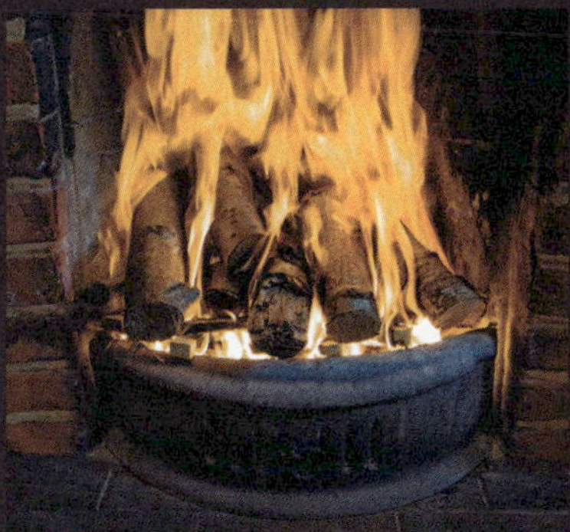

~~IIII~~ I Die großen Stücke brennen ebenfalls; das Feuer hat seine volle Stärke erreicht

man auch bei jedem Schritt des Feuermachens etwas falsch oder richtig machen. Wer die richtige Vorgehensweise wählt, kann vieles sparen – Zeit und Energie etwa – und manchem aus dem Weg gehen, von kleinen Unannehmlichkeiten bis zum größten Unheil.

Von einigen sehr seltenen Ausnahmen abgesehen, werden Sie es vorwiegend mit Holz als Brennmaterial zu tun haben, denn Holz ist in der Regel am reichlichsten vorhanden. Man kann aber natürlich auch andere Materialien nutzen – und Menschen, die in Gegenden ohne Bäume leben oder unterwegs sind, müssen dies sogar.

BRENNHOLZ

Ich kann es gar nicht oft genug betonen: Sammeln Sie zum Feuermachen ausschließlich totes, trockenes Holz. Wenn Sie grünes Holz verbrennen oder solches, das nicht hinreichend durchgetrocknet ist, wird Ihr Feuer über einen Schwelbrand nicht hinauskommen und noch dazu Ihr ganzes Camp mit beißendem Qualm einräuchern. Ausnahmen bestätigen die Regel: Bei den Samen im äußersten Norden Skandinaviens habe ich erlebt, dass zum Feuermachen eine Mischung aus grünen und trockenen Birkenscheiten verwendet wurde; das soll das Feuer »bremsen« und den Gesamtverbrauch an Brennmaterial senken. Allerdings greifen die Samen üblicherweise nur im Winter zu dieser Methode, weil dann der Feuchtigkeitsgehalt des lebenden Holzes seinen Tiefpunkt erreicht. Unter dieser Voraussetzung funktioniert eine solche Mischfeuerung sehr gut. In den tropischen Regenwäldern gibt es bestimmte Baumarten, deren Holz auch dann hervorragend brennt, wenn es gerade erst gefällt wurde. Von diesen Ausnahmen einmal abgesehen, wird aber gewöhnlich gut durchgetrocknetes Holz verfeuert.

Das trockenste Holz ist in der Regel das von abgestorbenen Ästen oder Bäumen, die aber noch nicht abgefallen oder umgestürzt sind und somit noch keinen Kontakt mit dem (feuchten) Boden hatten. Je aufrechter sie stehen, desto besser: Dann läuft der Regen gut ab und hat erst gar nicht die Chance, in das Holz einzudringen. Holz, das am Boden liegt, hat dort jede Menge Feuchtigkeit aufgesogen wie ein Schwamm und brennt deshalb meist sehr schlecht. Vermeiden Sie es, Brennholz vom Boden aufzusammeln, es sei denn, in der Gegend herrscht gerade eine ausgedehnte Schönwetterphase mit trockener Hitze. Wenn Sie sich doch dazu entschließen, überprüfen Sie zuerst das Gewicht des Holzes: Wenn es sich im Verhältnis zu seiner Größe zu schwer anfühlt, ist es innen vermutlich feucht. Man darf jedoch auch nicht vergessen, dass Brennholz einen ganz unterschiedlichen Charakter haben kann, je nachdem, von welchem Baum es stammt.

Als Faustregel gilt: Weiche, leichte Hölzer verbrennen schneller, sorgen jedoch für intensivere Flammen und sind dadurch heller. Härtere, schwerere Hölzer verbrennen langsamer, heißer und bisweilen auch mit kleinerer Flamme. Weichholz verbrennt in der Regel vollständig zu Asche, während Hartholz eine heiße, langlebige Glut hinterlässt.

ANDERE BRENNMATERIALIEN

DUNG

Wo Brennholz schwer zu finden oder schlicht zu teuer ist, formt man mitunter den Dung der Nutztiere zu flachen Fladen (sofern er diese Form nicht ohnehin schon hat) und lässt diese für einige Tage in der Sonne trocknen; danach kann man sie als Brennstoff verwenden. In manchen Gegenden Indiens klatschen die Leute diese Dungfladen wie Kacheln an die Außenwände ihrer Häuser und nehmen sie wieder ab, wenn sie getrocknet sind. Bei Bedarf kann man natürlich auch durchgetrockneten Pflanzenfresser-Dung in freier Natur sammeln und zum Feuermachen verwenden.

ÖLSCHIEFER

Ölschiefer kommt rund um die Erde in verschiedenen Gegenden vor und wird mancherorts schon seit Tausenden von Jahren als Brennmaterial verwendet. Man kann ihn mit einem Streichholz anzünden oder sogar zu Pulver mahlen und dann mit Hilfe eines Feuerstahls in Brand setzen. Ebenso wie für Dung gilt, dass dieses Brennmaterial von Abenteuerreisenden nur sehr selten genutzt wird.

TORF

Torf ist ein fester, fossiler Brennstoff, der aus prähistorischen Farnen, Moosen und Bäumen entstanden ist, die vor Millionen von Jahren in den Sümpfen dieser Erde wuchsen. Wenn Torf abgebaut (»gestochen«) wird, zerteilt man ihn in ziegelförmige Briketts. Torf wird seit Tausenden von Jahren in zahlreichen Ländern verfeuert; sein Heizwert liegt bei etwa 30 Prozent des Heizwerts von Kohle. Nach dem Abbau wird er zunächst gepresst, um überschüssiges Wasser zu entfernen, dann wird er zum Trocknen an der Luft aufgeschichtet.

BRENNMATERIAL SAMMELN UND AUFBEWAHREN

Ganz gleich, welches Brennmaterial Sie verfeuern wollen: Sammeln Sie genug, auf jeden Fall also so viel, dass Sie nicht zu einem unpassenden Zeitpunkt gezwungen sind, noch einmal loszuziehen und für Nachschub zu sorgen. Anfänger finden es oft schwer, ihren Brennstoffbedarf richtig einzuschätzen, aber mit etwas Übung gelingt es dann besser. Verschwenden Sie außerdem Ihre Kräfte nicht darauf, Holz kleiner zu sägen oder zu hacken als zwingend erforderlich.

Bei Regenwetter sollten Sie versuchen, Ihren Brennstoffvorrat an einem trockenen, geschützten Ort aufzubewahren, etwa unter einem dichtbelaubten Baum oder unter einer Plane. Brennholz, das in Feuernähe aufbewahrt wird, sollten Sie im Auge behalten, damit es nicht angesengt wird oder gar Feuer fängt. Falls es partout kein geschütztes Fleckchen gibt und Ihr Brennholz daher im Regen bleiben muss, lehnen Sie es hochkant irgendwo an, damit es möglichst aufrecht steht.

FEUERFORMEN

SCHNELLES FEUER FÜR DIE RAST

Einer der häufigsten Gründe, Feuer zu machen, ist der, dass man entweder schnell Kaffee kochen oder zum Frühstück oder bei der Mittagsrast Speck und Eier in die Pfanne hauen möchte. Wenn man einige Stunden durch heißen, feuchten Dschungel gewandert ist oder den ganzen Vormittag über bei minus 30 Grad Celsius mit dem Schneemobil unterwegs war, hält man einfach da an, wo es genügend Totholz gibt, macht Feuer, gönnt sich eine kleine Stärkung und bricht anschließend wieder auf. Das kann eine Sache von Minuten sein; ein großes Feuer, das stundenlang brennt, braucht man dann oft nicht.

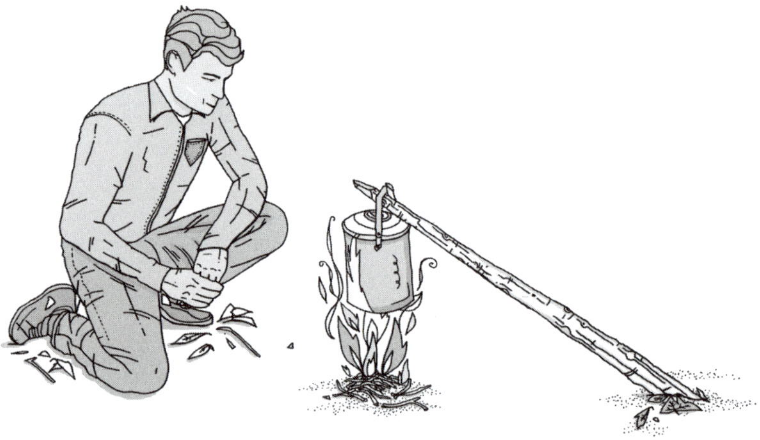

In solchen Fällen benötigt man vielmehr ein Feuer, das rasch große Hitze verbreitet und dann vollständig zu Asche verbrennt, die sich leicht entsorgen lässt. Entscheidend ist hierbei, kräftige Flammen ohne nennenswerte Rauchentwicklung zu erzeugen. Das schafft man beispielsweise, indem man auf eine der bereits beschriebenen Arten Feuer macht, dabei jedoch kein Brennmaterial verwendet, das dicker ist als ein kleiner Finger. Halten Sie Ausschau nach dünnen Zweigen oder spalten Sie ein Holzscheit in kleine Stifte. Sammeln Sie reichlich Material, aber füttern Sie das Feuer nur gerade so, dass es nicht ausgeht. Sobald Ihr Kaffee oder Ihr Rührei fertig sind, sollten Sie bereits anfangen, ans Aufräumen zu denken. Legen Sie jetzt auf keinen Fall weiter Holz nach, sondern schieben Sie alle verbliebenen Holzreste in das Feuer, damit dieses vollständig herunterbrennen kann. Wenn Ihre Rast zu Ende geht, sollten Sie nur noch vergleichsweise kalte Asche zu entsorgen haben.

LANGFEUER AUS BAUMSTÄMMEN

Dies ist eine traditionelle Feuerform, die früher von Jägern und Fallenstellern genutzt wurde, die ohne Schlafsack in den Wäldern des Nordens kampieren mussten. In solchen Fällen wurde es oft mit einem einfachen, nach einer Seite hin offenen Schutzdach oder Unterstand (wie etwa dem finnischen Laavu) kombiniert. Die Form des Unterstandes half, die von dem Feuer abstrahlende Wärme zu sammeln und im Schlafbereich zu halten. Je nach Größe der verwendeten Baumstämme muss man sich nur wenig um das Feuer kümmern, das noch dazu sehr lange brennt, bis man Holz nachlegen muss. Auch wenn man moderne Schlaf- und Biwaksäcke, aber kein Zelt und keinen Gaskocher bei sich hat, bleibt das Langfeuer bei kalter Witterung überaus nützlich, da rundherum genug Platz zum Aufwärmen für eine ganze Gruppe ist. Das Langfeuer ist außerdem die richtige Feuerform, wenn man ein ganzes Tier (etwa ein Spanferkel) am Spieß grillen möchte. Man braucht lediglich Holz – davon aber jede Menge.

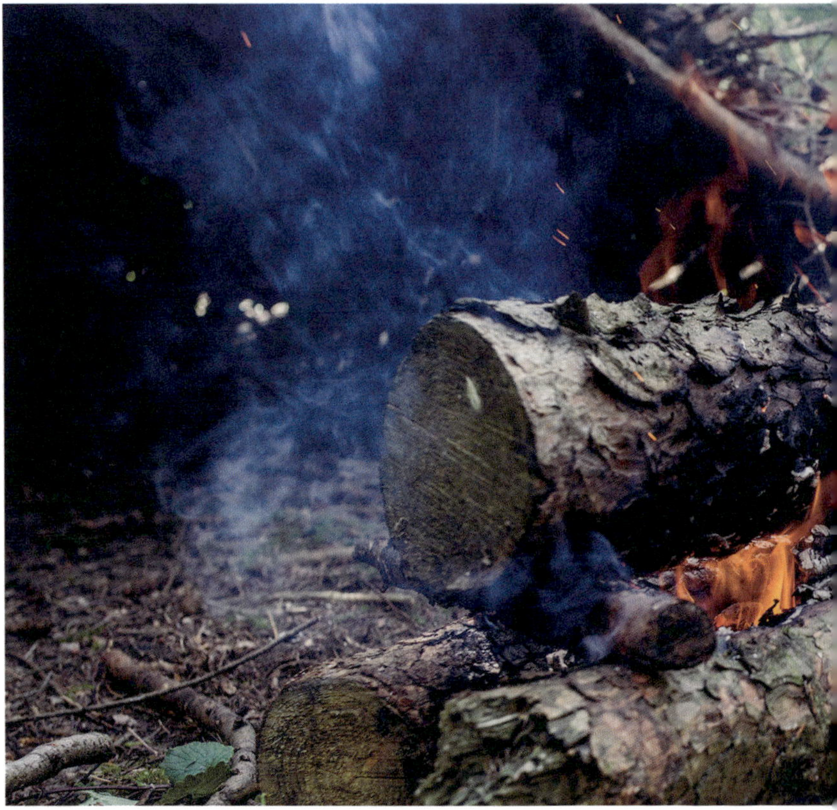

I Halten Sie Ausschau nach einer Stelle, an der viele abgestorbene Nadelbäume stehen geblieben sind, und schlagen Sie in der Nähe Ihr Lager auf (allerdings nicht so nah, dass einer der Bäume bei starkem Wind auf Sie fallen könnte).

II Fällen Sie einen schönen, gerade gewachsenen Baum, dessen Stamm in Hüfthöhe mindestens 25 Zentimeter Durchmesser hat. Der Baum sollte möglichst hoch sein, mindestens jedoch sechs Meter. Gibt es nur kleinere Bäume, fällen Sie mehrere.

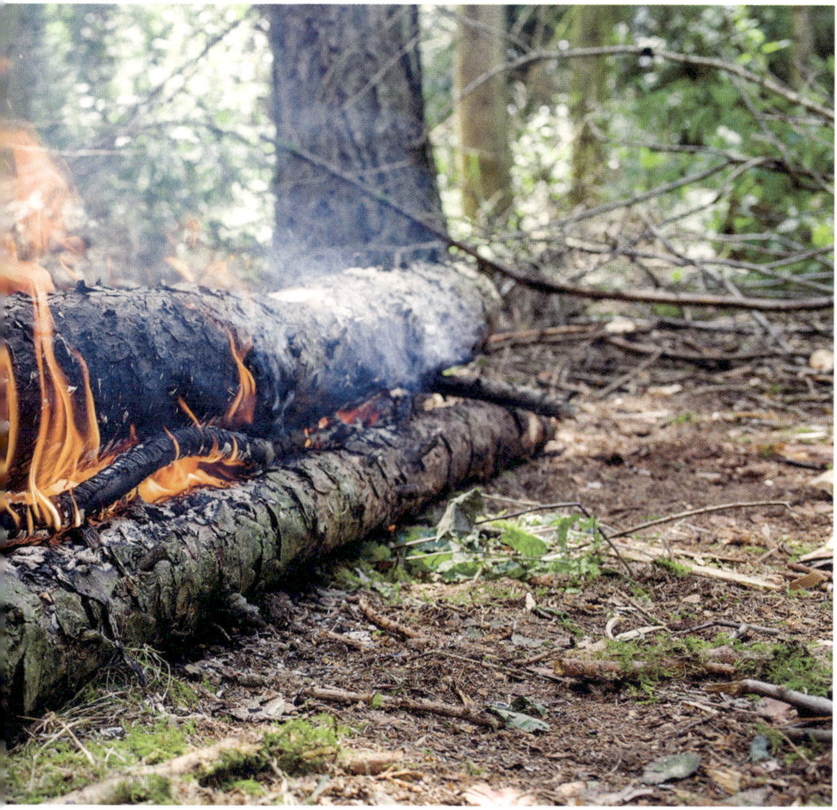

||| Wenn der Baum liegt, zerteilen Sie ihn in Segmente von etwa zwei Metern Länge und bringen diese in Ihr Lager.

|||| Sollten während des Fällens und Zerteilens Äste abgebrochen sein, sammeln Sie diese auf; sie können Ihnen später als Anfeuermaterial noch sehr nützlich sein.

~~||||~~ Trennen Sie im Lager alle noch verbliebenen Äste ab und legen Sie sie beiseite.

卌 I Jetzt müssen Sie festlegen, wo genau Sie Ihr Feuer platzieren möchten. Wenn Sie sich für eine Stelle entschieden haben, legen Sie dort die beiden dicksten Stammstücke so nebeneinander ab, dass zwischen Ihnen ein Zwischenraum von sechs Zentimetern bleibt. Den Boden dieser Lücke legen Sie mit kleinen Holzstücken aus, um eine Unterlage zu schaffen.

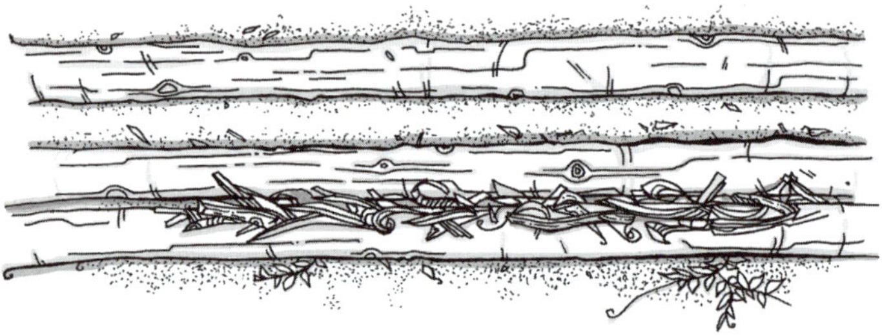

Zunder und Kleinholz sind an ihrem Platz

卌 II Füllen Sie jetzt den Zwischenraum zwischen den beiden Stämmen mit Federstöcken oder Spanbüscheln, und zwar auf ganzer Länge. Falls bei der Holzbearbeitung noch Späne oder Bruchstücke angefallen sind, können Sie diese nun verwenden. Und wenn Sie etwas Birkenrinde zur Hand haben, nur hinein damit!

卌 III Brechen Sie ein paar von den abgetrennten Ästen auf eine handliche Länge zurecht und legen Sie sie in regelmäßigen Abständen wie Brücken quer über die Stämme und den Zwischenraum. Wenn keine Äste abgefallen sind, spalten Sie einfach ein paar lange Stücke von einem übriggebliebenen Stück Baumstamm ab.

卌 IIII Zünden Sie auf der ganzen Länge der Konstruktion die Federstöcke an und geben Sie dem Feuer etwas Zeit, Fuß zu fassen. Sobald die querliegenden »Holzbrücken« zuverlässig brennen, legen Sie ein drittes zwei Meter langes Stück vom Baumstamm darauf. Bis die stützenden Brücken abgebrannt sind, werden die großen Holzstämme so stark bren-

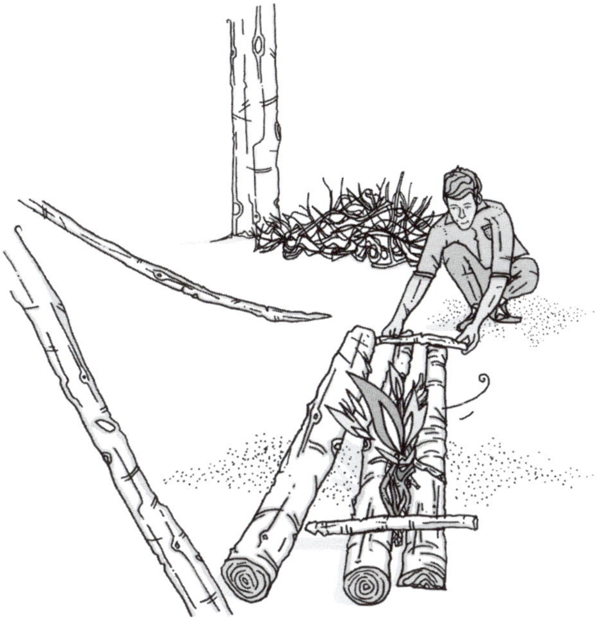

Der dritte Stamm wird mit Stöcken abgestützt

nen, dass sie nicht mehr ausgehen – und sie werden auch immer weiter brennen, ohne dass man sich allzu sehr um sie kümmern muss. Beim Abbrennen der Baumstämme verringert sich ihr Durchmesser und die Lücke zwischen ihnen wächst, wodurch das Feuer schwächer wird. Schieben Sie einfach von Zeit zu Zeit die Stämme wieder etwas dichter zusammen, um das Feuer neu zu entfachen.

卌 卌 Falls weitere Stammstücke benötigt werden, sollten Sie diese zu gegebener Zeit nachlegen – und wenn Sie ohne Schlafsack im Freien kampieren, lieber etwas früher als zu spät. Das Auflegen von großen Stücken neuen Brennmaterials reduziert die Wärmeabgabe des Feuers einige Minuten lang drastisch, bis sie sich dann wieder normalisiert.

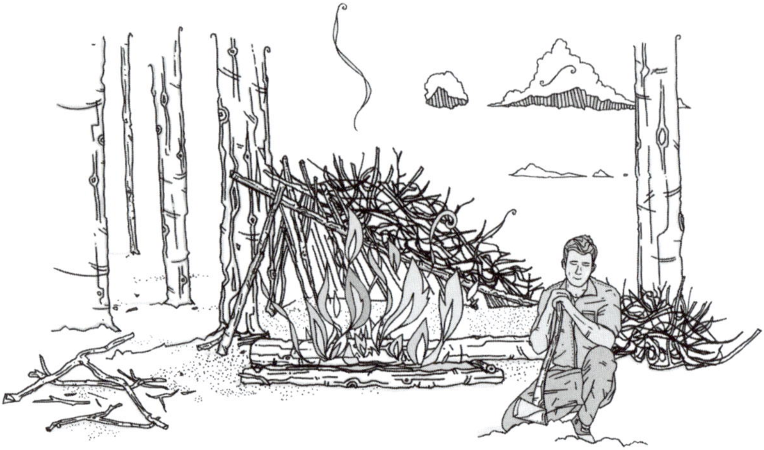

Ein fertiges Langfeuer, dahinter ein Schutzdach aus Ästen

ÜBERKREUZFEUER

Diese Art von Feuer ist ideal, wenn Sie zum Grillen möglichst schnell eine dicke Glutschicht benötigen oder wenn sich eine Gruppe bei feuchtkalter Witterung rasch wieder aufwärmen und trocknen möchte.

I Setzen Sie Ihren Zunder in Brand und legen Sie Anfeuermaterial auf. Sobald dieses brennt, schichten Sie rings umher (und dann auch darüber) weiteren Brennstoff auf, wobei jede neue Schicht gegenüber der vorhergehenden um 90 Grad versetzt wird.

II Der Durchmesser des aufgelegten Holzes sollte allmählich zunehmen, bis Sie bei etwa handgelenkdicken Stücken angelangt sind. Achten Sie darauf, dass zwischen den einzelnen Scheiten immer etwas Luft bleibt, damit die Flammen durch diese Zwischenräume schlagen und sich nach oben ausbreiten können. Wenn man erst einmal mit dem Stapeln angefangen hat, ist es verlockend, immer weiterzumachen. Bauen Sie aber nicht so hoch, dass der Turm instabil wird und umkippt.

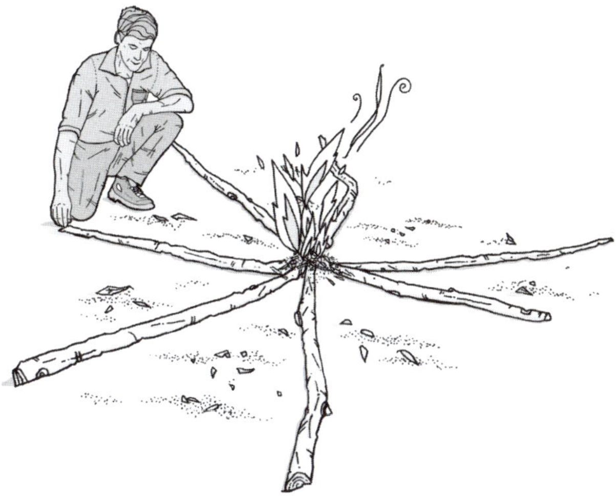

INDIANERFEUER

Wenn ich in der Wildnis unterwegs bin und jeden Abend an einem anderen Ort mein Lager aufschlage, nutze ich keine andere Feuerform häufiger als das Indianerfeuer. Es ist ein »Vielzweckfeuer« und lässt sich noch dazu leicht bauen und unterhalten. Ein weiterer Vorzug ist, dass man das Brennholz nicht erst aufwendig in passende Stücke zerteilen muss. Man lässt die Stöcke einfach, wie sie sind, und schiebt immer so viel nach, wie abgebrannt ist.

I Sie benötigen etliche lange Brennholzstücke von der Dicke Ihres Handgelenks. Legen Sie sie strahlenförmig aus, so dass sich ihre äußersten Enden in einem Punkt berühren und entfachen Sie an diesem Mittelpunkt ein Feuer.

II Wenn Sie keine Flammen mehr brauchen, lassen Sie das Feuer einfach ausgehen, indem Sie die abgebrannten Enden nicht mehr nach innen nachschieben.

III Wenn Sie das Feuer wieder in Gang bringen möchten, schieben Sie die glimmenden Enden einfach in der Mitte zusammen, und die Flamme flackert wieder auf.

STERNFEUER

Dieses Feuer wird oft mit dem Indianerfeuer verwechselt, doch gibt es ein paar feine Unterschiede zwischen den beiden. Für das Sternfeuer verwendet man dickeres Holz – ein Durchmesser von 15 Zentimetern ist ideal. Aus diesem Grund eignet sich das Sternfeuer eher schlecht für ein einziges Nachtlager beim Wandern, denn am nächsten Morgen bleiben meist große, halbverbrannte Scheite zurück, die sich nur schwer beseitigen lassen. Hingegen passt das Sternfeuer perfekt in ein Basislager, in dem man einige Zeit verbringen möchte. In seiner Funktionsweise ähnelt es stark dem Indianerfeuer, ist aber wesentlich stabiler. So können Sie etwa einen Wasserkessel oder anderes Kochgeschirr problemlos auf den Scheiten direkt am Feuer abstellen, ohne dass etwas umkippt. Bei trockener Witterung lässt sich dieses Feuer auch problemlos erneut entzünden, da die verkohlten Enden der Scheite sofort wieder Feuer fangen, wenn man eine Flamme daranhält.

I Verwenden Sie nur vier Scheite, die wiederum lang bleiben dürfen, um Ihnen unnötige Schneidarbeit zu ersparen.

II Wenn Sie sich aus dem Camp entfernen, während das Feuer brennt – etwa um Wasser zu holen oder eine andere Arbeit zu verrichten –, ziehen Sie die brennenden Enden leicht auseinander. Bei Ihrer Rückkehr schieben Sie sie wieder zusammen.

III Wenn Sie morgens aufwachen, schieben Sie die verkohlten Enden zusammen, bis sie sich berühren, und häufen sie mögliche lose Holzkohlebrocken drumherum auf.

IIII Dann schieben Sie ein Bündel Zunder hinein und zünden das Ganze an. Der Zunder wird hell aufflackern und dann rasch verlöschen, aber er wird die Holzkohle zumindest zum Glühen gebracht haben. Diese Glut können Sie weiter anfachen, bis Flammen auflodern.

FINNENFEUER (RAAPPANAN)

Die Idee hinter dem Finnenfeuer (oder Schwedenfeuer) ist einfach, aber genial: Man baut aus einem einzigen Stück Baumstamm einen zwar vergänglichen, aber höchst effektiven Herd, auf dem man dann etwa Wasser heiß machen oder etwas kochen kann. Es gibt dabei unterschiedliche Wege zum Ziel, je nachdem, welche Werkzeuge Ihnen zur Verfügung stehen oder was Ihre persönlichen Vorlieben sind.

I Zuerst benötigen Sie ein komplett durchgetrocknetes Stück Baumstamm von etwa 25 Zentimetern Dicke und 50 Zentimetern Länge. Am besten eignet sich Kiefernholz wegen seines hohen Harzanteils, aber viele andere Hölzer lassen sich ebenfalls verwenden.

II Spalten Sie dieses Stück so in drei Teile, dass Sie ein etwa vier Zentimeter dickes Brett aus der Mitte des Stamms und zwei große Scheite mit abgerundeter Außenseite erhalten.

III Stellen Sie die beiden halbrunden Holzstücke so auf, dass sich ihre flachen Innenseiten mit etwa vier Zentimetern Abstand gegenüberstehen.

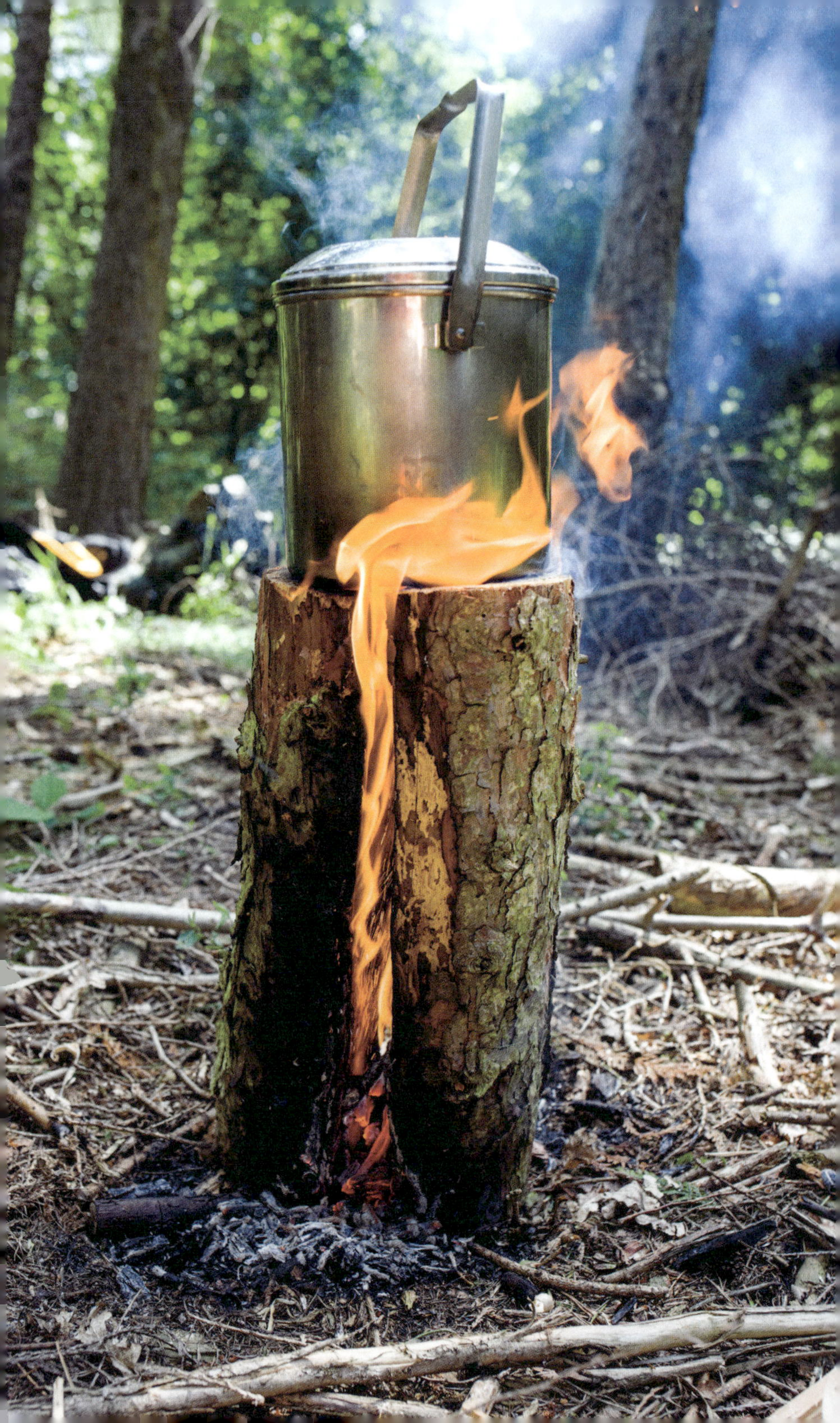

||||　　Zerteilen Sie nun das Brett aus dem Inneren des Stamms in dünne Stifte und stellen Sie damit einige Spanbüschel her.

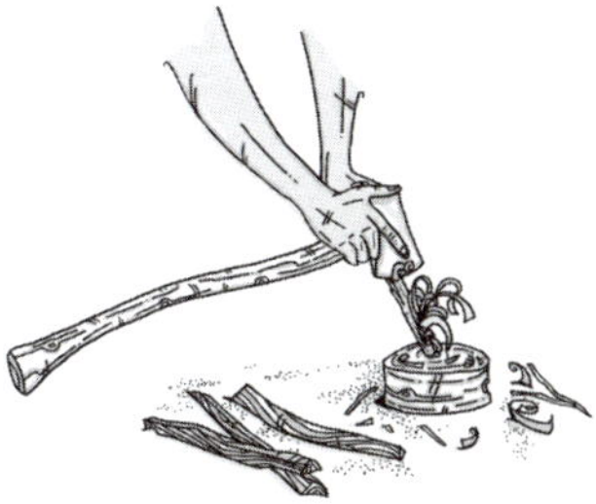

Herstellung von Spanbüscheln

卌　　Stopfen Sie die Spanbüschel zwischen die beiden Scheite und zünden Sie sie an. Das Ziel dieses kurzlebigen Feuers ist es, die Innenseiten der beiden großen Scheite zum Brennen zu bringen; dieses Feuer wird dann beständig weiterbrennen.

卌 |　　Jetzt können Sie einen Wasserkessel oder eine Pfanne auf die beiden Scheite stellen (siehe gegenüber). Wenn man den Herd nicht mehr braucht, zieht man die Scheite auseinander und stößt sie um – sie werden bald verlöschen und schnell abkühlen.

卌 ||　　Um den Herd wieder in Gang zu setzen, stellen Sie die Scheite auf wie zuvor und zünden Sie sie auf die beschriebene Weise noch einmal an.

FEUER AUF SCHNEE

Wenn Sie in einer verschneiten Gegend Feuer machen möchten, sollten Sie dies unbedingt auf dem Erdboden und nicht auf der Schneedecke tun. Ein auf Schnee errichtetes Feuer frisst sich immer tiefer in die Schneedecke hinein, bis es entweder ausgeht oder keinen großen Nutzen mehr bringt.

|　　Die Lösung dieses Problems ist es, erst einmal den Erdboden freizuschaufeln. Der freigelegte Platz sollte genügend Raum für ein Feuer

und Sie selbst bieten. Wenn Sie in verschneiten Gegenden unterwegs sind, sollten Sie stets Werkzeug zum Schneeräumen mit sich führen. Sollte Ihnen keinerlei Schaufel (noch nicht einmal eine improvisierte) zur Verfügung stehen, können Sie als Notlösung auch eine große, etwa handgelenkdicke Unterlage aus langen, grünen Zweigen auslegen und darauf das Feuer entzünden.

II Die Äste für diese Unterlage sollten mindestens drei Meter lang sein; sind sie kürzer, wird die Unterlage mit großer Wahrscheinlichkeit abkippen und auseinanderfallen, so dass Ihr Feuer schon nach wenigen Minuten zerstört ist. Irgendwann wird natürlich auch die Unterlage durchbrennen, aber bis dahin haben Sie Ihr Feuer hoffentlich in Gang gebracht.

FEUER BEI STARKEM WIND

Ein bereits in Gang gekommenes Feuer kann von starkem Wind nur profitieren, da dieser es anfacht und ihm jede Menge Sauerstoff zuführt; allerdings sorgt das unberechenbare Verhalten des Feuers unter solchen Bedingungen dafür, dass es sich zunehmend schwerer kontrollieren lässt. Die Flammen eines Feuers im Sturm schlagen erst in die eine, dann wieder in die andere Richtung, was selbst einfache Dinge wie etwa das Aufkochen von Wasser zu einer zeit- und nervenraubenden Angelegenheit macht. Außerdem werden Sie feststellen, dass Sie wesentlich mehr Brennstoff verfeuern. Noch wichtiger allerdings ist, dass der Wind Glut und Funken über erstaunliche Entfernungen verbreiten kann. Wenn diese dann auf trockenem, leicht entflammbarem Gestrüpp landen, können die Dinge schnell aus dem Ruder laufen. Falls Sie sich nicht sicher sind, ob Sie an einer bestimmten Stelle bei starkem Wind Feuer machen sollten, lassen Sie es lieber bleiben; suchen Sie sich einen geschützteren Platz oder konstruieren Sie erst einmal einen Windschutz.

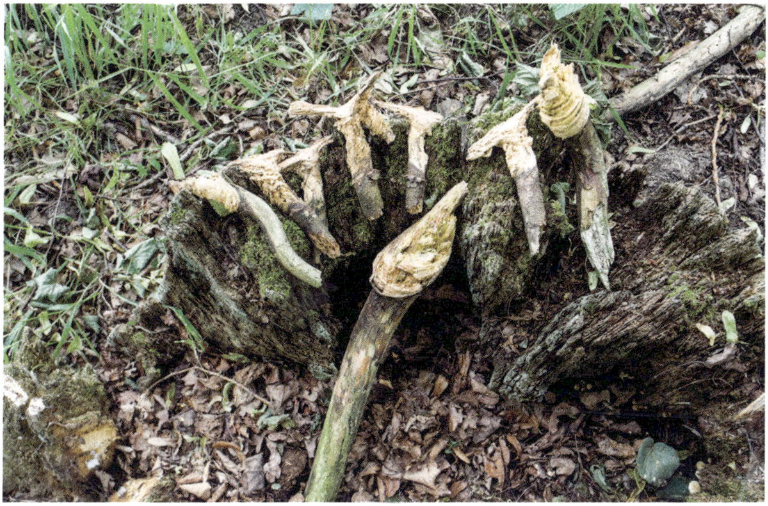

KIEFERN-ASTKNOTEN

Wenn Sie für ein nächtliches Vorhaben eine Extraportion hellen, munteren Feuerschein benötigen, sind ein paar Kiefern-Astknoten, die wegen ihres hohen Harzanteils lange und intensiv brennen, genau das Richtige. Halten Sie Ausschau nach einer alten, abgestorbenen Kiefer (ob stehend oder liegend, ist in diesem Fall gleich), die schon zu verrotten anfängt, aber schön trocken ist. Versuchen Sie nun, einige der kleineren Äste aus dem Stamm herauszuziehen. Dabei sollten Sie möglichst viel von dem im Stamm verborgenen Teil des Astes erwischen, denn dieser innere Teil ist in der Regel mit wunderbar duftendem und bestens brennbarem Harz getränkt. Arbeiten Sie mit Gefühl – so, als wollten Sie einen Zahn ziehen und dabei die ganze Wurzel mit herausbekommen. Am besten funktio-

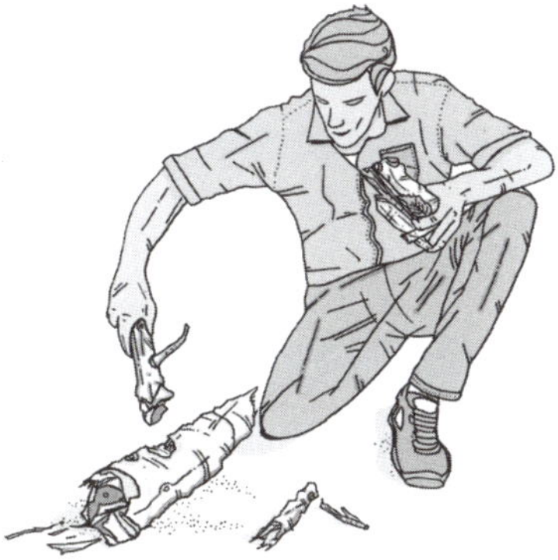

niert es, wenn das Stammholz schon ein wenig nachgiebig und bröselig geworden ist. Sollte es noch zu hart sein, probieren Sie, ob nicht einige leichte Schläge mit dem Kopf einer Axt oder einem schweren Stock den Ast hinreichend zu lockern vermögen. Manchmal sind windgegerbte Kiefernstümpfe auf ähnliche Weise mit Harz getränkt und lassen sich zu Kienspänen zerhacken. Diese brennen ebenfalls hervorragend.

ÜBERNACHT-FEUER

Bei manchen Gelegenheiten spart es wertvolle Zeit, Zunder und Anfeuermaterial, wenn Sie ein Feuer auch während längerer Abwesenheit einfach brennen lassen können – zum Beispiel über Nacht, während Sie schlafen, oder auch tagsüber, wenn Sie sich für mehrere Stunden aus dem Camp entfernen.

Unter solchen Umständen sollten Sie ein kurzes, aber sehr dickes Stück eines möglichst dichtfaserigen, harten Holzes auf ein heißes Glutbett legen und dort einfach vor sich hin schwelen lassen. Wenn möglich, legen Sie das Scheit mit einer Hirnholzseite (also senkrecht zur Faserrichtung) auf die Glut – auf diese Weise brennen die Holzfasern langsam ab wie eine extralange Zündschnur. Selbst wenn es ein wenig regnen sollte, schützt das Holzstück die Glut wie ein Dach, und die Chancen stehen gut, dass das Feuer den Regen übersteht. Wenn Sie nach vielen Stunden zu Ihrer Feuerstelle zurückkehren, drehen Sie die Überreste des Scheits um und blasen oder fächeln Sie Luft auf die Unterseite, um zu erkennen, welche Teile noch glühen. Geben Sie etwas Zunder oder Kleinholz auf diese Bereiche und fachen Sie sie weiter an. Im Nu wird eine Flamme auflodern, und Sie können den Kessel aufs Feuer stellen.

FEUER TRANSPORTIEREN

Für indigene Völker auf der ganzen Welt ist der Transport von Feuer ein ebenso notwendiger wie selbstverständlicher Teil ihres Lebens. Auf diese Weise ersparen sie sich, sooft als möglich, den zeitraubenden Prozess des Feuermachens, sie schonen ihre Energiereserven und ihre Vorräte an möglicherweise schwer zu beschaffenden Streichhölzern. Und auf dem Weg von einem Ort zum nächsten wollen sie ja vielleicht auch einmal eine Zigarette anzünden, mit Rauch ein Bienenvolk besänftigen, um an seinen Honig zu kommen, oder rasch ein Kochfeuer entfachen.

Zwar ist Ötzi, der Mann aus dem Eis, nie an seinem Reiseziel angelangt, doch er hat uns einiges darüber verraten, wie im prähistorischen Europa Feuer transportiert wurde. In einem der beiden Behältnisse aus Birkenrinde, die er zum Zeitpunkt seines Todes bei sich trug, führte er mehrere glimmende Holzkohlestücke mit sich, die in frische Spitzahornblätter eingewickelt waren. Am Ziel angekommen, hätte er diese Glutstücke wohl ausgewickelt, Zunder dazugegeben und kräftig gepustet, um ein Feuer zu entfachen.

Eine andere Möglichkeit hätte darin bestanden, einen ganzen Baumpilz wie etwa den Zunderschwamm (*Fomes fomentarius*) bei sich zu tragen. Dieser kann nicht nur getrocknet zu einem feinen Zunder zerrieben werden, der sich durch Funkenschlag entzünden lässt, sondern hat auch im frischen Zustand und als ganzer Pilz seinen Nutzen: Nachdem man ihn für 30 Sekunden ins Feuer gelegt hat, um ihn anzuzünden, wird er ohne weiteres Zutun stundenlang weiterglimmen.

Auf den Inseln des entlegenen Bismarck-Archipels, der zu Papua-Neuguinea gehört, habe ich bei verschiedenen Gelegenheiten selbst gesehen, wie die Menschen dort Feuer transportieren. Auf der Insel Neubritannien zeigte mir ein Mann, wie man eine »Zündschnur« herstellt (siehe nächste Seite). Auf dieselbe Weise, wie man Haare zu einem Zopf flicht, flocht er, während ich aufmerksam zuschaute, drei Stränge von Kokosfasern zu einem etwa 60 Zentimeter langen, annähernd fin-

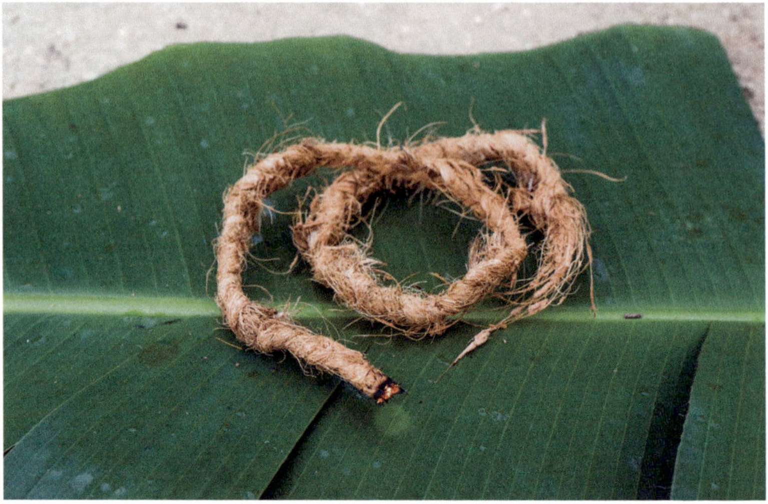

gerdicken Seil. Er hielt es mir hin, und ich zündete es mit einem Feuerzeug an. Sobald die Kokosfasern Feuer gefangen hatten, blies er die Flamme schnell aus, woraufhin das Seilende sehr langsam weiterglomm, ähnlich wie eine Zigarre. Er erzählte mir, dass dies eine weitverbreitete Methode zum Transportieren von Feuer sei, ja dass die Einheimischen bisweilen sogar solche aufgewickelten Seile in Gefängniszellen schmuggelten, um sie dort glimmend an einem geeigneten Ort zu verstecken und so auch während der Haft nach Belieben rauchen zu können.

Die Bewohner der Nachbarinsel Neuirland haben wunderbare Gärten voller Obst und Gemüse, Schweine und Hühner. Diese Gärten erstrecken sich mitunter über riesige Flächen, weshalb man zu ihrer Bewirtschaftung weite Strecken zurücklegen muss und oft weit entfernt von den Wohnhütten arbeitet. Um auch bei der Arbeit Feuer machen zu können, tragen sie, wie ich feststellte, eine spezielle Art von stark verrottetem Holz bei sich. Bevor sie das Haus verlassen, entzünden sie es an ihrem Küchenfeuer und nehmen es mit zu der Stelle, an der sie arbeiten wollen. Dieser Anzünder wird sofort gelöscht, nachdem man damit ein neues Feuer in Gang gebracht hat: Es handelt sich dabei um ein wertvolles Material, das man auf jeden Fall sparsam verwendet.

Die Rengma, die in den Hügeln des indischen Bundesstaats Nagaland im Nordosten des Landes leben, verwenden zigarrenartige Röllchen aus Baumrinde, die in ähnlicher Weise vor sich hin glimmen und zum Feuermachen dienen.

FEUER ENTFACHEN

Wie ein Schmied an seiner Esse von Zeit zu Zeit den Blasebalg betätigen muss, damit das Schmiedefeuer heftiger und heißer brennt, so muss man manchmal auch sein Lagerfeuer anfachen, um ihm gewissermaßen auf die Sprünge zu helfen und den Brennprozess zu beschleunigen. Vor allem bei feuchter Witterung kann eine solche Aufmunterung notwendig sein – wie bei einem Auto, das man in einen für die aktuelle Geschwindigkeit zu hohen Gang geschaltet hat: Entweder geht dann der Motor aus, oder das Fahrzeug kommt kaum vom Fleck, bis es wieder genügend Schwung aufgenommen hat. Wenn Sie einem Feuer mittels Sauerstoff etwas mehr Schub geben möchten, müssen Sie sich also nicht die Seele aus dem Leib pusten, bis Ihnen schwindlig wird: Fächeln Sie dem Feuer stattdessen lieber von Hand Luft zu.

Als improvisierter Fächer können alle flachen, leichten Gegenstände mit hinreichend großer Oberfläche dienen. Manche nordamerikanischen Ureinwohner stellen wunderschöne (und extrem praktische) Fächer her, indem sie mehrere Stücke Birkenrinde mit Hilfe winzig kleiner Fichtenwurzeln zusammennähen. In den Tropen flicht man atemberaubend filigrane Fächer aus Kokosblättern. Damit kann man dann zum einen das Kochfeuer anfachen und zum anderen sich selbst Kühlung zufächeln.

Aber Achtung: Fächeln und Wedeln ist kein Allheilmittel, wenn man ein nur schwer in Gang kommendes Feuer hat. Manchmal führt ein zu starkes Anfachen sogar dazu, dass der heiße Glutkern, das »Herz« des Feuers, schneller ausbrennt als gewünscht und das Feuer erlischt. Wenn dies droht, legt man den Fächer besser beiseite und lässt das Feuer in Ruhe, damit es von selbst wachsen kann.

AUFRÄUMEN NACH DEM FEUER

Ganz gleich, ob man nur eine Nacht im Vorgarten zeltet oder mehrere Wochen lang in der tiefsten Wildnis unterwegs ist: Der Grund für Ihre Anwesenheit an diesem Ort besteht vermutlich darin, dass es Ihnen Freude bereitet, dort zu sein. Eines der großartigsten Erlebnisse für einen Abenteuerreisenden in der Wildnis ist es, an einen Platz zu gelangen, an dem zuvor noch kein Mensch war (oder der zumindest so aussieht), und dort sein Lager für die Nacht aufzuschlagen. Wir sollten daher stets daran denken, dass sich auch andere nach uns noch an diesen Orten erfreuen wollen. Das heißt vor allen Dingen, dass unsere Anwesenheit in der Landschaft so wenige Spuren wie möglich hinterlassen sollte. Es gibt keine Tätigkeit oder Aufgabe im Camp, bei der dies nicht zu berücksichtigen wäre.

Nichts von dem, was wir in der Wildnis tun, birgt eine größere Gefahr, in der Landschaft Spuren zu hinterlassen, als das Feuermachen. Wir müssen immer daran denken, dass wir dabei zugleich die Verantwortung tragen, das Feuer umsichtig, das heißt mit Respekt und Vorsicht, einzusetzen. Es ist ein Jammer, wenn Behörden das Feuermachen aus keinem triftigeren Grund verbieten, als einer drohenden Verschandelung der Lagerplätze vorzubeugen. Denn wo entsprechende Verbote gelten, hat niemand die Chance zu lernen, wie man es richtig macht. Leute, die solche Verbote übertreten, hinterlassen tatsächlich oft unnötigen Dreck – aber nicht etwa aus mangelnder Sorgfalt, sondern weil sie nicht wissen, wie man richtig mit einem Feuer umgeht. Selbstverständlich sind die Feuerverbote, die in manchen Gegenden und zu bestimmten Jahreszeiten in Kraft treten, wenn die Wald- und Buschbrandgefahr am größten ist, absolut gerechtfertigt. Sie schützen die Natur, die zu genießen wir ja dort sind, und stellen eine wichtige Sicherheitsmaßnahme für uns selbst und andere dar.

Unter gewissen Umständen – insbesondere bei extrem kalter Witterung in entlegenen Gegenden – kann es nicht nur vertretbar, sondern sogar geboten sein, die Brandnarbe einer alten Feuerstelle in der Landschaft zu hinterlassen. Schließlich ist es wesentlich einfacher (und geht auch viel schneller), wenn man sein Feuer auf den verkohlten Überresten eines früheren Feuers anzünden kann und nicht bei null anfangen muss. Eine solche alte Feuerstelle kann im Notfall sogar lebensrettend sein – etwa für einen Angler, der durch dünnes Eis gebrochen ist und sich schnellstens aufwärmen muss.

Generell jedoch gilt: Der Arbeitsschritt »Aufräumen nach dem Feuer« beginnt eigentlich schon, sobald Sie es entzündet haben. Sie sollten immer im Hinterkopf behalten, dass Sie hinterher auch wieder aufräumen werden, und Ihr Handeln von Anfang an daran ausrichten. Wenn Sie es richtig anpacken, ist der ganze Vorgang des Feuermachens ein Balanceakt, bei dem Sie Ihren Brennstoffbedarf nach Ihren persönlichen Bedürfnissen austarieren. Oder würden Sie etwa zwanzig Minuten vor Abmarsch noch ein riesiges neues Scheit aufs Feuer legen? Natürlich nicht. Idealerweise gestalten Sie Ihr Feuer so, dass Sie am Ende nur noch Asche und kleine Holzkohlestückchen zu entsorgen haben.

I Sobald Sie wissen, dass Sie Ihr Feuer nicht mehr brauchen, schieben Sie etwaige unverbrannte Enden in die Mitte, damit sie noch abbrennen können.

II Wenn möglich, sollten Sie dann abwarten, bis die Feuerstelle vollkommen ausgekühlt ist, bevor Sie mit dem Abräumen weitermachen. Wenn es schnell gehen soll, etwa weil Sie – wie es oft vorkommt – unverzüglich aufbrechen müssen, verteilen Sie die Glut und gießen Sie Wasser darauf, bis die einzelnen Holzkohlestücke kalt genug sind, um sie in die Hand zu nehmen. Das Abtasten mit den Händen ist tatsächlich die beste Methode, um eventuell noch vorhandene Glutnester aufzuspüren. Löschen Sie dann alles mit reichlich Wasser, bis die Überreste des Feuers ganz erkaltet sind.

III Es kann nicht schaden, mit einem angespitzten Stock mehrmals in den Boden der Feuerstelle zu stechen, damit das Löschwasser auch in tiefere Schichten vordringen kann.

IIII Wenn alles völlig erkaltet ist, heben Sie zunächst die großen Holzkohlebrocken auf und verteilen Sie sie großflächig im umliegenden Gebüsch.

卌 Wiederholen Sie diesen Schritt mit den nächstkleineren Stücken – so lange, bis die Feuerstelle völlig frei von verbrannten Überresten ist.

卌 I Zum Schluss bedecken Sie die Feuerstelle mit ein wenig von dem Material, das Sie bei der Vorbereitung der Feuerstelle weggeräumt haben (also Sand, Erde oder Vegetation). Auf diese Weise verbergen Sie

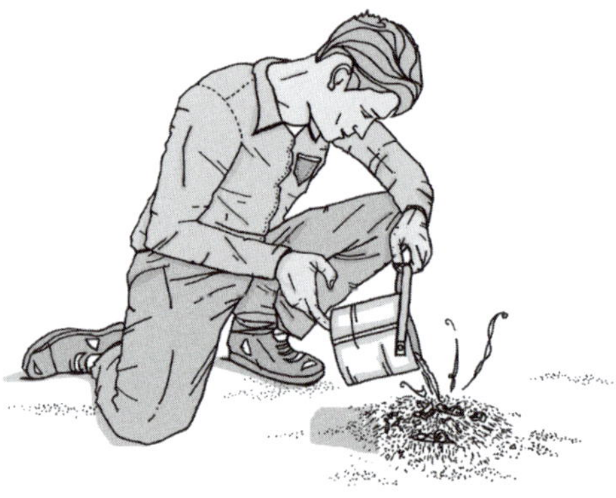

Löschen der Glut mit Wasser

die Feuerstelle und versetzen sie (zumindest annähernd) in ihren ursprünglichen Zustand. Sollten größere, schon angebrannte Stücke Brennholz übrig geblieben sein, löschen Sie diese gründlich, indem Sie reichlich Wasser darübergießen oder sie (was noch besser ist) einige Sekunden lang ganz in Wasser tauchen. Legen Sie sie einzeln ab, wo sie nicht auffallen (hinter einem umgestürzten Baumstamm etwa) oder drücken Sie sie in weichen Lehm oder Schlamm.

HOLZÖFEN UND OFFENE KAMINE

Eine der größten Wonnen des Campens bei kaltem Wetter kann erleben, wer einen Holzofen im Zelt hat. Nach einem anstrengenden Tag auf dem Schlitten oder Schneemobil bietet ein solcher Ofen wunderbare Entspannung in einer Umgebung, die ansonsten ungemütlich oder gar bedrohlich wirkt. Gemeinsam mit einem Freund habe ich einmal ausprobiert, was mit einem Zweimannzelt aus Baumwolltuch und dem leichten Holzöfchen, das wir dabeihatten, möglich war. Das Ergebnis war erstaunlich: Draußen herrschten minus 40 Grad Celsius, doch unser Thermometer im Zelt zeigte gemütliche 28 Grad – plus! Ganz ähnlich ist es ja mit Öfen oder offenen Kaminen zu Hause: Sie sorgen auf eine Weise für gute Laune im Raum, die sich auf anderem Weg nicht herstellen lässt.

Jeder Ofen und jeder Kamin hat seine Eigenheiten – fast schon eine eigene Persönlichkeit. Es mag ein wenig dauern, bis man sich darauf eingestellt hat, aber dann hat man einen zuverlässigen Freund fürs Leben. Man sollte sich unbedingt die Zeit nehmen, sich in Ruhe mit der Bedienung der jeweiligen Feuerstelle vertraut zu machen – einerseits, weil man dann die besten Resultate erzielt, anderseits aber auch, um Gefahren zu vermeiden. Wenn Sie die Ratschläge in diesem Buch befolgen, werden Sie, was die Brennleistung betrifft, selten Fehlschläge erleben, denn viele der vorgestellten Feuertechniken lassen sich, mit leichten Anpassungen, auch auf (halb-)geschlossene Feuerstellen übertragen.

GEFÄHRLICHES KOHLENMONOXID

Kohlenmonoxid ist ein hochgefährliches, potentiell tödliches Gas, das entsteht, wenn Holz oder andere kohlenstoffhaltige Brennmaterialien ohne genügende Sauerstoffzufuhr verbrannt werden. Achten Sie *auf jeden Fall* darauf, dass bei jeglicher Art von Feuer (ob Ofen, Grill oder Gaskocher) in einem geschlossenen Raum (wie einem Zelt oder einer Hütte) eine angemessene Belüftung gewährleistet ist, damit das Feuer sauber abbrennen kann. Immer wieder kommt es in diesem Zusammenhang zu tödlichen Unglücksfällen; so starb vor einigen Jahren eine junge Camperin, weil in ihrem Zelt ein Einweggrill geschwelt hatte.

Kohlenmonoxid tötet heimlich, denn es ist farb- und geruchlos. Deshalb ist es umso wichtiger, dass wir immer wachsam bleiben und bei uns selbst und unseren Begleitern auf die Anzeichen und Symptome einer Kohlenmonoxidvergiftung achten, zu denen Kopfschmerzen, Teilnahmslosigkeit und ein allgemeines Schwächegefühl, Konzentrationsschwierigkeiten und Übelkeit gehören. Mit der Zeit können die Kopfschmerzen fast unerträglich werden, und die Haut mancher Betroffenen färbt sich intensiv rot. Die von der Vergiftung verursachte Müdigkeit führt nicht selten dazu, dass die Opfer einschlafen und sich deshalb nicht mehr retten können. Ich selbst habe unzählige Nächte im Zelt neben einem Holzofen verbracht, ohne jemals zu Schaden zu kommen, und es gibt kaum etwas Schöneres, als beim Einschlafen das leise Knacken eines Holzofens zu hören und den Schattenwurf des Feuers auf der Zeltplane spielen zu sehen. Sorgen Sie aber unbedingt immer für ausreichende Belüftung. Haben Sie ein wachsames Auge auf sich selbst und die anderen, und niemandem wird etwas passieren.

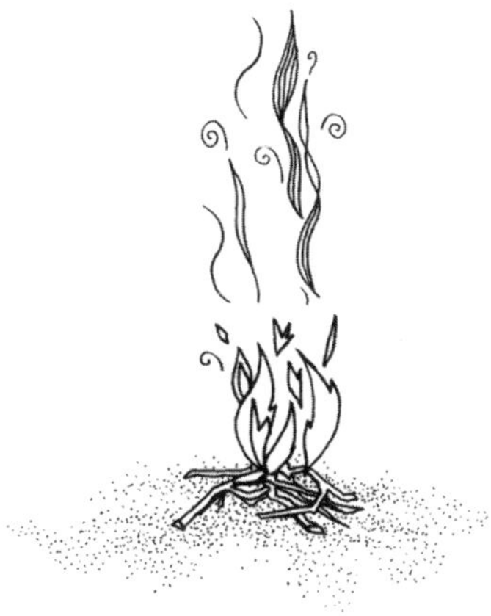

DANK

Ich glaube, dass es in meinem Leben stets die Menschen um mich herum sind, die es mir ermöglichen, meine Visionen umzusetzen und Wirklichkeit werden zu lassen. Bei diesem Projekt war es genauso, und ich bin sehr vielen zu Dank verpflichtet.

Zunächst möchte ich meinen Eltern John und Deborah meinen tiefsten Dank aussprechen, für ihre Liebe, Unterstützung und Ermutigung – ohne sie hätte ich das alles niemals geschafft.

Ich danke meiner Partnerin Angelica Garcia, die mir nicht nur bei den Fotos und bei Übersetzungen geholfen hat, sondern auch während der gesamten Reise an meiner Seite war. Danke für deine Liebe, deine Geduld und deinen Rat.

Dank an Oliver Rednall, einen ehrlichen Kerl, der immer frei heraus seine Meinung sagt – eine der wertvollsten Eigenschaften bei einem Freund.

An Rob Bashford, meinen Freund und Gefährten auf zahlreichen Reisen, einen der besten und versiertesten Outdoor-Guides.

An Ray Davis, einen der letzten echten Landmänner von Suffolk, der mir sein Können vor der Kamera vorgeführt hat.

Ein besonderer Dank geht an die vielen Menschen auf der ganzen Welt, deren Bekanntschaft ich machen durfte. Während meiner Suche nach dem Feuer wurden sie von Fremden zu Freunden und waren dabei selbstlos, voller Großzügigkeit, Gastfreundschaft und Weisheit. Ihr habt mir bewiesen, dass die Welt ein guter Ort ist, selbst wenn man sich ins Unbekannte vorwagt und unberührte Ecken bereist, die oftmals für negative Schlagzeilen sorgen.

Tiefste Dankbarkeit schulde ich Kunibert Tabil aus der Provinz Neuirland, Papua-Neuguinea, der an mein Projekt geglaubt und mir den Feuerpflug und die Menschen vorgestellt hat, die noch immer auf ihn angewiesen sind. Außerdem möchte ich Pak Martin Makusi und seiner Familie sowie Moses von der Insel Gam in West-Papua (Indonesien) dafür danken, dass sie mich bei ihnen aufgenommen und mir den Quirlbohrer und das Bambus-Set zum Funkenschlagen vorgeführt haben. Ein großer Dank gebührt Jonas Wenda aus Wamena, West-Papua, dem professionellsten Guide, den man sich nur wünschen kann. Und Dank auch all den anderen Mitgliedern jener in entlegenen Winkeln der Wildnis lebenden Gemeinschaften, die mich unterstützt haben – es war eine Ehre, eure Bekanntschaft zu machen und von euch zu lernen.

Ein herzliches Dankeschön an John Perry, der mich in Kontakt mit der Literaturagentur Furniss Lawton gebracht hat. Sein einfacher, aber unschätzbar wertvoller Rat – »Setz dich einfach hin und fang an zu tippen« – hat die Sache wirklich ins Rollen gebracht.

Dank an Eugenie Furniss und Rory Scarfe, die sich meine erste, grobe Idee angehört und das Potential darin erkannt haben. An Rory im Besonderen: Danke für all deine unermüdliche Arbeit, deine Ratschläge und deinen Einsatz für dieses Projekt. Danke auch an alle anderen im Team von Furniss Lawton – Liane-Louise Smith, Rachel Mills, Isha Karki und Lucy Steeds –, die das Buch erfolgreich hinaus in die Welt getragen haben, und für all ihre Hilfe.

Ein riesiger Dank geht an Georgina Rodgers, die mir nicht nur dabei geholfen hat, mein Wissen und meine Erfahrungen zu Papier zu bringen, sondern mir auch während des gesamten Prozesses eine Wegweiserin und ein wahrer Leitstern war.

Ein großes Dankeschön an das Team von Century, vor allem an Ajda Vučićević, meine Lektorin, und an Becky Millar. Es war eine Freude, mit so positiv eingestellten und engagierten Leuten zusammenzuarbeiten.

Danke an den unglaublich begabten Adam Doughty, dessen geniale Illustrationen den erklärenden Text nicht nur klarer gemacht, sondern dem Ganzen auch eine besondere, einzigartige Note verliehen haben.

An Tim Barnes für seine Wundertaten, dank derer das Design und das Layout ganz vom Geist des Themas erfüllt sind.

An Woodlore und die vielen Kursteilnehmerinnen und Kursteilnehmer dort, für die wunderbare Zeit und die unglaublichen Möglichkeiten, die mir dank euch geboten wurden – ich fühle mich geehrt und privilegiert, Teil dieses Teams zu sein. Ein aufrichtiger Dank geht an Ray Mears, der mich inspirierte und mir zeigte, wie man die Wildnis bereist, und der mir über viele Jahre den richtigen Weg gewiesen hat.

Daniel Hume

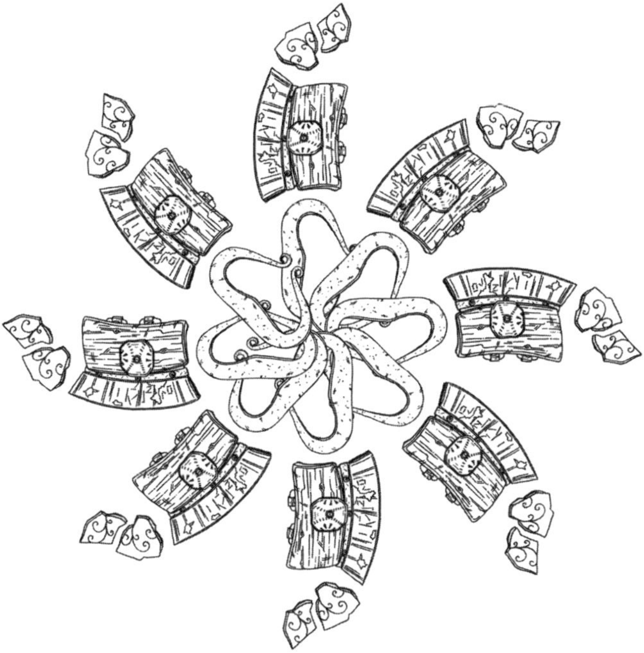

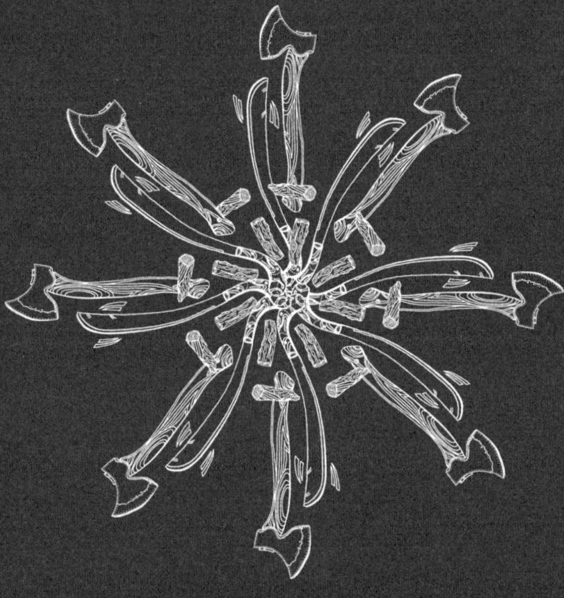

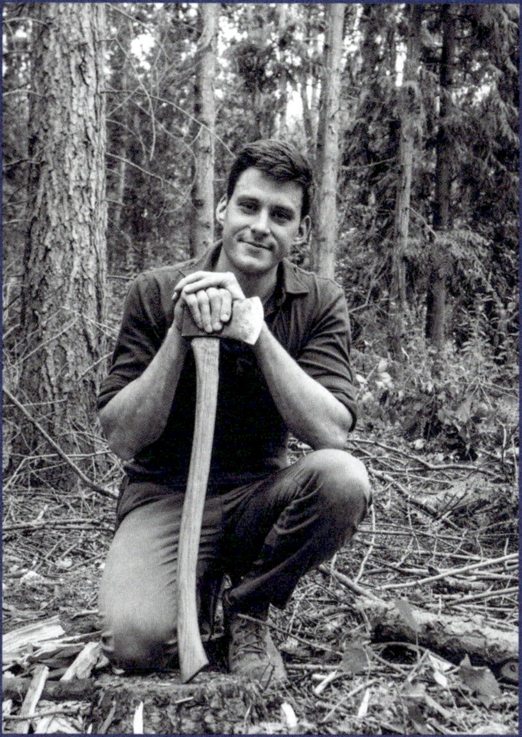

ÜBER DEN AUTOR

Daniel Hume ist Ausbilder bei Woodlore, der von Ray Mears gegründeten »School of Wilderness Bushcraft«, und Experte für Spurenlesen und Techniken des Überlebens in der freien Natur. Die Kunst, Feuer zu machen und am Brennen zu halten, war von klein auf Daniels größte Leidenschaft. Er hat seine Berufung darin gefunden, den ganzen Globus zu bereisen und von den Ureinwohnern entlegener Regionen aus erster Hand die Methoden des Feuermachens zu erlernen, die für ihre Lebensweise von existentieller Bedeutung sind.

Björn Kern

Das Beste, was wir tun können, ist nichts

Band 03531

»Nichtstun heißt ja nicht, dass ich nichts tue. Nichtstun heißt, die falschen Dinge sein zu lassen.«

In seinem Buch ›Das Beste, was wir tun können, ist nichts‹ erzählt der preisgekrönte Schriftsteller Björn Kern, wovon wir alle träumen: Mehr Zeit, weniger Arbeit, mehr Leben. Wunderbar komisch und charmant schildert er seinen ganz eigenen Abschied von Fleiß und Tatendrang hin zu mehr Gelassenheit.

»Einziges notwendiges Selbsthilfebuch der Geschichte.«
Boris Pofalla, Frankfurter Allgemeine Sonntagszeitung

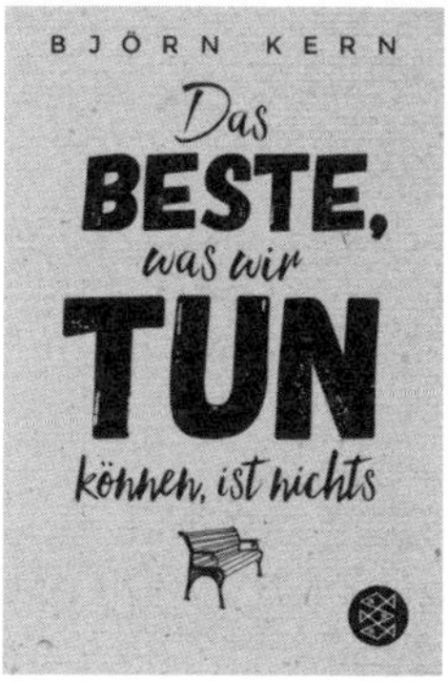

Das gesamte Programm gibt es unter
www.fischerverlage.de

fi 03531 / 1